国家卫生健康委员会"十三五"规划教材

全国中医药高职高专教育教材

供中医学、中医骨伤、护理、康复治疗技术等专业用

推 拿 学

第 **4** 版

U0207995

主　编　郭　翔

副 主 编　王光安　卢国清　李玉柱　张训浩　杨　淳

编　　委　（按姓氏笔画排序）

于雪萍（四川中医药高等专科学校）

王光安（河南中医药大学）

卢国清（黑龙江中医药大学佳木斯学院）

刘凌锋（湖北中医药高等专科学校）

江永桂（湖南中医药高等专科学校）

李玉柱（南阳医学高等专科学校）

杨　淳（保山中医药高等专科学校）

张训浩（重庆三峡医药高等专科学校）

郭　翔（湖南中医药高等专科学校）

曹　育（山西中医药大学）

人民卫生出版社

图书在版编目（CIP）数据

推拿学/郭翔主编.—4版.—北京：人民卫生出版社，2018
ISBN 978-7-117-26442-6

Ⅰ.①推… Ⅱ.①郭… Ⅲ.①推拿-高等职业教育-教材
Ⅳ.①R244.1

中国版本图书馆 CIP 数据核字（2018）第 127956 号

人卫智网	www.ipmph.com	医学教育、学术、考试、健康，购书智慧智能综合服务平台
人卫官网	www.pmph.com	人卫官方资讯发布平台

推 拿 学
第 4 版

主　　编：郭　翔
出版发行：人民卫生出版社（中继线 010-59780011）
地　　址：北京市朝阳区潘家园南里 19 号
邮　　编：100021
E - mail：pmph @ pmph.com
购书热线：010-59787592　010-59787584　010-65264830
印　　刷：北京铭成印刷有限公司
经　　销：新华书店
开　　本：787×1092　1/16　印张：16
字　　数：369 千字
版　　次：2005 年 6 月第 1 版　2018 年 7 月第 4 版
　　　　　2021 年 10 月第 4 版第 8 次印刷（总第 29 次印刷）
标准书号：ISBN 978-7-117-26442-6
定　　价：40.00 元
打击盗版举报电话：010-59787491　E-mail：WQ @ pmph.com
（凡属印装质量问题请与本社市场营销中心联系退换）

《推拿学》数字增值服务编委会

主　编　郭　翔

副主编　王光安　卢国清　李玉柱　张训浩　杨　淳

编　委　（按姓氏笔画排序）

于雪萍（四川中医药高等专科学校）

王光安（河南中医药大学）

卢国清（黑龙江中医药大学佳木斯学院）

刘凌锋（湖北中医药高等专科学校）

江永桂（湖南中医药高等专科学校）

李玉柱（南阳医学高等专科学校）

杨　淳（保山中医药高等专科学校）

张训浩（重庆三峡医药高等专科学校）

郭　翔（湖南中医药高等专科学校）

曹　育（山西中医药大学）

修 订 说 明

为了更好地推进中医药职业教育教材建设,适应当前我国中医药职业教育教学改革发展的形势与中医药健康服务技术技能人才的要求,贯彻落实《国家中长期教育改革和发展规划纲要(2010—2020年)》《医药卫生中长期人才发展规划(2011—2020年)》《中医药发展战略规划纲要(2016—2030年)》精神,做好新一轮中医药职业教育教材建设工作,人民卫生出版社在教育部、国家卫生健康委员会、国家中医药管理局的领导下,组织和规划了第四轮全国中医药高职高专教育、国家卫生健康委员会"十三五"规划教材的编写和修订工作。

本轮教材修订之时,正值《中华人民共和国中医药法》正式实施之际,中医药职业教育迎来发展大好的际遇。为做好新一轮教材出版工作,我们成立了第四届中医药高职高专教育教材建设指导委员会和各专业教材评审委员会,以指导和组织教材的编写和评审工作;按照公开、公平、公正的原则,在全国1400余位专家和学者申报的基础上,经中医药高职高专教育教材建设指导委员会审定批准,聘任了教材主编、副主编和编委;启动了全国中医药高职高专教育第四轮规划第一批教材,中医学、中药学、针灸推拿、护理4个专业63门教材,确立了本轮教材的指导思想和编写要求。

第四轮全国中医药高职高专教育教材具有以下特色:

1. **定位准确,目标明确** 教材的深度和广度符合各专业培养目标的要求和特定学制、特定对象、特定层次的培养目标,力求体现"专科特色、技能特点、时代特征",既体现职业性,又体现其高等教育性,注意与本科教材、中专教材的区别,适应中医药职业人才培养要求和市场需求。

2. **谨守大纲,注重三基** 人卫版中医药高职高专教材始终坚持"以教学计划为基本依据"的原则,强调各教材编写大纲一定要符合高职高专相关专业的培养目标与要求,以培养目标为导向、职业岗位能力需求为前提、综合职业能力培养为根本,同时注重基本理论、基本知识和基本技能的培养和全面素质的提高。

3. **重点考点,突出体现** 教材紧扣中医药职业教育教学活动和知识结构,以解决目前各高职高专院校教材使用中的突出问题为出发点和落脚点,体现职业教育对人才的要求,突出教学重点和执业考点。

4. **规划科学,详略得当** 全套教材严格界定职业教育教材与本科教材、毕业后教育教材的知识范畴,严格把握教材内容的深度、广度和侧重点,突出应用型、技能型教育内容。基础课教材内容服务于专业课教材,以"必须、够用"为度,强调基本技能的培养;专业课教材紧密围绕专业培养目标的需要进行选材。

5. **体例设计，服务学生**　本套教材的结构设置、编写风格等坚持创新，体现以学生为中心的编写理念，以实现和满足学生的发展为需求。根据上一版教材体例设计在教学中的反馈意见，将"学习要点""知识链接""复习思考题"作为必设模块，"知识拓展""病案分析（案例分析）""课堂讨论""操作要点"作为选设模块，以明确学生学习的目的性和主动性，增强教材的可读性，提高学生分析问题、解决问题的能力。

6. **强调实用，避免脱节**　贯彻现代职业教育理念。体现"以就业为导向，以能力为本位，以发展技能为核心"的职业教育理念。突出技能培养，提倡"做中学、学中做"的"理实一体化"思想，突出应用型、技能型教育内容。避免理论与实际脱节、教育与实践脱节、人才培养与社会需求脱节的倾向。

7. **针对岗位，学考结合**　本套教材编写按照职业教育培养目标，将国家职业技能的相关标准和要求融入教材中。充分考虑学生考取相关职业资格证书、岗位证书的需要，与职业岗位证书相关的教材，其内容和实训项目的选取涵盖相关的考试内容，做到学考结合，体现了职业教育的特点。

8. **纸数融合，坚持创新**　新版教材最大的亮点就是建设纸质教材和数字增值服务融合的教材服务体系。书中设有自主学习二维码，通过扫码，学生可对本套教材的数字增值服务内容进行自主学习，实现与教学要求匹配、与岗位需求对接、与执业考试接轨，打造优质、生动、立体的学习内容。教材编写充分体现与时代融合、与现代科技融合、与现代医学融合的特色和理念，适度增加新进展、新技术、新方法，充分培养学生的探索精神、创新精神；同时，将移动互联、网络增值、慕课、翻转课堂等新的教学理念和教学技术、学习方式融入教材建设之中，开发多媒体教材、数字教材等新媒体形式教材。

人民卫生出版社医药卫生规划教材经过长时间的实践与积累，其中的优良传统在本轮修订中得到了很好的传承。在中医药高职高专教育教材建设指导委员会和各专业教材评审委员会指导下，经过调研会议、论证会议、主编人会议、各专业编写会议、审定稿会议，确保了教材的科学性、先进性和实用性。参编本套教材的800余位专家，来自全国40余所院校，从事高职高专教育工作多年，业务精纯，见解独到。谨此，向有关单位和个人表示衷心的感谢！希望各院校在教材使用中，在改革的进程中，及时提出宝贵意见或建议，以便不断修订和完善，为下一轮教材的修订工作奠定坚实的基础。

人民卫生出版社有限公司
2018 年 4 月

全国中医药高职高专院校第四轮第一批
规划教材书目

教材序号	教材名称	主编	适用专业
1	大学语文(第4版)	孙 洁	中医学、针灸推拿、中医骨伤、护理等专业
2	中医诊断学(第4版)	马维平	中医学、针灸推拿、中医骨伤、中医美容等专业
3	中医基础理论(第4版)*	陈 刚 徐宜兵	中医学、针灸推拿、中医骨伤、护理等专业
4	生理学(第4版)*	郭争鸣 唐晓伟	中医学、中医骨伤、针灸推拿、护理等专业
5	病理学(第4版)	苑光军 张宏泉	中医学、护理、针灸推拿、康复治疗技术等专业
6	人体解剖学(第4版)	陈晓杰 孟繁伟	中医学、针灸推拿、中医骨伤、护理等专业
7	免疫学与病原生物学(第4版)	刘文辉 田维珍	中医学、针灸推拿、中医骨伤、护理等专业
8	诊断学基础(第4版)	李广元 周艳丽	中医学、针灸推拿、中医骨伤、护理等专业
9	药理学(第4版)	侯 晞	中医学、针灸推拿、中医骨伤、护理等专业
10	中医内科学(第4版)*	陈建章	中医学、针灸推拿、中医骨伤、护理等专业
11	中医外科学(第4版)*	尹跃兵	中医学、针灸推拿、中医骨伤、护理等专业
12	中医妇科学(第4版)	盛 红	中医学、针灸推拿、中医骨伤、护理等专业
13	中医儿科学(第4版)*	聂绍通	中医学、针灸推拿、中医骨伤、护理等专业
14	中医伤科学(第4版)	方家选	中医学、针灸推拿、中医骨伤、护理、康复治疗技术专业
15	中药学(第4版)	杨德全	中医学、中药学、针灸推拿、中医骨伤、康复治疗技术等专业
16	方剂学(第4版)*	王义祁	中医学、针灸推拿、中医骨伤、康复治疗技术、护理等专业

续表

教材序号	教材名称	主编	适用专业
17	针灸学（第4版）	汪安宁　易志龙	中医学、针灸推拿、中医骨伤、康复治疗技术等专业
18	推拿学（第4版）	郭　翔	中医学、针灸推拿、中医骨伤、护理等专业
19	医学心理学（第4版）	孙　萍　朱　玲	中医学、针灸推拿、中医骨伤、护理等专业
20	西医内科学（第4版）*	许幼晖	中医学、针灸推拿、中医骨伤、护理等专业
21	西医外科学（第4版）	朱云根　陈京来	中医学、针灸推拿、中医骨伤、护理等专业
22	西医妇产科学（第4版）	冯　玲　黄会霞	中医学、针灸推拿、中医骨伤、护理等专业
23	西医儿科学（第4版）	王龙梅	中医学、针灸推拿、中医骨伤、护理等专业
24	传染病学（第3版）	陈艳成	中医学、针灸推拿、中医骨伤、护理等专业
25	预防医学（第2版）	吴　娟　张立祥	中医学、针灸推拿、中医骨伤、护理等专业
1	中医学基础概要（第4版）	范俊德　徐迎涛	中药学、中药制药技术、医学美容技术、康复治疗技术、中医养生保健等专业
2	中药药理与应用（第4版）	冯彬彬	中药学、中药制药技术等专业
3	中药药剂学（第4版）	胡志方　易生富	中药学、中药制药技术等专业
4	中药炮制技术（第4版）	刘　波	中药学、中药制药技术等专业
5	中药鉴定技术（第4版）	张钦德	中药学、中药制药技术、中药生产与加工、药学等专业
6	中药化学技术（第4版）	吕华瑛　王　英	中药学、中药制药技术等专业
7	中药方剂学（第4版）	马　波　黄敬文	中药学、中药制药技术等专业
8	有机化学（第4版）*	王志江　陈东林	中药学、中药制药技术、药学等专业
9	药用植物栽培技术（第3版）*	宋丽艳　汪荣斌	中药学、中药制药技术、中药生产与加工等专业
10	药用植物学（第4版）*	郑小吉　金　虹	中药学、中药制药技术、中药生产与加工等专业
11	药事管理与法规（第3版）	周铁文	中药学、中药制药技术、药学等专业
12	无机化学（第4版）	冯务群	中药学、中药制药技术、药学等专业
13	人体解剖生理学（第4版）	刘　斌	中药学、中药制药技术、药学等专业
14	分析化学（第4版）	陈哲洪　鲍　羽	中药学、中药制药技术、药学等专业
15	中药储存与养护技术（第2版）	沈　力	中药学、中药制药技术等专业

续表

教材序号	教材名称	主编	适用专业
1	中医护理(第3版)*	王 文	护理专业
2	内科护理(第3版)	刘 杰　吕云玲	护理专业
3	外科护理(第3版)	江跃华	护理、助产类专业
4	妇产科护理(第3版)	林 萍	护理、助产类专业
5	儿科护理(第3版)	艾学云	护理、助产类专业
6	社区护理(第3版)	张先庚	护理专业
7	急救护理(第3版)	李延玲	护理专业
8	老年护理(第3版)	唐凤平　郝 刚	护理专业
9	精神科护理(第3版)	井霖源	护理、助产专业
10	健康评估(第3版)	刘惠莲　滕艺萍	护理、助产专业
11	眼耳鼻咽喉口腔科护理(第3版)	范 真	护理专业
12	基础护理技术(第3版)	张少羽	护理、助产专业
13	护士人文修养(第3版)	胡爱明	护理专业
14	护理药理学(第3版)*	姜国贤	护理专业
15	护理学导论(第3版)	陈香娟　曾晓英	护理、助产专业
16	传染病护理(第3版)	王美芝	护理专业
17	康复护理(第2版)	黄学英	护理专业
1	针灸治疗(第4版)	刘宝林	针灸推拿专业
2	针法灸法(第4版)*	刘 茜	针灸推拿专业
3	小儿推拿(第4版)	刘世红	针灸推拿专业
4	推拿治疗(第4版)	梅利民	针灸推拿专业
5	推拿手法(第4版)	那继文	针灸推拿专业
6	经络与腧穴(第4版)*	王德敬	针灸推拿专业

* 为"十二五"职业教育国家规划教材

第四届全国中医药高职高专教育教材建设指导委员会

第四届全国中医药高职高专中医学专业教材评审委员会

前　言

　　《推拿学》是供中医学、中医骨伤、护理、康复治疗技术等专业使用的教材，也是一门临床学科，阐述了推拿的基本理论、基本技能和临床应用，在中医临床学科中占有重要的地位。推拿学是中医传统康复的主要内容，同时也是中医执业医师考核的内容之一。

　　本版教材充分体现了专科特色、技能特点、时代特征，始终贯彻以培养目标为导向、职业岗位能力需求为前提、综合职业能力培养为根本的基本要求。此次修订保持了教材的继承性、科学性、先进性和实用性，保留了《推拿学》多年教学实践、临床需要而提炼的基本内容，但又与时俱进，合理吸收了本学科的新技术、新成果。如根据推拿专业人员的习惯称法，仍然将成人推拿手法分为摆动类、摩擦类、振动类、挤压类、叩击类、运动关节类六类；根据"健康中国"要求及人口老龄化趋势，增加了推拿治疗康复病症的内容；根据临床需要，适度增加了推拿治疗常见病的介绍。随着"互联网+"技术的应用，为满足学生多途径学习的需要，本教材强化了数字教学资源内容的编写，为广大师生提供了丰富的教学资源和广阔的互动空间。

　　本教材的编写分工情况如下：张训浩负责第一章和第四章4~7节的编写；郭翔负责第二章、第三章、第四章1~3节和附篇一、附篇二、附篇三的编写；曹育负责第五章的编写；李玉柱负责第六章1~6节的编写；江永桂负责第六章7~10节的编写；刘凌锋负责第六章11~14节和附篇五的编写；于雪萍负责第六章15~17节和附篇四的编写；卢国清负责第七章和第十章的编写；王光安负责第八章的编写；杨淳负责第九章的编写。各位副主编还配合主编对相关章节的教材及数字教学资源把握质量关。

　　由于编者水平有限，教材中难免有不足之处，希望各院校在使用过程中提出宝贵意见，以便今后修订时进一步完善和修正。

《推拿学》编委会

2018 年 4 月

目 录

上篇 基 础 篇

第一章　推拿学发展源流 ……………………………………………… 2
　　一、远古时期 ……………………………………………………… 2
　　二、先秦两汉时期 ………………………………………………… 2
　　三、魏晋时期 ……………………………………………………… 3
　　四、隋唐时期 ……………………………………………………… 3
　　五、宋金元时期 …………………………………………………… 4
　　六、明清时期 ……………………………………………………… 4
　　七、民国时期 ……………………………………………………… 5
　　八、中华人民共和国成立后 ……………………………………… 5

第二章　推拿知要 …………………………………………………… 7
　第一节　推拿的分类 ………………………………………………… 7
　第二节　推拿的适应证 ……………………………………………… 8
　第三节　推拿的禁忌证 ……………………………………………… 8
　第四节　推拿的注意事项 …………………………………………… 9
　第五节　推拿时的体位 ……………………………………………… 9
　　一、患者体位 ……………………………………………………… 9
　　二、医者体位 …………………………………………………… 10
　第六节　推拿的介质 ……………………………………………… 10
　　一、介质的种类与作用 ………………………………………… 10
　　二、介质的选择 ………………………………………………… 11
　　附　膏摩方 ……………………………………………………… 11
　第七节　推拿异常情况的处理 …………………………………… 13
　　一、软组织损伤 ………………………………………………… 13
　　二、骨与关节损伤 ……………………………………………… 13
　　三、神经系统损伤 ……………………………………………… 15

　　四、休克 ··· 15

第三章　推拿的作用原理和治疗原则 ·· 17
　第一节　推拿的作用原理 ··· 17
　　一、疏通经络,调和气血 ·· 17
　　二、理筋整复,舒筋缓急 ·· 18
　　三、滑利关节,松解粘连 ·· 18
　　四、平衡阴阳,调整脏腑 ·· 18
　　五、增强体质,防病保健 ·· 19
　第二节　推拿的治疗原则 ··· 19
　　一、整体观念,辨证施术 ·· 19
　　二、治病求本,标本同治,缓急兼顾 ·· 20
　　三、扶正祛邪 ·· 21
　　四、调整阴阳 ·· 22
　　五、因时、因地、因人制宜 ·· 22
　　六、以动为主,动静结合 ·· 23
　　七、病治异同 ·· 23
　　附　推拿现代医学作用机制研究 ··· 23
　　一、推拿对神经系统的作用机制 ··· 24
　　二、推拿对循环系统的作用机制 ··· 24
　　三、推拿对呼吸系统的作用机制 ··· 26
　　四、推拿对消化系统的作用机制 ··· 26
　　五、推拿对泌尿系统的作用机制 ··· 27
　　六、推拿对免疫系统的作用机制 ··· 27
　　七、推拿对内分泌系统的作用机制 ·· 27
　　八、推拿对运动系统的作用机制 ··· 27
　　九、推拿对皮肤及皮下组织的作用机制 ·· 28
　　十、推拿镇痛的作用机制 ··· 28

第四章　推拿手法 ·· 30
　第一节　摆动类手法 ·· 31
　　一、一指禅推法 ··· 31
　　二、㨰法 ·· 32
　　三、揉法 ·· 33
　第二节　摩擦类手法 ·· 34
　　一、摩法 ·· 34
　　二、擦法 ·· 35
　　三、推法 ·· 36
　　四、搓法 ·· 38
　　五、抹法 ·· 38

第三节　振动类手法 …………………………………………………………… 39
　　一、振法 …………………………………………………………………… 39
　　二、抖法 …………………………………………………………………… 39
第四节　挤压类手法 …………………………………………………………… 40
　　一、按法 …………………………………………………………………… 40
　　二、点法 …………………………………………………………………… 41
　　三、捏法 …………………………………………………………………… 42
　　四、拿法 …………………………………………………………………… 43
　　五、捻法 …………………………………………………………………… 43
　　六、拨法 …………………………………………………………………… 44
第五节　叩击类手法 …………………………………………………………… 45
　　一、拍法 …………………………………………………………………… 45
　　二、击法 …………………………………………………………………… 46
　　三、叩法 …………………………………………………………………… 47
第六节　运动关节类手法 ……………………………………………………… 48
　　一、摇法 …………………………………………………………………… 48
　　二、扳法 …………………………………………………………………… 52
　　三、拔伸法 ………………………………………………………………… 57
第七节　复合手法 ……………………………………………………………… 60
　　一、推摩法 ………………………………………………………………… 60
　　二、按揉法 ………………………………………………………………… 60
　　三、拿揉法 ………………………………………………………………… 61
　　四、勾点法 ………………………………………………………………… 61
　　五、扫散法 ………………………………………………………………… 61

第五章　小儿推拿 ……………………………………………………………… 63
第一节　小儿推拿手法 ………………………………………………………… 63
　　一、基本手法 ……………………………………………………………… 63
　　二、复式操作法 …………………………………………………………… 70
第二节　推拿特定穴 …………………………………………………………… 74
　　一、头面颈部穴位 ………………………………………………………… 76
　　二、胸腹部穴位 …………………………………………………………… 78
　　三、腰背部穴位 …………………………………………………………… 80
　　四、四肢部穴位 …………………………………………………………… 81

下篇　治　疗　篇

第六章　骨伤科病症 …………………………………………………………… 94
第一节　颈椎病 ………………………………………………………………… 94
第二节　落枕 …………………………………………………………………… 100

第三节 菱形肌劳损 ………………………………………………… 101
第四节 急性腰扭伤 ………………………………………………… 103
第五节 腰肌劳损 …………………………………………………… 104
第六节 腰椎间盘突出症 …………………………………………… 106
第七节 第三腰椎横突综合征 ……………………………………… 109
第八节 腰椎小关节滑膜嵌顿 ……………………………………… 110
第九节 骶髂关节紊乱症 …………………………………………… 112
第十节 梨状肌损伤综合征 ………………………………………… 114
第十一节 肩关节周围炎 …………………………………………… 117
第十二节 肱骨外上髁炎 …………………………………………… 118
第十三节 腕管综合征 ……………………………………………… 119
第十四节 腱鞘囊肿 ………………………………………………… 121
第十五节 膝关节半月板损伤 ……………………………………… 122
第十六节 退行性膝关节炎 ………………………………………… 124
第十七节 踝关节扭伤 ……………………………………………… 126

第七章 内科病症 …………………………………………………… 128
第一节 头痛 ………………………………………………………… 128
第二节 失眠 ………………………………………………………… 131
第三节 胃脘痛 ……………………………………………………… 132
第四节 高血压 ……………………………………………………… 134

第八章 儿科病症 …………………………………………………… 136
第一节 发热 ………………………………………………………… 136
第二节 咳嗽 ………………………………………………………… 137
第三节 婴幼儿腹泻 ………………………………………………… 139
第四节 疳积 ………………………………………………………… 140
第五节 夜啼 ………………………………………………………… 141
第六节 小儿肌性斜颈 ……………………………………………… 143
第七节 小儿多动症 ………………………………………………… 144

第九章 康复病症 …………………………………………………… 146
第一节 中风后遗症 ………………………………………………… 146
附 面瘫 ………………………………………………………… 148
第二节 脑性瘫痪 …………………………………………………… 149
第三节 脊髓损伤后遗症 …………………………………………… 152
第四节 周围神经病损 ……………………………………………… 155

第十章 其他病症 …………………………………………………… 159
第一节 乳痈 ………………………………………………………… 159

第二节　痛经 ……………………………………………………………… 160

第三节　月经不调 ………………………………………………………… 162

第四节　近视 ……………………………………………………………… 163

附篇　保　健　篇

附一　自我保健推拿法 …………………………………………………… 168

第一节　固肾益精法 ……………………………………………………… 168

第二节　健脾益胃法 ……………………………………………………… 169

第三节　疏肝利胆法 ……………………………………………………… 169

第四节　宣肺通气法 ……………………………………………………… 170

第五节　宁心安神法 ……………………………………………………… 170

第六节　消除疲劳法 ……………………………………………………… 171

第七节　振奋精神法 ……………………………………………………… 172

附二　保健推拿法 ………………………………………………………… 175

第一节　全身保健推拿法 ………………………………………………… 175

一、头面部推拿 ………………………………………………………… 175

二、上肢部推拿 ………………………………………………………… 176

三、胸腹部推拿 ………………………………………………………… 177

四、下肢前、内、外侧推拿 …………………………………………… 177

五、腰背部推拿 ………………………………………………………… 178

六、臀及下肢后侧推拿 ………………………………………………… 178

第二节　足部保健推拿法 ………………………………………………… 179

一、足部保健推拿须知 ………………………………………………… 179

二、足部保健推拿手法 ………………………………………………… 183

三、足部反射区的位置 ………………………………………………… 184

四、足部保健推拿的操作顺序 ………………………………………… 189

五、足部保健推拿的操作方法 ………………………………………… 190

第三节　美容推拿法 ……………………………………………………… 191

一、皮肤的特征 ………………………………………………………… 192

二、美容推拿的作用 …………………………………………………… 192

三、美容推拿基本手法 ………………………………………………… 192

四、面部按摩操 ………………………………………………………… 195

五、常用美容推拿法 …………………………………………………… 196

附三　推拿练功 …………………………………………………………… 199

第一节　基本步型 ………………………………………………………… 200

一、并步 ………………………………………………………………… 200

二、虚步 ………………………………………………………………… 200

三、弓步 ……………………………………………………………… 201

四、马步 ……………………………………………………………… 201

第二节　易筋经 ……………………………………………………… 202

一、韦驮献杵一势 …………………………………………………… 202

二、韦驮献杵二势（横担降魔杵） ………………………………… 203

三、韦驮献杵三势（掌托天门） …………………………………… 204

四、摘星换斗势 ……………………………………………………… 204

五、倒拽九牛尾势 …………………………………………………… 205

六、三盘落地势 ……………………………………………………… 206

七、青龙探爪势 ……………………………………………………… 207

八、出爪亮翅势 ……………………………………………………… 208

九、九鬼拔马刀势 …………………………………………………… 210

十、饿虎扑食势 ……………………………………………………… 211

十一、打躬势 ………………………………………………………… 213

十二、工尾势 ………………………………………………………… 214

附四　十四经穴和经外奇穴 ………………………………………… 216

附五　推拿常用临床检查 …………………………………………… 224

一、临床常用体格检查 ……………………………………………… 224

二、实验室检查 ……………………………………………………… 234

三、X 线检查 ………………………………………………………… 234

四、其他检查 ………………………………………………………… 234

主要参考书目 ………………………………………………………… 235

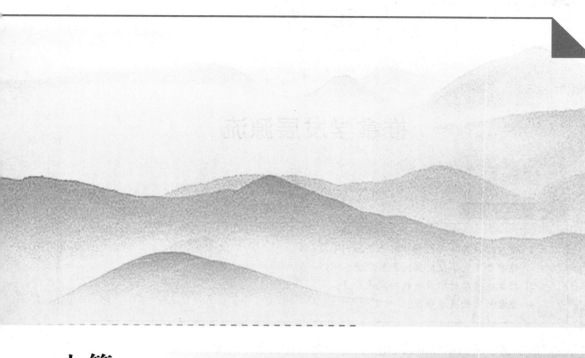

上篇

基　础　篇

第一章

推拿学发展源流

 学习要点

> 1. 推拿疗法的特点及推拿防治疾病的手段；
> 2. 推拿在不同历史时期的发展成就；
> 3. 推拿在隋唐时期及明代的发展特点；
> 4. 推拿目前的发展状况。

　　推拿属中医临床外治法的范畴，是中医学伟大宝库的重要组成部分。推拿疗法具有操作简便、适应证广、疗效显著、经济安全等特点，千百年来深受广大人民群众的欢迎，对中华民族的繁衍昌盛及世界文明的进步做出了巨大的贡献。

　　推拿的防治手段主要包括手法治疗和功法训练。医者用手或肢体的其他部位，或借助一定的器具，按特定技巧和规范化动作在患者体表操作，以达防病治病目的的称手法治疗；医者根据推拿临床的需要，指导患者进行功法训练，以巩固、延伸临床疗效的称功法训练。

　　推拿古称"按摩""按跷""乔摩""案杌"等，如《素问·血气形志》记载："形数惊恐，经络不通，病生于不仁，治之以按摩醪药。""推拿"一词，始见于明代万全的小儿推拿著作《幼科发挥》，钱汝明在《秘传推拿妙诀·序》中指出："推拿一道，古曰按摩，上世治婴赤，以指代针之法也。"

一、远古时期

　　推拿起源，可能萌发于人类本能的自我防护。原始社会，人类在繁重而艰苦的劳动生产过程中，经常发生损伤和疼痛。起初，人们无意识地用手按压、拍打、抚摩伤痛部位，结果却意外地获得使肿痛减轻或消失的效果。由此而逐渐认识了按摩的治疗作用，并有目的地将按摩应用于医疗实践，通过不断总结，形成了最古老的推拿医术。

二、先秦两汉时期

　　先秦时期，按摩是主要的治疗和养生保健手段。唐代之前，常常将"导引"和"按摩"联系在一起称谓。"导引"是一种通过自我手法操作和自主活动，并配合呼吸来防治疾病和强身保健的方法，它与现在的功法及功能训练相类似。推拿则是一种可配合

呼吸,既自主又他动地进行手法操作的防治疾病的方法。导引和推拿是两种密切相关的疗法,尤其是结合功法锻炼的自我手法操作,既可谓之推拿,也可称之导引。长沙马王堆汉墓出土的帛画《导引图》描绘有捶背、抚胸、按压等 44 种导引姿势,并注明了各种动作所防治的疾病,这些动作就是自我推拿法。湖北张家山出土的简书《引书》是一部导引术专著,其中也描写了治疗颞下颌关节脱位的口内复位法,治疗急性斜颈(落枕)的仰卧位颈椎拔伸法,治疗肠澼(痢疾)的腰部后伸扳法和腰部踩踏法,治疗喉痹的颈椎后伸扳法。同时,推拿还被应用于临床急救,《周礼·注疏》中记载:"扁鹊治虢太子暴疾尸厥之病,使子明炊汤,子仪脉神,子术按摩",描述了春秋战国时期,名医扁鹊运用推拿、针灸等方法成功地抢救了虢太子尸厥一事。

秦汉时期,我国的医学著作较完整地记载了推拿防治疾病之法。据《汉书·艺文志》所载,当时已产生了我国最早的推拿专著《黄帝岐伯按摩》十卷,可惜该专著已佚。出书于秦汉时期,我国现存最早的古典医学巨著《黄帝内经》中也有不少有关推拿的记载。如《素问·调经论》《素问·举痛论》《素问·血气形志》中概括了推拿具有行气、活血、舒筋、通络、镇静、镇痛、解热等作用;《灵枢·经筋》《灵枢·杂病》《灵枢·癫狂》记载了推拿可以治疗痹证、痿证、口眼㖞斜和胃痛等多种病证;《灵枢·九针十二原》中描述了有关推拿工具——"九针"中的"圆针"和"锃针";《素问·举痛论》和《素问·玉机真脏论》中介绍了推拿治疗的适应证及禁忌证;《灵枢·官能》中还提出了对按摩人员的选才与考核标准。东汉名医张仲景在《金匮要略》中介绍了体外心脏按摩抢救自缢者的方法,并提到对四肢重滞的患者用导引、针灸、膏摩等法治疗。

三、魏晋时期

魏晋时期,有不少将推拿应用于急救的记载。如葛洪《肘后备急方》中记载治卒心痛方:"闭气忍之数十度,并以手大指按心下宛宛中取愈。"治卒腹痛方:"使病人伏卧,一人跨上,两手抄举其腹,令病人自纵,重轻举抄之,令去床三尺许便放之,如此二七度止。拈取其脊骨皮,深取痛引之,从龟尾至顶乃止,未愈更为之。""拈取其脊骨皮,深取痛引之"的方法,可谓是最早的捏脊法。捏脊法和抄腹法的出现,表明推拿手法已从简单的按压、摩擦向手指相对用力、双手协同操作的成熟化方向发展。

四、隋唐时期

隋唐时期,是推拿发展史上的鼎盛时期,推拿已成为一门专业的治疗方法。隋代最高的医学教育机构——太医署设有按摩博士之职务;唐代太医署设置的四个医学部门中就有按摩科,按摩医师分成按摩博士、按摩师和按摩工,按摩博士在按摩师和按摩工的辅助下,教授按摩生按摩导引除疾之法。此时期的推拿学术发展可概括为五大特点:①推拿已成为骨伤科疾病的普遍治疗方法,推拿不仅治疗软组织损伤,而且用于整复骨折、脱位。唐代蔺道人所著的《仙授理伤续断秘方》一书是我国现存最早的骨伤科专著,该书提出了治疗闭合性骨折的四大手法——"揣摸""拔伸""搏捺""捺正",并系统地将推拿手法运用到骨伤科疾病治疗中,对骨伤科推拿手法的发展作出了重大贡献。②推拿疗法渗透到内、外、儿诸科。《唐六典》载有按摩可除风、寒、暑、湿、饥、饱、劳、逸,《备急千金要方》作者孙思邈尤推崇推拿疗法在小儿疾病方面的应用,认为小儿"鼻塞不通有涕出""夜啼""腹胀满""不能哺乳"等病症,均可用按摩法治疗。

③推拿被广泛地应用于防病养生。自我推拿，又称之为导引，得到很大发展。如隋代《诸病源候论》全书 50 卷中，几乎每卷都附有导引按摩法。唐代的孙思邈在《备急千金要方》中详细介绍的"老子按摩法"和"婆罗门按摩法"均属自我推拿、自我锻炼的方法。④膏摩盛行。如《备急千金要方》《外台秘要》中收录了大量的膏摩方，膏剂种类很多，有莽草膏、丹参膏、野葛膏、乌头膏、木防己膏、苍梧道士陈元膏等，可根据病情选择应用。⑤推拿对外交流较为活跃。我国推拿在唐代开始传到日本，同时，国外推拿方法也流入我国。如《备急千金要方》中介绍的"婆罗门按摩法"来自于古印度。

五、宋金元时期

唐以后，推拿疗法的学术体系不断丰富和完善。

宋、金、元时期，推拿作为一种治疗方法，被广泛地应用于临床各科，并在此基础上产生了丰富的诊疗理论，由此推拿治疗作用的认识得到不断深化。宋代医学巨著《圣济总录》中明确地提出：对按摩手法要进行具体分析，而后才能正确认识按摩的作用和临床应用。《圣济总录·卷第四·治法》中说："可按可摩，时兼而用，通谓之按摩，按之弗摩，摩之弗按，按止以手，摩或兼以药，曰按曰摩，适所用也。"并提出了按摩具有"斡旋气机，周流荣卫，宣摇百关，疏通凝滞"的作用，可达到"气运而神和，内外调畅，升降无碍，耳目聪明，身体轻强，老者复壮，壮者复治"的目的，并能"开达则塞蔽者以之发散，抑遏则慓悍者有所归宿"。书中对于"凡坠堕颠仆，骨节闪脱，不得入臼，遂致磋跌者"，强调用按摩手法复位；对骨折者"急须以手揣搦，复还枢纽"，最后"加以封裹膏摩"而治之。宋代庞安时运用按摩法催产获得"十愈八九"的效果。金代创立"攻邪论"的医家张从正在《儒门事亲》一书中认为按摩也具有汗、吐、下三法的作用，对推拿治疗作用，提出了新见解。元代名医危亦林所著的《世医得效方》记载了利用身体重力进行牵引复位的各种方法，特别是脊椎骨折的悬吊复位法和髋关节脱位的倒吊复位法，其以身体的下坠力来替代拔伸手法。

六、明清时期

明代，太医院设有十三医科，进行医学教育。《明史·卷七十四·志第五十》中"太医院"条写道："太医院掌医疗之法，凡医术十三科，医官医生医士专科肄业，曰大方脉，曰小方脉，曰妇人，曰疮疡，曰针灸，曰眼，曰口齿，曰接骨，曰伤寒，曰咽喉，曰金镞，曰按摩，曰祝由。凡医家子弟，择师而教之，三年五年，一试、再试、三试，乃黜陟之。"推拿成为医术十三科之一。推拿在当时的发展有两个显著的特点：一是本来专指小儿按摩的"推拿"一词，从明代起，广泛取代了按摩之称；二是推拿防治小儿疾病积累了丰富的经验，从而形成了小儿推拿的独特体系。小儿推拿在理论、手法、穴位上都有不同于成人推拿的特色。如小儿推拿的穴位除有点外，还有线和面；在手法应用上，使用推法和拿法较多，并有复式操作法等；在临床治疗中，多配合药物，既用药物做介质，又用药物内服。此时期有不少小儿推拿专著问世。《小儿按摩经》是我国现存最早的推拿专著，被收录于杨继洲的《针灸大成》一书中；龚廷贤撰著的《小儿推拿方脉活婴秘旨全书》刊于万历三十二年（1604 年），全书分两卷，卷一所述以推拿治法为主，卷二主要为药物治疗；《秘传推拿妙诀》又名《小儿推拿秘诀》，为周于蕃所撰，成书于万历四十年（1612 年），书中详细介绍了"身中十二拿法"的穴位及功效，并绘有周身穴图,在治疗部分,介绍了用葱姜汤推,用艾绒敷脐,用葱捣细并捏成饼,敷穴位等法。

清代,医学分科数度变动,由于当时的统治阶级认为推拿是"医家小道",有伤大雅,太医院不再设推拿专科,但推拿无论是在临床实践上,还是在理论总结上仍有一定的发展。首先是在儿科杂病临床应用上的发展。17世纪70年代,熊运英编撰的《小儿推拿广意》对前人的推拿论述和经验进行了比较全面的总结,在详细介绍推拿疗法中,收录了不少小儿病证的内服方剂,有较大的实用价值;张振鋆的《厘正按摩要术》在《秘传推拿妙诀》的基础上增补了一些新的内容,如书中所介绍的"胸腹按诊法"为其他医书所少见。此外,还出了不少小儿推拿专著,如骆如龙的《推拿秘书》、钱櫰村的《小儿推拿直录》、夏云集的《保赤推拿法》等,均对小儿推拿实践和理论作了总结。其次,以骨伤科疾病为对象的正骨推拿已发展成其相对独立的学科体系。《医宗金鉴·正骨心法要旨》对正骨推拿手法总结出正骨八法——"摸、接、端、提、按、摩、推、拿";还提出了手法操作的要领;对骨折、脱位的手法诊治意义,不仅提出有整复作用,还指出有康复价值。最后,作为中医外治法之一的推拿,与其他外治法及药物疗法,在临床应用中相互补充,相互结合。吴尚先所著的《理瀹骈文》是清代外治法中成就最大、最有影响的一部著作,该书将推拿、针灸、刮痧等数十种疗法均列为外治方法,并介绍将药物熬膏,或擦、或敷、或摩、或浸、或熨、或熏的方法,进一步促进了古代的膏摩、药摩的较大发展。

七、民国时期

民国时期,由于当时的卫生政策不重视中医,尤其不重视操作型的医疗技术,所以,推拿只能以分散的形式在民间存在和发展。由于受一地之限,缺乏交流,各地域疾病的特点和民间要求不同,于是形成了各具特色的推拿学术流派,如鲁东和湘西的儿科推拿、北方的正骨推拿、山东的武功推拿、江浙的一指禅推拿、川蓉的经穴推拿,等等。这些众多的学术流派,成为我国推拿学科的一大特色。此时期,由于西方医学的传入,推拿与中医其他学科一样受到冲击。但同时,推拿作为一门临床学科,也吸收了西方医学的解剖、生理等基础知识,充实了自身,如上海的揉法推拿即是在这种情况下发展起来的;曹泽普的《按摩术实用指南》注重解剖知识,手法中叩打、振颤等法注重机械力的作用;杨华亭的《华氏按摩术》集古法秘本与现代西洋之生理、病理、解剖、组织、电磁学等于一体。

八、中华人民共和国成立后

新中国成立后,在党的中医政策指引下,推拿临床、教学、科研都呈现了空前的繁荣景象。1956年,我国第一所推拿专科学校——上海中医学院附属推拿学校成立;1958年在上海建立了国内第一所中医推拿门诊部;20世纪60年代初期,推拿疗法得到了广泛临床应用,出版了推拿专业教材和专著,并开展了推拿的实验观察和文献研究;20世纪70年代后期至80年代,高等中医院校正式设置推拿专业,开始培养五年制大学本科学生;1986年上海中医学院成立了推拿系,同时招收了全国第一批推拿硕士研究生,培养了一批高级推拿中医师;全国的医疗机构及康复(保健)机构,普遍设立推拿(按摩)科,推拿被更为广泛地应用于临床各科;1987年成立了全国性的推拿学术团体——中华全国中医学会推拿学会;1991年国内唯一一家专业性推拿科研机构上海市中医药研究院推拿研究所成立;进入20世纪90年代,推拿教育的层次进一步提高,全国多数中医院校的推拿专业从专科教育发展到本科教育,1997年在上海首次招收推拿专业博士研究生,不断为推拿教学、临床、科研输送高素质的专业人才。

在临床研究方面,20世纪50年代后期,推拿的临床应用范围有伤、内、妇、外、儿等科病证,如1959年上海中医学院附属推拿学校根据民间推拿临床经验整理编著的《中医推拿学》所列出的治疗病证达70余种。50年代末至60年代初,临床上开始逐步应用推拿治疗食管癌、胆道蛔虫病、小儿蛔虫性肠梗阻、小儿腹泻、流行性感冒、白喉、疟疾、乳腺炎、电光性眼炎、睑腺炎等病症。70年代初,根据推拿镇痛的作用,开展了推拿麻醉,并应用于甲状腺摘除、疝修补、剖宫产、胃大部切除等10余种手术。20世纪70年代中期到80年代,推拿治疗内、儿科疾病有了较大的进展,如推拿治疗冠心病、心绞痛、高血压、婴幼儿轮状病毒性腹泻、糖尿病等病症,对其疗效及作用机制,用现代医学手段加以证实并进行阐述。从20世纪80年代到90年代,推拿治疗范围继续拓展,颈性眩晕、颈椎间盘突出症、巨大型腰椎间盘突出症、腰椎滑脱、糖尿病、早泄等病的治疗取得了较好的疗效。值得一提的是,近年针对健康或处于亚健康状态人群而施行的保健推拿得到了空前发展。

在实验研究方面,20世纪50~60年代开展了推拿的生理作用及治疗机制的初步研究;20世纪80年代以来,推拿学科在与各基础学科相互交叉、渗透的情况下,得到较快发展,具体表现为研究的范围不断扩大,已从人体实验扩展到动物实验,从临床疗效观察发展至手法、功法的作用机制研究;研究的层次逐渐深入,从临床指标观察,深入至神经免疫学、分子生物学领域的研究。目前,推拿医学实验研究已在手法动力学、手法功效学、静力推拿功法训练、推拿镇痛、推拿麻醉、推拿意外等方面取得了可喜进展。

当前,生物医学模式正在向生物—心理—社会医学模式发展。由于疾病谱的变化,人们治疗疾病的方法正在逐渐从偏重于手术和合成药物治疗向重视自然疗法和非药物疗法方面转变。推拿具有简便、舒适、安全、有效等特点,这种独特的医疗方法已经引起了国外临床医学工作者的高度重视。20世纪70年代后期以来,中国推拿专业人员与国外有关医学人士进行了广泛交流,中国推拿学者不断出国讲学或从事医疗保健,赢得了国外人士的好评;同时,不少国家及地区的推拿专业人员也来中国学习中医推拿,许多国家也对推拿医学做了大量的研究工作。在科学发展的新时代,学科之间的相互渗透为推拿医学的发展提供了新的机遇和空间。有如此背景和条件,传统而古老的中国推拿学必将得到更充分的发展,推拿事业即将进入一个崭新的时期。

(张训浩)

复习思考题

1. 推拿是如何起源的?
2. 试述推拿发展中各个不同历史时期的特点、主要推拿医家及代表作。
3. 试述当前我国推拿医学的发展状况。

第二章

推拿知要

学习要点

1. 推拿适应证；
2. 推拿禁忌证；
3. 推拿介质的种类与作用；
4. 推拿意外的预防与处理。

第一节　推拿的分类

1. **根据应用目的分类**　根据推拿应用目的可将推拿分为医疗推拿、保健推拿、运动推拿、康复推拿四类。以治疗疾病为主要目的的推拿叫医疗推拿；以保健养生为主要目的的推拿叫保健推拿；运用推拿帮助运动员克服情绪紧张、消除疲劳、调整竞技状态的推拿叫运动推拿；用推拿方法促进疾病康复的推拿叫康复推拿。

2. **根据治疗对象分类**　根据推拿治疗对象的不同可将推拿分为成人推拿和小儿推拿两大类。小儿推拿主要适用于 6 岁以下的小儿，有其特定手法和特定穴位，自成体系；除小儿推拿以外的各种推拿均属成人推拿。

3. **根据推拿者主客体特征分类**　根据推拿者主客体特征可将推拿分为推拿和自我推拿两类。推拿是术者为受术者进行推拿，以起到医疗和保健作用；自我推拿是患者自己给自己按摩，以达到辅助治疗或强身保健作用。

4. **根据治疗病种分类**　根据治疗病种的不同分为：整骨推拿、小儿推拿、眼科推拿、急救推拿等。整骨推拿又称伤科推拿，是以推拿手法和患者功能锻炼来防治骨伤科疾病；小儿推拿是以特定的小儿推拿方法治疗小儿疾病；眼科推拿是以推拿方法治疗眼科疾病；急救推拿是以手法治疗急性病证。

5. **根据推拿手法特点分类**　根据推拿手法的不同可将其分为一指禅推拿、内功推拿、点穴推拿等。一指禅推拿是以一指禅推法为主治疗疾病的一种推拿方法；内功推拿是以患者习练少林内功等功法和接受推拿手法相结合，来预防和治疗疾病的一种推拿疗法；点穴推拿又称"指针疗法""指压推拿"，是以手指点、按、压、掐人体经络穴位来防治疾病的一种推拿疗法。

第二节　推拿的适应证

推拿的适应证涉及骨伤、神经、内、外、妇、儿、五官和康复科疾病,同时亦用于保健、美容、减肥等方面。

1. 骨伤科疾病　各种筋伤和脱位等病症,如颈椎病、落枕、前斜角肌综合征、胸腰椎后关节紊乱、胸胁屏伤、胸肋软骨炎、腰椎间盘突出症、急性腰扭伤、慢性腰肌劳损、轻度腰椎滑脱症、第三腰椎横突综合征、退行性脊柱炎、类风湿关节炎、骶髂关节紊乱症、臀中肌损伤、梨状肌综合征、尾骨挫伤、下颌关节脱位、肩关节脱位、肘关节脱位、桡尺远端关节分离症、髋关节脱位、骨折后遗症、肩关节扭挫伤、肘关节扭挫伤、腕关节扭挫伤、半月板损伤、脂肪垫劳损、侧副韧带损伤、踝关节扭挫伤、跟腱损伤、肩周炎、肱二头肌长头腱鞘炎、肩峰下滑囊炎、肱骨外上髁炎、肱骨内上髁炎、桡骨茎突部狭窄性腱鞘炎、腕管综合征、指部腱鞘炎等。

2. 内科疾病　感冒、头痛、肺气肿、哮喘、胃脘痛、胃下垂、胆绞痛、呃逆、便秘、腹泻、高血压、眩晕、失眠、冠心病、糖尿病、尿潴留、昏厥、阳痿等。

3. 妇科疾病　月经不调、痛经、闭经、慢性盆腔炎、乳癖、子宫脱垂、产后缺乳、妇女绝经期综合征、产后耻骨联合分离症等。

4. 儿科疾病　小儿麻痹后遗症、小儿肌性斜颈、臂丛神经损伤、桡骨小头半脱位、发热、咳嗽、顿咳、百日咳、惊风、泄泻、呕吐、疳积、佝偻病、夜啼、遗尿、斜视、脱肛、鹅口疮等。

5. 五官科疾病　近视、视神经萎缩、慢性鼻炎、慢性咽炎、急性扁桃体炎、耳鸣、耳聋等。

6. 外科疾病　乳痈初期、压疮及术后肠粘连等。

7. 康复疾病　中风后遗症、脑性瘫痪、脊椎损伤后遗症、周围神经损伤等。

第三节　推拿的禁忌证

推拿疗法虽适用范围广,安全度大,但有些疾病使用推拿治疗不仅无效,反而加重病情,故此类疾病要禁用推拿治疗;有些疾病可使用推拿治疗,但操作不当,会给患者带来不必要的痛苦或造成不应有的医疗事故,此类疾病要慎用推拿治疗。因此,临床上要严格掌握推拿的禁忌证。一般认为,以下疾病要禁用或慎用推拿治疗。

1. 皮肤损害　各种皮肤破损病症,包括外伤和皮肤病。

2. 出血性病症　各种出血性疾病,包括有出血现象、出血趋势以及施术后极有可能引发出血的各种病症;有血液病的患者,均属推拿治疗禁忌之列。

3. 传染性病症　烈性传染病属推拿治疗禁忌;一般传染病原则上均不宜实施推拿,特别是该病症的病变局部;隐匿性的传染病要特别重视,诸如各种结核病、肝炎、白喉等。

4. 感染性病症　各种脓肿、败血症或脓毒血症等属推拿治疗禁忌;值得注意的是部分感染轻微的患者,推拿治疗有加重感染的趋势,要谨慎施用和不用。

5. 某些急腹症　如胃、十二指肠等急性穿孔。

6. 某些严重疾病 如严重心、肺、肝、肾病症及脓毒血症等。

7. 肿瘤 恶性肿瘤均属推拿治疗禁忌证。

8. 急性损伤 急性的外伤和神经损伤,对较重的病症,除需整复错缝、远端实施点穴镇痛等应急推拿手法外,一般24或48小时之内,均不宜做推拿治疗,特别是在损伤局部;疑有筋肉断裂、骨或关节骨折、脊髓损伤、内脏的挫裂伤等,更需明确诊断,不可贸然施治;急性损伤中局部炎症反应明显者,也需慎用或禁用推拿治疗。

9. 病症波动 对某些病症的不稳定期,应禁用或慎用推拿治疗。如严重的心、肺疾病,功能衰退者;中风、脊髓损伤、烧烫伤等的急性和亚急性期,或全身症状不稳定者,或血压起伏波动较大者等。

10. 妇女妊娠期、月经期 孕妇的腰骶部和腹部禁做推拿治疗,也不宜在四肢感应较强的穴位用强刺激手法,以免流产。妇女在月经期,尤其是平时出血量多,经期长的患者,宜禁用或慎用推拿。

11. 不能配合的精神病、年老体弱、久病体虚、过饥过饱、醉酒者,不宜或慎用推拿。

第四节 推拿的注意事项

1. 推拿医师要掌握熟练的手法技能及有关中、西医学知识,从而做到诊断明确,操作得当。

2. 操作过程中要认真,严肃,注意力集中,随时观察患者对手法的反应,若有不适,应及时进行调整,以防发生意外事故。

3. 要经常修剪指甲,不戴装饰品,以免操作时伤及患者的皮肤。

4. 治疗室要光线充足,通风保暖。

5. 除少数直接接触患者皮肤的手法(如擦法、推法等)外,治疗时要用按摩巾覆盖治疗部位。小儿推拿多使用介质,以保护患儿皮肤。

6. 对于过饥过饱、酒后、暴怒及剧烈运动后的患者,一般不予立即施以推拿治疗。

7. 推拿的一个疗程以10~15次为宜,疗程间宜休息2~3日。

第五节 推拿时的体位

在推拿操作中,医师与患者均要选择好最佳体位。操作者以操作时发力自如、操作方便为原则;被操作者以舒适、安全、放松为原则。

患者的体位一般有仰卧位、俯卧位、侧卧位、端坐位和俯坐位等,由医师根据治疗需要而定。医师操作时常取站立位,有时取坐位。小儿推拿时,患儿多取仰卧位、俯卧位或坐位,而操作者一般取坐位。

一、患者体位

1. 仰卧位 受术者头下垫薄枕,仰面而卧,肌肉放松,呼吸自然,下肢伸直,上肢自然置于身体两侧。亦可根据治疗需要,上肢或下肢采取外展、内收、屈曲位。在颜面、胸腹及四肢前侧等部位施用手法时常采取此体位。

2. 俯卧位　患者腹部向下、背面向上而卧,头转向一侧或向下,下颌下垫薄枕,或面部向下放在推拿床的呼吸孔上,上肢自然置于身体两旁或屈肘向上置于头部两侧,双下肢伸直,肌肉放松,呼吸自然。在肩背、腰臀及下肢后侧施术时常采用此体位。

3. 侧卧位　患者侧向而卧,两下肢屈曲,或近床面的下肢屈曲,上面进行操作治疗的下肢伸直;或近床面的下肢自然伸直,上面的下肢屈髋屈膝。在臀部及下肢外侧施术时常采用此体位,做侧卧位腰部斜扳法时亦采用此体位。

4. 端坐位　患者端正而坐,肌肉放松,呼吸自然,患者所坐凳子的高度最好与膝后腘窝至足跟的距离相等。在头面、颈项、肩及上背部施用手法时常采用此体位。

5. 俯坐位　患者端坐后,上身前倾,略低头,两肘屈曲支撑于两膝上或桌面(椅背)上,肩背部肌肉放松,呼吸自然。在项、肩部及上背部操作时可采用此体位。

二、医者体位

推拿医师根据患者被操作的部位和体位及所选用的手法,选择一个合适的位置、步态与姿势,从而有利于手法操作技术的运用。一般来说,术者的体位有站立位和坐位两种,常用的体位是站立位。站立位又分正立、丁字步、弓步和马步等。同时,术者操作时要含胸拔背,收腹蓄臀,自然呼吸,切忌屏气;操作过程中,要全神贯注,思想集中,从容沉着,不要左右观顾、心不在焉。此外,推拿医师的体位与姿势应根据手法操作的需要,随时做相应的调整、变换,做到进退自如,转侧灵活,使施术过程中全身各部位动作协调一致,这也是推拿医师的一项基本功。

第六节　推拿的介质

推拿时,为了减少对皮肤的摩擦损伤,或者为了借助某些药物的辅助作用,可在施术部位的皮肤上涂些液体、膏剂或洒些粉末,这种液体、膏剂或粉末统称推拿介质,亦称推拿递质。目前,推拿临床中运用的介质种类颇多,如葱姜水、薄荷水、冬青膏、滑石粉等。推拿时应用介质,在我国有悠久的历史,如《圣济总录》说:"若疗伤寒以白膏摩体,手当千遍,药力乃行,则摩之用药,又不可不知也。"《景岳全书》说:"治发热便见腰痛者,以热麻油按痛处可止。"

一、介质的种类与作用

1. 滑石粉　即医用滑石粉,有润滑皮肤的作用,一般在夏季常用,适用于各种病症,是临床上最常用的一种介质,在小儿推拿中应用最多。

2. 爽身粉　即市售爽身粉,有润滑皮肤吸水的作用,质量较好的爽身粉可代替滑石粉应用。

3. 葱姜汁　将葱白和生姜捣碎取汁,或将葱白和生姜片用75%的乙醇溶液浸泡而成,能加强温热散寒的作用,常用于冬春季及小儿虚寒证。

4. 白酒　即食用白酒,适用于成人推拿,有活血祛风,散寒除湿,通经活络的作用,对发热患者尚有降温作用,一般用于急性扭挫伤。

5. 冬青膏　由冬青油、薄荷脑、凡士林和少许麝香配制而成,具有温经散寒和润滑作用,常用于治疗软组织损伤及小儿虚寒性腹泻。

6. 薄荷水　取 5% 薄荷脑 5g,浸入 75% 乙醇溶液 100ml 内配制而成。具有温经散寒,清凉解表,清利头目和润滑作用,常用于治疗小儿虚寒性腹泻及软组织损伤,用按揉法、擦法可加强透热效果。

7. 木香水　取少许木香,用开水浸泡后放凉去渣后使用,有行气、活血、止痛作用,常用于急性扭挫伤及肝气郁结所致的两胁疼痛等症。

8. 凉水　即食用洁净凉水,有清凉肌肤和解热作用,一般用于外感热证。

9. 红花油　由冬青油、红花、薄荷脑配制而成,有消肿止痛等作用。常用于急性或慢性软组织损伤。

10. 传导油　由玉树油、甘油、松节油、乙醇、蒸馏水等量配制而成,用时摇匀,有消肿止痛,祛风散寒的作用,适用于软组织慢性劳损和痹证。

11. 麻油　即食用麻油。运用擦法时涂上少许麻油,可增强手法透热作用,提高疗效,常用于刮痧疗法中。

12. 蛋清　将鸡蛋穿一小孔,取蛋清使用。有清凉解热、祛积消食作用,适用于小儿外感发热,消化不良等症。

13. 外用药酒　取当归尾 30g、乳香 20g、没药 20g、血竭 10g、马钱子 20g、广木香 10g、生地黄 10g、桂枝 30g、川草乌 20g、冰片 1g。浸泡于 1.5kg 高浓度白酒中,2 周后使用。有行气活血、化瘀通络的功效,适用于骨和软骨退行性病症。

二、介质的选择

1. 辨证选择　根据证型的不同选择不同的介质。总的可分为两大类,即辨寒热和辨虚实。寒证,用有温热散寒作用的介质,如葱姜水、冬青膏等;热证,用具有清凉解热作用的介质,如凉水、医用乙醇等;虚证,用具有滋补作用的介质,如药酒、冬青膏等;实证,用具有清、泻作用的介质,如蛋清、红花油、传导油等。其他证型可用一些中性介质,如滑石粉、爽身粉等,取其润滑皮肤的作用。

2. 辨病选择　根据病情的不同选择不同的介质。软组织损伤,如关节扭伤、腱鞘炎等选用活血化瘀、消肿止痛、透热性强的介质,如红花油、传导油、冬青膏等;小儿肌性斜颈选用润滑性较强的滑石粉、爽身粉等;小儿发热选用清热、散热性能较强的凉水、乙醇等。

3. 根据年龄选择　成年人,水剂、油剂、粉剂均可选用;老年人常用的介质有油剂和酒剂;小儿主要用滑石粉、爽身粉、凉水、乙醇、薄荷水、葱姜汁、蛋清等。

附　膏摩方

1. 黄膏　由大黄、附子、细辛、干姜、花椒、桂心、巴豆组成。将上述药物用醋浸泡一夜,漉出再放入 1000g 腊月猪油,煎沸,绞去药滓,密封于器内备用。具有温经散寒,舒筋通络作用。治疗目赤,头痛,项强,贼风游走皮肤等疾患。

2. 陈元膏　由当归、天雄、乌头、细辛、川芎、朱砂、干姜、附子、雄黄、桂心、白芷、松脂、生地黄、猪脂组成。把上述药物(除松脂、猪脂、雄黄、朱砂外)切细,用苦酒 3L 和生地黄汁浸泡一夜,再放入 4000g 猪油内微火熬炼,使沸 15 次,煎至药色变黄为度,绞去药滓,再把雄黄、朱砂细末放入,搅拌和匀,置于密封器具内备用。具有温经活血,祛风止痛作用。治疗腰背疼痛,胸胁胀满,心腹积聚,经闭不孕,风痒肿痛及风湿痹痛等。

3. 莽草膏　由莽草、乌头、附子、闹羊花、苦酒、猪脂组成。将前 4 味药物切细,用 1L 苦酒浸泡一夜,次日放入 2000g 猪油内煎沸,绞去药渣,倒进瓷器内贮存备用。具有散寒消肿,温经止痛,安神定魄作用。治疗痹证肿痛,精神恍惚等。

4. 野葛膏　由葛根、犀角(现用适量水牛角代)、蛇衔、莽草、乌头、桔梗、升麻、防风、花椒、干姜、鳖甲、雄黄、巴豆、丹参、闹羊花组成。把上述药物切碎,用 4L 苦酒,将这些切碎的药物浸泡一夜,次日,把这些药物放入已熬成的 2500g 猪油内,以微火煎熬,使药物在油中翻滚,三上三下,使药色变黄,绞去药渣,贮存备用。作用:膏摩患处,治疗风毒恶肿,痛痹不仁,瘰疬恶疮,偏枯胫肿,脚弱等。能起到清热解毒,祛痹止痛等作用。

5. 青膏　由当归、川芎、花椒、白芷、吴茱萸、附子、乌头、莽草组成。把上述药物切细,用醇苦酒浸泡 2 天,然后放入 2000g 猪油内煎至药色发黄,绞去药渣,贮存备用。具有祛风散寒,活血止痛的作用。治疗伤寒头痛,项强,四肢烦痛等。

6. 白膏　由天雄、乌头、莽草、闹羊花组成。把上述药物切成粗末,用醇苦酒浸泡一夜,次日放入盛有 1500g 腊月猪油的铜器中,文火煎炼,使药变成焦黄色,绞去药滓,置于器中备用。具有解毒、祛风湿、散寒止痛的作用。治疗伤风恶寒,肢节疼痛,目赤,咽喉痛,小儿头疮等疾患。

7. 丹参赤膏　由丹参、雷丸、芒硝、大青盐、大黄组成。把丹参、雷丸、大青盐、大黄(切碎),以苦酒半升浸泡 1 宿,然后放入 500g 猪油中煎熬,煎三上三下,去滓,然后加入芒硝,搅拌成膏,贮存备用。具有清热作用。治疗小儿心腹热痛。

8. 乌头膏　由乌头、野葛、莽草组成。把上药切细,用适量高度白酒浸泡 3 天,再放入 2500g 猪油内煎沸,待药色成焦黄时,滤去药渣,盛入瓷器备用。具有祛风散寒,活血通络作用。治疗伤寒身强直,偏枯口僻,手足顽麻等。

9. 蹉跌膏　由当归、续断、附子、细辛、甘草、通草、川芎、白芷、牛膝、花椒组成。将上述药物切细,用 1000g 猪油先煎取油,然后把药物放入油内煎熬,使药成黄色,绞去药滓,盛入瓷器备用。具有活血养筋,消肿止痛的作用,治疗因脱位、挫伤而引起的疼痛。

10. 商陆膏　由商陆根、猪油组成。以上两味合煎,待炼至色黄,绞去药滓成膏。具有逐水消肿的作用。治疗水肿等证。

11. 乌头摩风膏　由乌头、附子、当归、羌活、细辛、桂心、防风、白术、花椒、吴茱萸、猪脂组成。将上述药物切碎,用醋浸泡一夜,次日放进 500g 腊月猪油内,用文火煎熬,使药色变黄成膏,盛入瓷器中备用。具有祛风除湿,温中散寒,活血止痛的作用。治疗风湿痹痛,腰腿不遂,四肢拘挛,皮肤不仁等。

12. 当归摩膏　由当归、白芷、附子、细辛、桂心、天雄、干姜、川芎、川乌头、朱砂、雄黄、松脂、生地黄组成。将上述药物(除松脂、朱砂外)切碎,用 500g 生地黄取汁,浸泡药物过夜,次日放入 2500g 猪油和 120g 松脂内,慢火煎熬,使药至黄色,滤去药滓,盛于瓷器内备用。具有散寒祛风,活血止痛的作用。治疗风湿痹痛等。

13. 牡丹膏　由牡丹皮、芫花、皂荚、藜芦、附子、莽草叶、大黄、花椒组成。将上述药物切细,用布裹好,放入干净器具内,用 1500g 酒浸泡过夜,次日放入 1500g 腊月猪油内,文火煎熬,使药质变为稀粥样,绞去药滓,装进密封瓷器中备用。具有清热凉血,活血散瘀的作用。治疗脚气,痹痛,鼠漏恶疮,风毒,腹中痛等。

14. 皂荚摩膏 由皂荚、醋组成。把皂荚捣细研为末,用陈醋调和成膏。本方有祛痰开窍等作用。治疗中风口呐。

15. 摩脐膏 由杏仁、葱、盐组成。把上3味同研成糊状,成膏。具有通便作用。治疗大便不通、腹胀。

16. 杏仁膏 由杏仁、花椒、附子、细辛组成。把上述药物切碎,用适量醋浸泡过夜,次日倒入250g猪油内,以文火煎熬,使药变黄成膏,滤去药渣,盛入瓷器,贮存备用。具有发散风寒,温通鼻窍的作用。治疗小儿鼻塞,涕流不出等。

17. 摩风膏 由附子、乌头、防风、凌霄花、闹羊花、露蜂房组成。将上述药物研为细末,放入1500g猪油内煎熬炼,使药至焦黄,绞去药滓,待其凉后,盛入瓷器中备用。具有凉血祛风,散毒消肿的作用。治疗白癜风等。

18. 雷丸膏 由雷丸、甘草、莽草、升麻、防风、桔梗、白术组成。将上述药物切成细末,放入适量猪油文火煎,用柳枝搅匀成膏,滤去药渣,盛进瓷器内备用。具有清热解毒,消肿散结的作用。治疗小儿痫及百病伤寒。

19. 清润黄连膏 由黄连、当归、生地黄、黄柏、姜黄片、生石膏、薄荷组成。将上述药物用水煎,滤去药渣,加少量冰片和蜂蜜,炼膏后备用。具有清热解毒,消疮散风的作用。治疗热毒风疮等。

第七节 推拿异常情况的处理

推拿是一种安全有效的医疗方法,但如果手法运用不当,也可能出现一些异常情况。所以,我们要谨慎操作,防止发生推拿意外,一旦发生,要及时处理。推拿意外涉及肢体的软组织、骨与关节、神经系统、内脏系统等。

一、软组织损伤

软组织包括皮肤、皮下组织、肌肉、肌腱、韧带、关节附件等。皮肤损伤在推拿临床最为常见,如出现皮肤疼痛、瘀斑、破皮等。其造成的原因是多方面的,如初学推拿者,手法生硬,不能做到柔和深透,从而损伤皮肤;手法粗蛮,粗蛮施加压力或过度使用推、擦、揉等法,易致皮肤损伤;手法操作过久,痛阈提高,局部皮肤及软组织的感觉相对迟钝,导致皮肤损伤。

预防及处理:要求医者加强手法基本功的训练,正确掌握各种手法的动作要领,提高手法的娴熟程度。轻者一般无需处理,重者按软组织损伤或外伤进行处理。

二、骨与关节损伤

在推拿临床上,由于手法过于粗暴,或对关节认识不足,毫无准备地施行手法操作,被动运动超过正常关节活动度,而造成医源性骨与关节、软组织损伤;或由于对疾病的认识不足,造成病理性骨折。施术者要深刻了解骨与关节的解剖结构和正常的活动幅度,在推拿治疗时要合理使用强刺激手法,被动活动不可超越关节的活动范围,一旦发生意外应及时处理,同时要分辨是局部损伤还是合并邻近脏腑的损伤。

(一)胸腰椎压缩性骨折

本病多由间接暴力所致,如患者从高处跌落,臀部或双足着地后,力向上传导致腰部导致骨折;或者是重物从高处掉下冲击头、肩、背部,力向下传导到腰部导致骨折;有些老年人由于骨质疏松严重,某些轻微损伤,如乘车颠簸、平地坐倒等,也会造成椎体的骨折。推拿临床中,如操作不当,亦容易导致本病的发生。如患者仰卧位,过度地屈曲双侧髋关节,使腰椎生理弧度消失,并逐渐发生腰椎前屈,胸腰段椎体前缘明显挤压,在此基础上,再骤然增加屈髋、屈腰幅度,则容易造成胸腰段椎体压缩性骨折。

预防及处理:双下肢屈膝、屈髋操作是用来检查腰骶部病变的特殊检查方法之一,在临床上也常用此法来解除腰骶后关节滑膜的嵌顿和缓解骶棘肌痉挛。运用此种方法时,只要在正常髋、骶关节活动范围内,且屈双下肢髋关节的同时,不再附加腰部前屈的冲击力,胸腰椎压缩性骨折是完全可以避免的。特别是老年人,久病体弱或伴有骨质疏松的患者,行此法时更需谨慎。

单纯性椎体压缩性骨折,是指椎体压缩变形小于1/2,且无脊髓损伤者,可采用非手术疗法,指导患者锻炼腰背伸肌,可以使压缩的椎体复原,早期锻炼可避免产生骨质疏松现象,通过锻炼可增强背伸肌的力量,避免慢性腰痛后遗症的发生。对于脊柱不稳定的压缩性骨折,即椎体压缩变形大于1/2,并伴有棘上、棘间韧带损伤或附件骨折,或伴有脊髓损伤者,应予以手术治疗。

(二)肋骨骨折

肋骨靠肋软骨与胸骨相连,能缓冲外力的冲击。造成肋骨骨折的因素主要是直接和间接的暴力。在推拿治疗时,由于过度挤压胸廓的前部或后部,可致肋骨的侧部发生断裂。如患者俯卧位,医者在其背部使用双手重叠掌根按法或肘压法或踩跷法等重压手法,在忽视患者的年龄、病情、肋骨有无病理变化等情况下,易造成肋骨骨折。

预防及处理:目前的推拿治疗床一般是硬质铁木类结构,在俯卧位上背部推拿时,要慎重操作。对年老体弱的患者,由于肋骨失去弹性,肋软骨也常有骨化,在受到外力猛烈挤压时易造成骨折;某些转移性恶性肿瘤,肋骨有病理变化者,其背部及胸部的按压手法极易造成医源性或病理性骨折。

单纯的肋骨骨折,因有肋间肌固定,骨折端很少发生移位,可用胶布外固定胸廓,并限制胸壁呼吸运动,让骨折端减少移位。肋骨骨折后出现反常呼吸、胸闷、气急、呼吸短浅、咯血、皮下气肿时,应考虑肋骨骨折胸部并发症,要及时转科会诊治疗。

(三)寰枢关节脱位

寰枢关节是由两侧的寰枢外侧关节和寰枢正中关节构成,可围绕齿突做旋转运动。寰枢关节脱位可由颈部、咽后部感染引起的寰枢韧带损伤而致,也可因过度的旋转复位类推拿手法的外力作用引起颈椎关节脱位。正常情况下,进行颈部旋转、侧屈或前俯后仰的运动类推拿手法,一般不会出现寰枢关节脱位。当上段颈椎有炎症或遭受肿瘤组织破坏后,在没有明确诊断的情况下,操作者盲目地做较大幅度的颈部旋转运动或急剧的前屈运动,可导致寰椎横韧带撕裂、寰枢关节脱位;有齿突发育不良等先天异常者,可因盲目的颈部手法操作,如姿势不当、手法过度等,也易引起寰枢关节脱位。

预防及处理:在颈部手法操作,特别是颈部旋转复位类手法操作之前,应常规拍摄X线片,检查血常规、红细胞沉降率(简称血沉)等,以排除颈部、咽部及其他感染病灶,了解其疾病的变化和转归,方可行颈部旋转手法,但不宜超过45°,颈部扳法不要强求弹响声。手法不当导致寰枢关节脱位很少见,一旦发生可行牵引复位和固定进行治疗。

（四）肩关节脱位

肩关节由肩胛骨关节盂与肱骨头构成。其解剖特点是：肱骨头大，呈半球形，关节盂小而浅，约为肱骨头关节面的1/3，关节囊被韧带和肌肉覆盖，其运动幅度最大，能使上臂做前屈、后伸、上举、内收、外展、内旋、外旋等复杂运动。由于肩关节的不稳定性结构和活动度大，所以它是临床最常见的易受损关节之一。推拿治疗肩部疾病时，如果方法掌握不当，或不规范地做肩部被动运动，就可能造成医源性肩关节脱位，甚至并发肱骨大结节撕脱性骨折、肱骨外科颈骨折等。

预防及处理：要求施术者对肩关节的解剖结构和关节正常的活动幅度有深刻的了解，在做被动运动时，双手要相互配合，运动幅度要由小到大，顺势而行，切不可急速、猛烈、强行操作；对于肩部有骨质疏松改变的患者，在推拿治疗时不应使用强刺激手法及进行大幅度的肩关节外展、外旋、内旋的被动运动，尤其是操作者的双手不能同时做反方向的猛烈运动。一旦造成单纯性的肩关节脱位，可用手牵足蹬法整复；如肩关节脱位合并肱骨大结节骨折，骨折块无移位者，只要脱位一经整复后，骨折块也随之复位。如造成肱骨外科颈骨折，应分析其骨折类型，再确定整复手法，必要时须转外科进行手术治疗，以免贻误治疗时机。

三、神经系统损伤

由于推拿手法的使用不当或外力作用，可造成神经系统损伤，包括中枢神经和周围神经损伤两大类。其危害程度，可居推拿意外之首，轻则造成周围神经、内脏神经的损伤，重则造成脑干、脊髓损伤，甚至死亡。

推拿治疗颈部疾患时，如强行做颈椎侧屈被动运动，易导致受牵拉侧的臂丛神经和关节囊损伤，同时对侧关节囊也易受挤压而损伤。一般在行手法治疗后，若立即出现单侧肩、臂部阵发性疼痛、麻木、肩关节外展受限，肩前、外、后侧的皮肤感觉消失，应警惕神经损伤的可能性，日久可出现三角肌、冈上肌失用性肌萎缩。

预防及处理：在行颈部侧屈被动运动时，尤其要注意，颈椎侧屈运动的生理范围只有45°，绝对不可超过此范围，同时切忌做猛烈而急剧的侧屈运动。推拿时一旦发生神经损伤，要停止操作，根据伤情进行相应的处理。

四、休克

休克是由于感染、过敏、出血、脱水、心功能不全、严重创伤等原因引起的综合征，共同的特征表现为微循环功能障碍，引起组织血流灌注不足，进而导致组织缺氧、酸中毒、血浆成分丢失，器官与组织功能障碍，甚至主要器官损害。临床上根据不同的病因，可将休克分为：心源性休克、低血容量性休克、感染性休克、过敏性休克、神经性休克五类。推拿治疗的过程中，不当的手法持续刺激或在患者空腹、过度疲劳、剧烈运动后行手法治疗，可出现休克反应。休克早期，由于脑缺氧，神经细胞的反应进一步降低，神经细胞功能转为抑制，患者表现为神情淡漠、反应迟钝、嗜睡、意识模糊甚至昏迷，皮肤苍白，口唇、甲床轻度发绀，四肢皮肤湿冷，脉搏细弱而快，血压下降，呼吸深而快，尿量明显减少等各类休克的共同表现。

预防及处理：为了防止推拿治疗诱发休克，使用重手法刺激时，必须在患者能够忍受的范围内,且排除其他器质性疾病。空腹病员不予推拿治疗,剧烈运动后或过度劳累后的病员不予重手法治疗。

　　推拿治疗中,出现休克症状时应立即停止手法刺激,如仅表现为心慌气短、皮肤苍白、冷汗等症状,应立即让患者平卧,头低足高,口服糖水或静脉注射 50% 葡萄糖。如证情较重应立即予以抗休克治疗,补充血容量,维持水、电解质和酸碱平衡,运用扩血管药,以维护心、脑、肾脏的正常功能,必要时立即请内科会诊治疗。

（郭　翔）

扫一扫
测一测

复习思考题

1. 试述推拿的适应证、禁忌证及注意事项。
2. 推拿时的体位有哪些？如何选择体位？
3. 试述推拿介质的种类及其作用。
4. 如何避免推拿异常情况的发生？一旦发生如何处理？

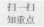

第三章

推拿的作用原理和治疗原则

 学习要点

1. 推拿的作用原理;
2. 推拿的治疗原则;
3. 推拿现代医学作用机制研究。

第一节　推拿的作用原理

推拿通过手法作用于体表的一定部位和穴位,来调节和改善机体的病理和生理状况,从而达到治病和保健的目的。概括起来,推拿具有疏通经络、调和气血,理筋整复、舒筋缓急、滑利关节、松解粘连、平衡阴阳、调整脏腑,增强体质、预防保健等作用。推拿的作用原理是在中医基本理论指导下,通过对推拿手法作用于人体所产生的作用机理进行研究,有利于我们通过对推拿作用原理的了解,更好地指导我们的推拿临床治疗工作。

一、疏通经络,调和气血

经络既是联系人体脏腑组织器官的网络,又是人体气血运行的通道,能感应传导信息,它内属于脏腑,外连肢节,通达表里,贯穿上下,行气血而营阴阳,濡筋骨,利关节。经络的这些生理功能主要是靠经气来完成的。当经气的正常生理功能发生障碍时,外则皮、肉、筋、骨、脉失养不荣甚或不用,内则五脏不荣、六腑不运、气血失调,不能正常发挥营内卫外的生理作用,则百病由之而生。经气是脏腑生理功能的动力,推拿手法作用于体表的经络穴位上,引起局部经络反应,起到激发和调整经气的作用,并通过经络影响所连属的脏腑、组织、肢体的功能活动,以调节机体的生理、病理状态,达到百脉疏通,五脏安和,使人体恢复正常生理功能。由于经络的广泛分布和诸多功能,根据"经脉所至,主治所及"的道理,推拿疏通经络的治疗作用也就非常广泛,可用于临床各科疾病,尤其是疼痛性病证的治疗。如推桥弓可平肝阳,降血压;搓摩胁肋可疏肝理气,缓解胁肋胀痛;掐按合谷穴可治牙痛;按揉角孙穴可治偏头痛等。

气血是构成人体和维持人体生命活动的基本物质,是脏腑、经络、组织进行生理活动的基础。人体一切疾病的发生、发展和变化无不与气血相关。气血调和则阳气温煦,阴精滋养;气血失和则皮肉筋骨、五脏六腑失去濡养,人体正常功能活动发生障碍,产生一系列病理变化。正如《素问·调经论》所说:"气血不和,百病乃变化而生。"推拿具有调和气血,促进气血运行的作用,可用于气滞血瘀引起的许多病证。推拿的行气活血作用是通过促进气血生成、疏通经络、疏肝理气和直接改善血脉功能等来实现的。

二、理筋整复,舒筋缓急

推拿的"理筋"作用,是指通过手法使损伤(撕裂、滑脱)的软组织抚顺理直,恢复到原来的正常位置。"舒筋"作用,是指通过手法使痉挛的肌肉组织得到放松,从而减轻或消除痉挛性疼痛。

对筋肉损伤、骨关节错缝或脱位或退变、关节功能紊乱、脊椎滑脱畸形及椎间盘突出等病理变化引起的肢体关节肿胀、疼痛及功能障碍,推拿通过拔伸、屈曲、按、扳、摇、捏、拿、摩等手法在病变局部和远隔部位的经络腧穴进行操作,能使损伤得到修复,错缝或脱位得到复位,椎间盘突出物得到回纳、变位,滑脱畸形得到矫正,从而发挥理筋整复、舒筋缓急的作用,恢复人体正常的生活起居和运动功能。

三、滑利关节,松解粘连

软组织损伤后,肌肉、肌腱、韧带、关节囊等软组织的撕裂伤,可因局部出血、充血、水肿等机化而产生粘连。这种粘连常是引起长期疼痛和关节功能受限的原因。推拿可以促进水肿、血肿的吸收、消散,从而使关节恢复正常的活动功能,即具有滑利关节、松解粘连的作用。滑利关节还包括解除某些组织的嵌顿,如半月板软骨或关节滑膜,这些组织一旦形成嵌顿,也会影响关节的正常活动,而推拿中很多运动关节类手法,能使嵌顿解除,恢复关节正常活动。

四、平衡阴阳,调整脏腑

推拿的平衡阴阳,调整脏腑作用,是以疏通经络、调和气血为前提的。阴阳是中医学对人体这一相对协调稳定有机体的高度概括。人体用阴阳学说的语言来表述,即是阴阳的组合。人体只有在阴阳相对平衡,即在功能和物质等保持在相对平衡协调的状态下才会健康。正如《素问·生气通天论》说:"阴平阳秘,精神乃治。"当人体阴阳失去相对平衡就会导致疾病发生,如《素问·阴阳应象大论》说:"阴盛则阳病,阳盛则阴病。"

脏腑是化生气血、通调经络、主持人体生命活动的主要器官。脏腑功能失调就会发生各种疾病,并可通过经络的传递反映到人体体表,出现如精神不振、情志异常、食欲改变、二便失调、汗出异常、寒热、疼痛等各种不同的症状,即所谓"有诸内,必形诸外"。推拿具有调整脏腑功能的作用,通过手法刺激相应的体表穴位或痛点,并通过经络的连属与传导作用,调整人体阴阳和脏腑功能,达到治疗疾病的目的。如按揉脾俞、胃俞穴可调理脾胃,缓解胃肠痉挛而止腹痛;一指禅推法施于肺俞、肩中俞穴能调理肺气而止哮喘;用较强的手法刺激内关穴可治疗心动过缓,用较弱的按揉法刺激内关穴可治疗心动过速。临床实践表明,无论是阴虚、阳虚,还是阴盛、阳亢,只要在相宜的穴位、部位上选用恰当的推拿手法进行治疗,均可得到不同程度的调整,如擦命门穴能温补肾阳,点按太冲穴能平肝潜阳,说明推拿不仅可以平衡阴阳,补虚泻实,而且对脏腑功能有良好的双向调节作用。

五、增强体质,防病保健

推拿有明显的扶正祛邪、防病保健作用。扶正即是扶助人体正气,增强抗病康复能力;祛邪即祛除致病因素。人体疾病的过程也就是邪正斗争的过程,即机体的抗病能力与致病因素的斗争,这种斗争不仅关系着疾病的发生,而且影响着疾病的发展与转归。当人体正气旺盛,邪气则难以入侵,所谓"正气存内,邪不可干"。当人体正气虚弱,则邪气乘虚而入,所谓"邪之所凑,其气必虚"。推拿的扶正祛邪、防病保健作用,一方面由于推拿刺激人体补虚的腧穴,起到补虚强体,防止外邪入侵的作用,如经常按揉足三里、摩腹,能健脾和胃,则气血生化有源,后天之本充足,正气强盛,不易发病。另一方面,推拿能促进气血运行,达到"气脉常通"而强体抗衰。推拿不仅可以通过调整脏腑、疏通经络、理筋整复等作用祛除病邪,消除病因,恢复人体脏腑、经络、肢体关节的正常生理功能,使机体处于良好的功能状态,而且还具有舒畅筋骨、愉悦心神等作用,使人身心放松,精神焕发。因此,从古至今,推拿都被认为用来养生保健、养颜美容、促进发育、预防疾病、延缓衰老,从而提高生命质量。

第二节　推拿的治疗原则

推拿的治疗原则,是在中医整体观念和辨证论治基本精神指导下,对临床病症制定的具有普遍指导意义的治疗规则。与中医的治疗原则相同,但又具有自身特点。现将推拿的主要治疗原则介绍如下:

一、整体观念,辨证施术

整体观念和辨证论治是中医学的基本特点,也是中医治病的根本原则。中医学非常重视人体本身的统一完整性,也注意人体与自然环境的相互关系。人体是一个有机的整体,人与外界环境也是一个密切相关的整体。任何局部的病变都可引起整体的病理反映,整体功能失调也可以通过局部反映出来,故应将局部的病理变化和整体病理反映统一起来。此外,由于季节气候、地区环境、昼夜晨昏、职业特点、生活习惯等对人体都有不同的影响,人与自然界存在着既对立又统一的关系,所以推拿治疗疾病时应从整体观念出发,全面考虑,因时、因地、因人制宜,制订详细完善的治疗方案。

推拿临床既重视辨病又重视辨证。推拿的辨病辨证,是通过四诊及必要的物理检查和实验室检查,全面了解患者的全身情况和局部症状,对疾病进行综合分析,先得出正确的诊断(即辨病),再运用八纲、脏腑、气血津液、卫气营血、六经等辨证方法确立证型(即辨证),才能确定适宜的治则治法,选择相应的手法和治疗部位进行治疗。辨证是决定治疗的前提和依据,而施术是治疗疾病的手段和方法。例如肩周炎发病与气血不足、外感风寒湿邪及外伤劳损有关,故辨证应辨清以何种因素为主,可分别施以补益气血、祛风散寒除湿、行气活血化瘀手法。又如胃脘痛、泄泻、头痛等病,必须辨明证之寒热虚实,分别以散寒、清热、补虚、泻实等手法治疗。总之,如果辨证不清,则施术针对疾病方向不明,疗效必然不能令人满意。

二、治病求本,标本同治,缓急兼顾

治病求本,就是寻找出疾病的本质,了解并正确辨别疾病的主要矛盾,针对其最根本的病因、病理进行治疗,这是中医推拿辨证施治的一个基本原则。

标和本是一个相对的概念,有多种含义,可用以说明病变过程中各种矛盾的主次关系。如从邪正双方来讲,正气是本,邪气是标;从病因和症状来说,病因是本,症状是标;从病变部位来说,内脏是本,体表是标;从疾病先后来说,旧病是本,新病是标,原发病是本,继发病是标。标与本概括了疾病过程中对立双方的主次关系:标一般属于疾病的现象与次要方面,本一般属于疾病的本质与主要方面。

任何疾病的发生、发展,总是通过若干症状表现出来的,而疾病的症状只是现象,并不完全反映疾病的本质,有些甚或是假象,只有在充分了解疾病的各个方面的前提下,透过症状进行深入的综合分析,才能探求疾病的本质,找出病之所起,从而确定相应的治疗方法。如坐骨神经痛是推拿临床常见病症的主要表现之一,可由多种原因引起,诸如腰椎间盘突出症、梨状肌综合征、骶髂关节炎、盆腔内肿瘤、髋关节炎、臀部外伤、臀肌注射位置不当、消渴、腰椎关节炎、腰骶部筋膜炎、腰椎管狭窄症、腰椎结核、椎体转移瘤、椎管内肿瘤等,推拿治疗时就不能简单用对症止痛的方法,而应通过全面的综合分析,结合患者的临床表现和相应的理化检查,找出疾病发生的真正原因,作出明确诊断。如属推拿适应证,则应视具体情况而分别采取舒筋活络、消肿止痛等方法进行治疗,才能取得满意的疗效。这是"治病必求于本"的意义所在。

在临床运用治病求本这一原则的同时,必须正确处理"正治与反治""治标与治本"之间的关系。

正治与反治也是推拿临床中治病求本的关键。所谓正治,就是通过分析临床证候,辨明寒热虚实,分别采用"寒者热之""热者寒之""虚则补之""实则泻之"等不同治法。正治法是推拿临床最常用的治疗方法,例如肩周炎,是以肩关节疼痛和功能障碍为主要症状的常见病,一般认为该病的发生与气血不足、外感风寒湿邪及外伤劳损有关,在辨清病因病机后,就应采取补气生血、祛风寒、除湿邪及舒筋通络等正治方法治疗,从而改善肩关节血液循环,加快渗出物吸收,促进病变肌腱及韧带修复,松解粘连,达到治疗的目的。

反治法也是推拿临床不可忽视的治疗方法,它是在一些复杂和严重疾病表现出来的某些证候与病变的性质不符合而表现为假象时使用的方法,常用的有"塞因塞用""通因通用"等,这些方法都是顺从疾病的证候而治的,不同于一般逆着疾病证候的治疗方法,故被称为"反治"或"从治",但其所从的都是假象,所以实质上还是正治,仍是在治病求本的原则下,针对疾病本质施治的方法。如便秘,大多数由胃肠燥热、气机郁结引起,推拿治疗时常采用通利的一指禅推法、掌摩法、掌揉法等手法和肠通便。但临床上有的便秘患者,大便不畅或秘结,便后汗出,气短,或面色少华,头晕目眩,小便清长,四肢不温等,如果同样采用泻下通利的推拿治法,只会有"虚虚"之弊,不仅治疗无效,反而加重病情,因而应采用与证候假象一致的治法,即健脾胃、和气血,从而达到通便的目的。同样,因伤食所致的腹泻,不仅不能用止泻的方法来治疗,反而要用消导通下的方法去其积滞,达到止泻的目的。

在复杂多变的病证中,常有标本、主次的不同,因而在治疗上就应有先后、缓急之分。一般情况下,治本是根本原则。但在某些情况下,标症甚急,不及时解决可危及患者生命,或可引起其他严重并发症,就应该采取"急则治标"的原则,先治其标,后治其本。例如大出血的患者,不论属于何种原因引起的出血,均应采取应急措施,先止血以治标,待血止后病情稳定再治其本。再如推拿临床常遇到一些急性痛证,如急性腰痛、牙痛、坐骨神经痛等,疼痛往往是主诉,而这些疼痛又都是由不同原因引起的,但在治疗时,一般不急于治疗引起病证之"本",而是使用相应的推拿方法先止痛,待疼痛明显减轻,再行四诊和综合辨证治其本。综上所述,可以看出治标只是在应急情况下或为治本创造必要条件时的权宜之计,而治本才是治病的根本之图,所以本质上仍从属于治病求本这一根本原则。

病有标本缓急,治有先后顺序。若标本并重,则应标本同治。如骶髂关节错缝,疼痛剧烈,腰肌有明显的保护性痉挛,治疗时应在放松肌肉、缓解痉挛的前提下,实施整复手法,可使错缝顺利回复,达到治愈的目的,这就是标本兼顾之法。

临床上,疾病的症状是复杂多变的,标本的关系也不是绝对的,而是在一定条件下相互转化,因此临证时还应注意标本转化的规律,不为假象所迷惑,始终抓住疾病的主要矛盾,做到治病求本。

任何疾病的发生、发展,总是通过若干症状表现出来的,而这些症状只是疾病的现象,并不都反映疾病的本质,有的甚至是假象。只有在充分掌握病情资料的前提下,通过综合分析,才能透过现象看到本质,分清标本缓急。

由于推拿学自身的特点,在"治病必求于本"的原则指导下,临床常标本同治,缓急兼顾。既要针对疾病的主要矛盾治疗,又要注重疾病次要矛盾的处理;既要积极治疗疾病的急性症状,又要兼顾疾病慢性症状的处理。如腰部的急性扭伤,疼痛剧烈,腰肌有明显的保护性痉挛,应当放松肌肉、缓解疼痛后立即治疗病本。此外,在临床中,为了做到标本同治、缓急兼顾,不仅要运用手法,而且要与其他疗法相结合。

三、扶正祛邪

疾病的过程,在一定意义上可以说是正气与邪气双方斗争的过程。邪胜于正则病进,正胜于邪则病退。因此,治疗疾病就是要扶助正气,祛除邪气,改变邪正双方的力量对比,使之向有利于健康的方向转化。

扶正,就是扶助正气,增强体质,提高机体的抗病能力,达到正复邪自去的目的。祛邪,就是祛除邪气,达到邪去正自安的目的。扶正祛邪两者是密切相关的,扶正有助于祛邪,祛邪也可安正。

"邪气盛则实,精气夺则虚",邪正盛衰决定病变的虚实。"虚则补之""实则泻之"。补虚泻实是扶正祛邪这一原则的具体应用。一般而言,兴奋生理功能、作用时间长、手法轻柔的推拿具有补的作用;抑制生理功能、作用时间短、重刺激手法推拿具有泻的作用。在临床运用时,要细致观察邪正盛衰的情况,根据正邪在病程中所占的地位,决定扶正与祛邪的主次和先后。扶正适用于正虚而邪不盛的病证;祛邪适用于邪实而正未伤的病证;扶正与祛邪同时进行则适用于正虚邪实的病证。扶正祛邪同时运用时,应分清主次,正虚为主者应扶正为主,祛邪为辅,邪盛为主者则祛邪为主,扶正为辅。当病邪较重,但正气虚弱不耐攻伐时,应先扶正后祛邪;当病邪甚盛,正气虽虚,

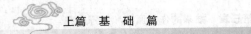

尚能耐受攻伐时,则应先祛邪后扶正。在扶正祛邪并举时还应遵从扶正而不留邪,祛邪而不伤正的原则。

四、调整阴阳

人体是一个阴阳平衡的系统,当这种平衡遭到破坏,即阴阳偏盛或偏衰代替了正常的阴阳消长平衡时,就会发生疾病。调整阴阳,也是推拿临床治疗的基本原则之一。

阴阳偏盛,即阴邪或阳邪的过盛有余。阳盛则阴病,阴盛则阳病。阳热盛易损伤阴液,阴寒盛则易损伤阳气,治疗时可采用"损其有余""实则泻之"的方法,清泻阳热或温散阴寒。临床常使用频率高、压力重、时间较短的抑制类手法。在调整阴或阳的偏盛时,还应注意有无相应的阳或阴偏衰的情况,如相对一方偏衰时,则应兼顾其不足,采取泻热与补阴或散寒与温阳同时进行的方法治疗。

阴阳偏衰,系指人体阴血或阳气的虚损不足。阴虚则不能制阳,常表现为阴虚阳亢的虚热证;阳虚则不能制阴,多表现为阳虚阴盛的虚寒证。治疗时可采用"补其不足""虚则补之"的方法,补阴以制阳或补阳以制阴。常采用频率低、压力轻、时间较长的兴奋类手法。如阴阳两虚,则应阴阳双补。由于阴阳是相互依存的,故在治疗阴阳偏衰的病证时,应该注意"阴中求阳""阳中求阴""从阴引阳,从阳引阴",也就是在补阴时适当佐以温阳;温阳时适当佐以滋阴,从而使"阳得阴助而生化无穷,阴得阳升而泉源不竭"。

此外,由于阴阳是辨证的总纲,疾病的各种病理变化均可用阴阳失调来概括,故凡表里出入,上下升降,寒热进退,邪正虚实以及营卫不和,气血不和等,无不属于阴阳失调的具体表现。因此,从广义来讲,诸如解表攻里、越上引下、升清降浊、温寒清热、补虚泻实及调和营卫、调理气血等治法,亦都属于调整阴阳的范围。《素问·阴阳应象大论》说:"其高者,因而越之;其下者,引而竭之;中满者,泻之于内;其有邪者,渍形以为汗;其在皮者,汗而发之;其慓悍者,按而收之;其实者,散而泻之。审其阴阳,以别柔刚,阳病治阴,阴病治阳,定其血气,各守其乡",正是调整阴阳这一法则的具体运用。

五、因时、因地、因人制宜

因时、因地、因人制宜,是指在推拿治疗疾病时要根据季节、地区、年龄及体质等不同而制定相应的治疗方法,全面考虑,综合分析,区别对待,酌情施术。

(一)因时制宜

因时制宜是指根据不同的时令、季节、时辰而采取不同的治疗措施。如冬季多寒,易夹风邪,多病关节痹痛,推拿时宜用温热手法治疗;夏季暑热,多夹湿邪,易致脾胃壅塞而发病,推拿时宜用祛暑利湿和健脾和胃手法治之。早晨治疗时手法宜轻忌重,避免导致晕厥;晚间治疗则不宜采用兴奋型手法,避免导致失眠。秋冬季节,肌肤腠理致密,治疗时手法力度应稍重;春夏腠理疏松,手法力度要稍轻。

(二)因地制宜

因地制宜是指根据不同的地理环境来制定不同的治疗方法。由于不同的地理环境、气候条件及生活习惯,人的生理活动和病理特点也有区别,所以治疗方法也应有所差异。如北方多寒冷,人们喜辛辣之品,同时人体为适应寒冷环境而积极运动,故北方人多体格健壮,推拿时手法宜深重;而南方温暖,气候平和,饮食稍甜,人体代谢不如北方人旺盛,体格多娇小,故推拿时宜用温和手法。

（三）因人制宜

因人制宜在临床上尤为重要,根据患者的年龄、性别、职业、体质、既往史、家族史等的不同来制定适宜的治疗方法。如老年人和小儿推拿手法宜稍轻,且小儿推拿时多辅用介质,青壮年推拿时手法可稍重;再如性别不同则各有其生理特点,特别是妇女经期、妊娠期及产后等情况,治疗部位和刺激强度都必须加以考虑;在体质方面,有强弱、偏寒偏热以及对手法刺激的耐受性不同,推拿治疗时手法刺激亦明显不同。

六、以动为主,动静结合

推拿是一种运动疗法。不论是手法对机体的作用方式,还是指导病员所进行的功法训练等,都是在运动。"以动为主"是指在手法操作或指导病员进行功能锻炼时,应在因时、因地、因人制宜的原则指导下,确定手法和功法作用力的强弱、节奏的快慢、动作的徐疾和活动幅度的大小。适宜的操作和运动方式,是取得理想疗效的关键。同时,推拿治疗在"以动为主"时,也必须注意"动静结合":一是在手法操作时,要求术者和受术者双方都要情志安静,思想集中,动中有静;二是推拿治疗及功法锻炼后,受术者应该注意适当的安静休息,使机体有一个自我调整恢复的过程。医务人员在制订治疗方案时,动和静一定要合理结合,应当根据具体病证而掌握好治疗后病员动与静的相对时间和程度。如肩周炎、落枕等宜较早进行功能锻炼;而急性腰扭伤、腰椎间盘突出症等病的初期要注意让病员卧硬板床、系腰围制动等,就是以动为主、动静结合的具体和灵活运用。

七、病治异同

病治异同,包括"同病异治"与"异病同治"两个方面。

同病异治是指同一种疾病,由于发病的时间、地区、患者的体质或疾病所处的阶段不同,所表现出来的证候各异,故治疗方法不同。例如感冒病,由于感受外邪或者内伤等原因不同,因而根据临床表现分为风寒型、风热型、暑湿型、气虚型、血虚型、阴虚型、阳虚型等不同证型。证型不同,推拿方法就有所不同。异病同治是指不同的疾病,在出现相同证候时,应采用同样的治疗方法。例如冈上肌肌腱炎和冈上肌肌腱钙化症临床表现相似,两者推拿方法相同。再如脾胃虚寒之胃脘痛、脾肾阳虚之泄泻及中气下陷之胃下垂等不同疾病,因其病机都有脾虚气陷,故推拿均可采用健脾和胃、补中益气的手法治疗。

总之,病同证不同则治法不同,病不同而证相同则治法相同。也就是说病治异同是以病机为依据的治疗原则。

附 推拿现代医学作用机制研究

推拿通过手法作用于人体体表的经络、穴位、特定部位,以调节机体的生理、病理状况,来达到治病和防病的目的。各种手法从表面上看是一种物理力的刺激,但熟练而高超的手法便产生了"功",这种功是医师根据具体病情,运用各种手法技巧而操作的,一方面直接在人体起着局部治疗作用;另一方面还可以转换成各种不同的能量和信息,通过神经、体液等系统,对人体各大功能系统及镇痛机制产生影响,从而治疗和预防不同系统的疾病。

一、推拿对神经系统的作用机制

1. 对中枢神经的作用机制 推拿对中枢神经有一定的调节作用。手法刺激可通过反射传导途径来调节中枢神经系统的兴奋和抑制过程。例如较强的手法刺激健康人的合谷和足三里穴后,发现脑电图中的α波增强,说明较强刺激手法的经穴推拿能引起大脑皮质的抑制;在颈部施以节律性的轻柔手法也可使脑电图出现α波增强的变化,表明有较好的镇静作用,可缓解大脑的紧张和疲劳状态;有人用肌电图测定颈椎病患者颈部两侧肌肉的放电情况,发现手法治疗后,患者紧张性肌电活动消失或明显较少,感到神清目爽,精神饱满,疲劳消除。

失眠患者接受推拿治疗时,常常在推拿过程中即可以进入睡眠状态;嗜睡患者在推拿治疗后可感头清目明,精力充沛。这种现象与推拿手法对神经系统产生的抑制与兴奋作用是分不开的。各种手法用力的轻重不同,对神经产生强弱不同的作用而引起不同的反应。例如轻柔缓和的手法,可使中枢神经系统产生抑制,具有放松肌肉、缓解痉挛、镇静止痛的作用,使人感到轻松舒适;重度强力的刺激,使中枢神经系统产生兴奋,使人精神振奋、肌肉紧张、呼吸心跳及胃肠蠕动加快、腺体分泌增强。过强过长时间的重度手法虽易使神经兴奋,但很快可以转入抑制状态,故患者可出现疲劳思睡的感觉。

2. 对周围神经的作用机制 各种推拿手法的刺激部位和治疗穴位,大多数分布在周围神经的神经根、神经干、神经节、神经节段或神经通道上。手法的刺激可改善周围神经装置及传导路径,使周围神经产生兴奋,以加速其传导反射。如振颤法可使脊髓前角病变患者对感应电流不产生反应的肌肉重新产生收缩反应,已消失的膝腱反射和跟腱反射重新出现。同时,手法还通过改善局部血液循环来改善局部神经的营养情况,促使神经细胞和神经纤维功能的恢复。

在沿神经走行方向按压时,可使神经暂时失去传导功能,起到局部镇痛和麻醉作用;在缺盆穴处的交感神经星状结处按压,能使瞳孔扩大、血管舒张、同侧肢体皮肤温度升高;按压下腹部和捏拿大腿内侧,可引起膀胱收缩而排尿。

3. 对神经递质的作用和机制 有研究表明,推拿能使血清中内啡肽含量明显升高,提示推拿的镇痛作用可能与内啡肽的升高有关;推拿能够影响调节5-羟色胺的生成、传输、代谢、分解等多种环节,最终使血中5-羟色胺浓度下降而达到镇痛作用;推拿可加速乙酰胆碱酶的回升及升高过程;推拿可使血浆中的儿茶酚胺水平降低,而尿液中的儿茶酚胺水平则有所升高。此外,推拿不仅可以改善失神经支配肌肉的结构和代谢,而且还具有促进神经再生和修复的作用,并且经手法治疗后,神经纤维的发育程度比较均衡,再次发生退变的纤维数量少。可见推拿在神经损伤再生和修复中的独特作用和优势。

二、推拿对循环系统的作用机制

推拿可扩张血管,增强血液循环,改善心肌供氧,加强心脏功能,从而对人体的体温、脉搏、血压等产生一系列的调节作用。

1. 对血管的作用机制

(1)扩张毛细血管:实验证明,推拿可引起一部分细胞内的蛋白质分解,产生组胺和类组胺物质,使毛细血管扩张开放。其不仅能使毛细血管的开放数量增加,而且直径和容积也扩大,渗透性能有所增强,增加了血流量,改善了循环,从而改善局部组织的供血和营养。施行大面积的手法治疗可使全身血液得以重新分配,降低血流阻力,减轻内脏瘀血,有助于静脉回流,降低中央动脉的压力,减轻心脏负担。

(2)促进血管网重建:将家兔跟腱切断后再缝合,术后进行推拿治疗,发现治疗组跟腱断端有大量的小血管生成,而对照组家兔跟腱组织中仅有一些管壁增厚并塌陷的小血管,血管中还有血栓形成,可见推拿能促进病变组织血管网的重建。

(3)恢复血管壁的弹性功能:推拿手法对人体体表组织的压力和产生的摩擦力,可大量消耗和清除血管壁上的脂类物质,减缓血管的硬化,对恢复血管壁的弹性,改善血管的通透性能,降低血液流动的外周摩擦力均有一定作用。

2. 对血液循环的作用机制

(1)加速血液流动:推拿手法虽作用于体表,但其压力却能传递到血管壁,使血管壁有节律地被压瘪和复原。当复原后,受阻的血液骤然流动,使血流旺盛而加速,促进微循环的血流,对生命具有重要意义。通过血流动力流变学参数来测定推拿后的作用,发现推拿能使脉率减慢,每搏排出量增加,从而有节省心肌能量消耗、提高心血管功能、改善血循环等作用。

(2)降低血液黏稠度:在瘀血状态下,由于血液流速降低而使血液黏稠度增高,黏稠度的增高又进一步使血液流速降低,形成恶性循环,最终使血液凝集、凝固。通过推拿有节律地机械刺激,迫使血液重新流动并提高血液流速,从而降低了血液黏稠度,使流速与黏稠度之间进入良性循环状态。

总之,推拿通过放松肌肉,改变血液高凝、高黏和浓聚状态,可加快血液循环,改善微循环和脑循环。因此,可广泛运用于治疗高血压、冠心病、动脉硬化等疾病。

3. 对血液成分的影响　手法作用于某些穴位后,可使白细胞总数升高,白细胞分类中淋巴细胞百分率升高,中性粒细胞百分率相对降低,血液补体效价增加,红细胞总数相应升高。对贫血患者进行穴位推拿以后,红细胞增加显著。国外学者也发现腹部手法操作后,红细胞和血红蛋白含量增加。另一研究结果显示,较长时间的手法刺激可提高血液中 H^+ 浓度;急性腰扭伤患者经推拿治疗后,其血中嗜酸性粒细胞减少。

4. 对心脏功能的作用机制　推拿手法对心率、心律、心功能都有一定的调节作用。有研究证实,推拿可使冠心病患者的心率减慢,由于心率减慢,心脏做功减轻,氧耗减少,同时还可使左心室收缩力增加,舒张期延长,使冠状动脉的灌注量随之增加,从而改善了冠心病患者的心肌缺血、缺氧状态,缓解了心绞痛的症状。按揉心俞、肺俞、内关、足三里等穴可以治疗心肌炎后遗症,缓解胸闷、心慌等症状;指压阳池穴能治疗房室传导不完全性阻滞引起的心动过缓。

由此可见,推拿对心脏功能的作用,主要与降低外周阻力,改善冠状动脉供血,提高心肌供氧,减轻心脏负担,改善心脏功能有关。

5. 对脑血流的作用机制　对脑动脉硬化患者的脑血流图观察发现,推拿后其波幅增加,流入时间缩短,脑动脉搏动性供血改善。脑部血流来自椎动脉和颈动脉,改善脑部血流的手法又多在颈部操作。在颈部行轻柔手法后,脑血流量显著增加;间歇性多次拔伸颈部,可使左右椎动脉、基底动脉、左右小脑后下动脉的收缩峰血流速度和平均血流速度明显提高;在颈、项、肩、背行揉、按、拿、捏、摩、弹拨、理筋等手法,左右两侧椎动脉的收缩、舒张和平均流速都显著提高。

6. 对血压的作用机制　推拿后人体肌肉放松,紧张缓解,引起周围血管扩张,循环阻力降低,从而减轻了心脏负担,并通过对神经、血管、血流改变的调节作用影响血压。有人对 46 例高血压患者进行推拿后,发现患者的收缩压、舒张压、平均动脉压均有明显下降,与治疗前相比 $P<0.001$,且外周总阻力下降率达 80.43%,血管顺应性改善率达 78.2%,心排出量增加,射血分数增加,心肌耗氧量减少率达 80.4%,从而达到降低血压和改善临床症状的目的。经多次推拿治疗后,可使血压恒定在一定水平。

另外,推拿合谷穴有明显的升压作用,推拿次数多,其血压上升幅度大且平稳。停止推拿操作,即使血压下降,其速度也较缓慢。

由此可见,推拿手法对血压的影响及其降压作用的机制,与降低周围阻力,改善血管顺应性及通过节段神经的传导反射而起的调节作用等因素有关。

三、推拿对呼吸系统的作用机制

通过对一组急性支气管炎患者和一组健康男性的实验观察发现,推拿能使肺活量明显提高。在对肺气肿患者的推拿后,发现膈肌运动加强,有效肺泡通气量增加,残气量和呼吸无效腔减少,肺功能得到提高,肺活动能力改善;对感冒、急性鼻炎患者推拿,能明显减轻鼻塞、流涕等症状。由此可知,推拿对呼吸系统功能具有良好的调整和显著增强作用。

四、推拿对消化系统的作用机制

1. 对胃肠蠕动的作用机制　推拿的直接和间接作用,都可刺激到胃肠,使平滑肌的张力、弹力和收缩能力增强,促进胃肠蠕动。

推拿手法直接刺激穴位,可增强胃壁的收缩能力,如推拿中脘、脾俞、胃俞等穴位治疗胃下垂,经钡餐检查,大部分轻、中度患者胃下垂程度均有明显改善,有的甚至恢复正常;如持续按压中脘穴,可引起胃壁蠕动的加快甚至痉挛而出现恶心呕吐;直接刺激腹部,可以增加肠蠕动,如持续用力按压气海穴,可引起肠蠕动加快甚至肠痉挛,并使肠中气体和粪便迅速排出体外。此外,在不同的功能状态下,随着施术部位的不同改变,推拿对胃肠蠕动有双向调节作用,即原来表现为胃肠蠕动次数增多的可以减少,使排空延长;原来表现为胃肠蠕动次数减少的能增加,使排空加速。又如推脾经有明显的促进胃肠蠕动作用,而逆运内八卦,对胃肠蠕动的调节作用往往是双向的,即胃肠蠕动处于亢进状态时(如胃肠痉挛),推拿可使其转入抑制状态(即缓解其痉挛);而当胃肠蠕动处于抑制状态时,推拿可使其蠕动力加强。

2. 对胃肠分泌吸收功能的作用机制　推拿刺激通过自主神经的反射作用,能使支配内脏器官的神经兴奋,促使胃肠消化液的分泌;同时推拿还能改善胃肠血液、淋巴的循环,从而加强胃肠的吸收功能。如推补脾经后,胃液酸度明显增加,而胃液分泌量的变化则不明显;推拿治疗疳积能明显提高患儿尿淀粉酶;捏脊疗法可以提高对蛋白质、淀粉的消化能力,增加小肠吸收功能,促进食欲,增强脾胃功能。运用捏脊与按揉足三里相结合的方法,可以对脾虚泄泻患儿的小肠功能产生影响,患儿较低的木糖排泄率经推拿后较前增加。

此外,超声波检查证实,推拿可促进胆汁排泄,降低胆囊张力,抑制胆道平滑肌痉挛,从而取得缓解胆绞痛的作用。

五、推拿对泌尿系统的作用机制

　　推拿可调节膀胱张力和括约肌功能。如按揉肾俞、丹田、龟尾、三阴交等穴位,既可治疗小儿遗尿症,又可治疗尿潴留。动物实验证实,按揉半清醒状态下家兔的"膀胱俞",可使平静状态下的膀胱收缩,内压升高。

六、推拿对免疫系统的作用机制

　　推拿可以调节免疫功能。如对实验性接种肿瘤的小白鼠的中脘、关元、足三里进行手法治疗,能抑制其肿瘤细胞的增殖,其一般状况明显好于对照组;自然杀伤细胞值也明显高于对照组,说明推拿能提高机体的免疫功能,从而发挥抑制肿瘤细胞的作用。又如对健康者背部足太阳膀胱经施用平推法 10 分钟,可以使白细胞吞噬能力有不同程度的提高。对苯污染造成的白细胞减少症患者,选用足三里等穴推拿后,白细胞总数升高,吞噬指数增高,临床症状和体征得到改善。此外,推鼻旁、摩面、按揉风池、擦四肢有很好的防治感冒效果,说明能提高人体的免疫能力。

七、推拿对内分泌系统的作用机制

　　按揉脾俞、膈俞、足三里,擦背部足太阳膀胱经并配合少林内功锻炼后,部分糖尿病患者的胰岛功能增强,血糖不同程度地降低,尿糖转阴,症状明显改善。在甲状腺功能亢进患者颈 3~5 棘突旁敏感点施用一指禅推法,可使其心率明显减慢,其他症状和体征都有一定改善。推拿还能提高血清钙,可治疗因血清钙过低引起的痉挛。对佝偻病患者施用掐揉四缝穴、捏脊等手法后,其血清钙、磷值均有上升,有利于患儿骨骼的生长发育。

八、推拿对运动系统的作用机制

　　1. 对骨关节功能的影响　大量临床资料证实,推拿手法对矫正解剖位置异常,如关节错位、肌腱滑脱所造成的急性损伤有显著作用。脊柱后关节急性错位,其棘突偏歪引起关节囊和邻近韧带损伤、功能障碍,手法治疗后能迅速矫正错位;脊椎后关节滑膜嵌顿症,用手法治疗也有立竿见影之效。有人用 X 线观察证实了手法对脊椎椎体偏斜的矫正作用,对寰枢关节半脱位的患者施以拔伸牵引手法后,可以恢复寰枢关节正常的解剖结构;一些腰椎滑脱的患者,经过推拿治疗后其上下椎体的位置异常得到恢复;腰椎间盘突出症经手法治疗后,突出的髓核可部分还纳,或改变突出物与神经根的位置关系。对于关节内软骨损伤导致关节交锁者,通过适当的手法可使嵌顿松解,关节交锁解除。肩、肘、髋关节的脱位和产后耻骨联合分离、骶髂关节排列不整等常见病,用推拿治疗也有良好效果。

　　2. 对软组织的影响　研究显示,对痉挛的肌肉用拔伸手法持续作用 2 分钟以上,可刺激肌腱中的高尔基体诱发反射作用,解除痉挛,从而使疼痛减轻或消失。其解除痉挛的机制有三个方面:一是加强局部循环,使局部组织温度升高,致痛物质含量下降;二是在适当手法刺激作用下,局部组织的痛阈提高;三是将紧张或痉挛的肌肉通过

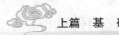

手法使其牵张拉长,从而直接解除其紧张或痉挛,也可通过减轻或消除疼痛源而间接解除肌痉挛。手法可刺激肾上腺皮质产生类固醇样物质,对消除局部无菌性炎症有重要意义。实验还证实,手法能促进实验性跟腱(切断动物的跟腱)修复,通过光镜、电镜发现胶原纤维排列方向接近正常跟腱,结构强度亦高。手法治疗后通过神经体液调节,改变了体内生化过程和酶系统的活动,改善了神经根及神经纤维的微循环,从而使局部组织营养代谢得到改善,获得明显的治疗效果。手法可直接或间接地分离粘连,解除疼痛。有人用肩关节造影剂观察到手法对肩关节粘连患者的作用情况,发现手法治疗后,肩关节囊粘连松解,临床体征和症状随之缓解或消失。

九、推拿对皮肤及皮下组织的作用机制

1. 改善皮肤组织的新陈代谢　研究显示,手法可以消除衰老的上皮细胞,改善皮肤呼吸,利于汗腺和皮脂腺分泌,增加皮肤弹性和组织吸氧量,促进皮下脂肪的消耗和肌肉运动,从而改善皮肤组织的新陈代谢,达到润泽皮肤的作用。

2. 提高皮肤和皮下组织温度　对正常人体和患者进行手法操作前后的皮肤和深层温度测定后发现,手法作用能使局部温度相应提高,血流量同步增多。对手法热能转化的研究显示,手法热能转化与手法技能水平、种类、作用部位和时间等有关。

十、推拿镇痛的作用机制

1. 镇静镇痛　某些疼痛症状,是由于感觉神经受到恶性刺激,这种恶性刺激的信号传入大脑皮质,引起皮层异常兴奋而产生兴奋灶。在某些部位或穴位上运用推拿手法,使其产生一种良性刺激信号,传入大脑皮质的相应部位,产生新的良性兴奋。当新的兴奋灶足以抑制原有的兴奋灶时,便起到镇静镇痛的作用。

2. 解痉镇痛　某些疼痛症状,是由于肌肉遭受到恶性刺激产生痉挛而造成的。推拿手法可以减轻或消除某些恶性刺激,促进肌肉放松,使痉挛得以缓解,从而起到解痉镇痛的作用。

3. 消肿镇痛　某些疾病或损伤,造成一定部位出血或组织液的渗出而发生肿胀。由于肿胀的压迫刺激,局部出现疼痛。推拿在加强血液、淋巴循环的基础上,促使其血肿和水肿的吸收与消散,从而达到消肿镇痛的作用。

4. 活血镇痛　某些部位的气滞血瘀是该部位疼痛的重要因素。推拿可促使毛细血管扩张,加速血液循环,改善局部营养供给,加速有害物质的吸收、排泄等,起到活血镇痛的作用。

推拿镇痛机制是多方面的,以上几方面很难截然分开,往往是几种镇痛机制相互协同而发挥作用,尤其是推拿对体内镇痛、致痛物质的调节是推拿镇痛的重要内在机制。大量实验表明,推拿能使体内镇痛物质内啡肽增加,使体内致痛物质5-羟色胺、儿茶酚胺等减少或失活,并能恢复细胞膜巯基及钾离子通道结构的稳定性,加之对神经系统的抑制调节作用,提示推拿能引起和激发神经体液等调节功能,影响体内与疼痛相关的神经介质、激素的分泌代谢和化学物质的衍化释放过程,并能提高痛阈,从而起到镇痛作用。

(郭 翔)

复习思考题

1. 推拿治疗的基本作用有哪些？
2. 如何理解推拿调节气血,促进气血运行的作用？
3. 如何理解现代医学认识推拿对循环、运动、消化等系统的作用机制？
4. 推拿镇痛的作用机制是什么？
5. 推拿治疗的基本原则有哪些？
6. 如何理解治病求本和扶正祛邪？

PPT 课件
04章PPT

扫一扫
知重点

第四章

推 拿 手 法

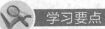 学习要点

1. 推拿手法的基本技术要求；
2. 推拿手法的常用分类法；
3. 推拿手法的概念、动作要领及操作注意事项；
4. 推拿手法的临床应用特点、主治作用及主治病症。

推拿手法是指术者用手或肢体的其他部位，按照各自特定的技巧动作，作用于受术者体表，从而实现其防病治病目的的方法。手法是推拿防治疾病的主要手段，其操作的规范性、准确性、熟练程度、功力深浅和如何恰当地运用，对治疗效果有直接的影响。因此，只有规范地掌握手法要领，娴熟地操作并经由后期的功法训练和临床实践，才能极尽手法运用之妙，正所谓"一旦临症，机触于外，巧生于内，手随心转，法从手出"。

熟练的手法应具备持久、有力、均匀、柔和的基本技术要求，从而达到"深透"的作用效果。所谓"持久"，是指手法能够严格按照技术要求和操作规范，根据治疗的需要持续操作一定时间；所谓"有力"，是指手法必须具备一定的力量，力的具体运用应根据患者的体质、病情和部位等不同而酌情增减；所谓"均匀"，是指手法操作要注意动作的节奏性和用力的平稳性，即动作不能时快时慢，用力不能时轻时重；所谓"柔和"，是指手法要轻而不浮，重而不滞，刚柔相济；用力宜轻柔缓和，不可生硬粗暴或用蛮力，手法变换应自然，无涩滞感；所谓"深透"，是指手法在应用过程中所产生的功力不能局限于体表，必须内达深层组织及脏腑，起到祛除病邪，调节功能的作用。

以上对手法的基本要求，主要是针对放松类基本手法的操作而言的，而对整复类手法来说，除基本技术要求外，应主要体现为"稳、准、巧、快"等要求。即手法操作要平稳自然，因势利导；手法选择要有针对性，定位准确；手法施术时要使用技巧力，不可使用蛮力、暴力；手法用力时要疾发疾收，即用所谓的"寸劲"。

手法在临床应用中，同样要贯彻辨证论治的精神，才能更好地发挥手法的临床作用。人有老少，体有强弱，证有虚实，治疗部位有大小，肌肉有厚薄，因此，手法的选择和力量的运用都必须与之相适应，过之或不及都会影响治疗效果。

成人推拿手法是我们学习的主要内容，通常按照手法的动作形态分为摆动类、摩

擦类、振动类、挤压类、叩击类和运动关节类等六类手法,本章仅选择其中常用者予以介绍。小儿推拿手法将在第五章小儿推拿中加以介绍。

第一节 摆动类手法

摆动类手法是指以指或掌、腕关节做协调的连续性摆动,使手法产生的力轻重交替、持续不断地作用于体表施术部位的一类手法。

本类手法包括一指禅推法、滚法、揉法等。

一、一指禅推法

以拇指端或螺纹面着力,通过腕部的摆动,使其所产生的力通过拇指持续不断地作用于施术部位或穴位上的,称为一指禅推法。

一指禅推法为一指禅推拿流派的代表手法。

【动作要领】 手握空拳,大拇指伸直盖住拳眼,以拇指端或螺纹面着力于体表施术部位或穴位上。沉肩、垂肘、悬腕,前臂主动运动,带动腕关节有节律地左右摆动,使其所产生的功力通过拇指端或螺纹面轻重交替、持续不断地作用于施术部位或穴位上(图4-1)。

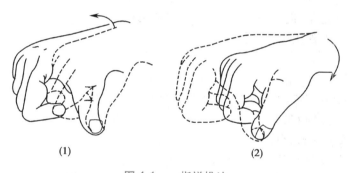

(1)   (2)

图4-1 一指禅推法

知识链接

由一指禅推法变化而来,以拇指偏峰或指间关节为着力部进行一指禅操作的方法,称为一指禅偏峰推法或一指禅屈指推法。

一指禅偏峰推法 以拇指偏峰部着力,拇指自然伸直并内收,余指掌指部伸直,腕关节微屈,其运动过程同一指禅推法,唯其腕部摆动幅度较小,有时仅为旋动。

一指禅屈指推法 拇指屈曲,拇指端顶于食指桡侧缘或螺纹面压在食指的指背上,余指握拳。以拇指指间关节桡侧或背侧着力于施术部位或穴位上。其运动过程同一指禅推法。

【注意事项】

1. 本法在初练时要以掌握动作要领为主,不可在一开始练习时就有意识地用力,这样容易把手练僵。只有在掌握动作要领的基础上,逐步而自然用力,才能使手法柔和有力。

2. 一指禅推法在操作时必须做到:沉肩、垂肘、悬腕、指实、掌虚。"沉肩"是指肩部自然放松,不可耸肩;"垂肘"是指肘关节自然下垂,略低于腕部;"悬腕"是指腕关节要自然垂屈、放松,不可将腕关节用力屈曲,影响摆动;"指实"是指拇指的着力部位在操作时要吸定一点,不能滑动,摩擦或离开治疗部位;"掌虚"是指操作中手掌与手指部位都要放松,不能挺劲。总之,本法的整个动作都要贯穿一个"松"字,只有肩、肘、腕、掌、指各部放松,才能蓄力于掌、发力于指,使手法刚柔相济,形神俱备。

3. 一指禅推法应在练好吸定的基础上再进行循经移动练习。在体表移动操作时,前臂应维持较快的摆动频率,即每分钟 120～160 次,但拇指端或螺纹面在体表的移动宜缓慢,即所谓"紧推慢移"。

4. 一指禅推法临床操作有屈伸拇指指间关节和不屈伸拇指指间关节两种术式,前者刺激柔和,后者着力较稳,刺激较强。若术者拇指指间关节较柔软,或治疗时要求较柔和的刺激,宜选用屈伸拇指指间关节的操作;若术者拇指指间关节较硬,或治疗时要求的刺激较强,宜选用不屈伸拇指指间关节的操作。

【临床应用】 本法接触面小,刺激偏弱或中等,深透性好,适用于全身各部,以经络、穴位、头面、胸腹部应用较多。其中以指端或螺纹面操作者,多用于躯干或四肢部;以偏峰或屈指推操作者,多用于颜面部或颈项及四肢部。具有舒筋通络、行气活血、祛瘀消积、健脾和胃等作用。临床可用于内、外、妇、儿、伤科诸多病证,尤以治疗头痛、失眠、面神经炎、高血压、近视、月经不调及消化系统疾病见长。

一指禅推法也常用于保健推拿。

二、𢫦法

以小指掌指关节背侧吸附于体表施术部位,通过前臂的旋转运动,带动腕关节做屈伸运动,使手背尺侧在施术部位上做持续不断的𢫦动,称为𢫦法。

【动作要领】 拇指自然伸直,其余四指自然屈曲,无名指与小指的掌指关节屈曲约成 90°,手背沿掌横弓排列呈弧面,以小指掌指关节背侧吸附于体表施术部位上,以肘关节为支点,前臂主动做内外旋转运动,带动腕关节做屈伸和一定的旋转运动,使手背尺侧在施术部位上进行持续不断的𢫦动(图 4-2)。

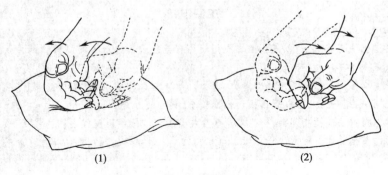

(1)   (2)

图 4-2 𢫦法

由𢫦法变化而来常用的有掌指关节𢫦法和小鱼际𢫦法。

掌指关节𢫦法:术者手握空拳,以小指、环指、中指、食指的掌指关节背侧为着力部,腕关节放松,以肘关节为支点,前臂做主动摆动,带动腕关节做屈伸运动,使掌指关节在施术部位上做往返滚动。

小鱼际㨰法:以手掌小鱼际为着力部,通过前臂和腕部的内外旋转运动,带动腕关节做小幅度的屈伸运动,使所产生的力持续不断地作用于施术部位上。

知识链接

由㨰法变化而来的还有前臂㨰法,临床上亦较常用。

前臂㨰法:又称膊㨰法,以前臂尺侧缘为着力部,前臂做主动的内外旋转运动,使所产生的力持续不断地作用于施术部位上。

此外,滚法也是一指禅推拿流派中的辅助手法,也称"指间关节㨰法"。

滚法:术者手握空拳,以食、中、环、小四指的第一指间关节背侧着力,以肘关节为支点,前臂做主动摆动,带动腕关节做小幅度的屈伸运动,使着力部在施术部位上来回滚动。

【注意事项】

1.㨰法操作时不宜拖动、跳动和摆动。拖动是由于吸定点不牢而形成拖擦;跳动是由于前㨰时推旋力过大,回㨰时旋力过小而形成跳弹;摆动则是腕关节屈伸幅度过小所致。

2.㨰法移动操作时,移动的速度不宜过快,即在㨰动的频率不变的情况下,在操作部位上的移动宜缓慢。

3.操作时压力、频率、摆动幅度要均匀,动作要灵活协调。手法频率为每分钟120～160次。

【临床应用】　本法为㨰法推拿流派的代表手法,其着力面积大,压力也大,刺激平和舒适,主要用于颈项、肩背、腰臀、四肢等肌肉丰厚处。具有活血祛瘀、舒筋通络、滑利关节、缓解肌肉痉挛等作用,为伤科、内科、妇科的常用手法。临床主要用于颈椎病、肩周炎、腰椎间盘突出症、各种运动损伤、运动后疲劳、偏瘫、高血压、月经不调等病症的治疗。

㨰法也是常用的保健推拿手法之一。

三、揉法

以手指螺纹面、手掌大鱼际、掌根或全掌着力,吸定于体表施术部位或穴位上,做轻柔缓和的环旋运动,且带动吸定部位的组织一起运动,称为揉法。

揉法是推拿常用手法之一,操作时根据着力部的不同可分为掌揉法和指揉法。掌揉法又可分为大鱼际揉法、掌根揉法和全掌揉法;指揉法又可分为拇指揉法、中指揉法和三指揉法。

【动作要领】

1.掌揉法　用手掌大鱼际、掌根部或全掌吸定于体表施术部位或穴位上,沉肩、垂肘、腕关节放松,以肘关节为支点,前臂做主动运动,带动腕部摆动,使手掌着力部在施术部位或穴位上做轻柔缓和的环形转动(图4-3,图4-4)。

2.指揉法　用拇指、中指或食中环三指指腹吸定于体表施术部位或穴位上,腕关节微屈,以肘关节为支点,前臂做主动运动,带动腕和掌指摆动,使着力的指腹在施术部位或穴位上做轻柔缓和的环形转动(图4-5)。

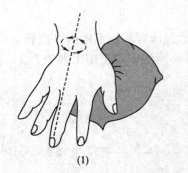

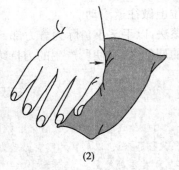

(1)　　　　　　　　　　　　　　(2)

图 4-3　大鱼际揉法

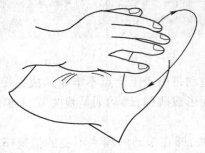

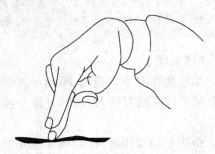

图 4-4　掌根揉法　　　　　　　　　　图 4-5　指揉法

【注意事项】

1. 揉法操作时压力要适中,且注意吸定于施术部位,带动吸定部位的组织一起运动,不能在体表产生摩擦。

2. 大鱼际揉法操作时前臂应有推旋动作,且腕部宜放松;掌根揉法操作时腕关节略背伸,松紧适度,压力可稍重些;指揉法操作时,腕关节要保持一定的紧张度,且轻快。

3. 揉法操作动作要灵活,有节律性,频率一般为每分钟 120~160 次左右。

【临床应用】　本法轻柔缓和,刺激平和舒适,接触面可大可小,适用于全身各部位。其中,大鱼际揉法主要用于头面、胸胁等肌肉浅薄或骨突比较明显的部位;掌根揉法主要用于腰背及四肢等肌肉丰厚或耐受力较大的部位;全掌揉法常用于脘腹部及腰背等面积较大且较平坦的部位;指揉法多用于全身各部穴位。本法具有醒神明目、消积导滞、宽胸理气、健脾和胃、活血祛瘀、缓急止痛、调节胃肠功能等作用。临床主要用于头痛、头昏、口眼㖞斜、胸闷胁痛、便秘、泄泻、软组织损伤等病症的治疗。

揉法也是保健推拿常用手法之一。

第二节　摩擦类手法

摩擦类手法是指以掌、指或肘贴附于体表作直线或环旋移动的一类手法。
本类手法包括摩法、擦法、推法、搓法、抹法等。

一、摩法

用指或掌附着在体表施术部位上做环形抚摩,称为摩法。

操作时根据着力部的不同可分为指摩法和掌摩法。

【动作要领】

1. 指摩法 指掌部自然伸直,食、中、环三指并拢,腕关节微屈,用食、中、环三指指面附着于施术部位上,以肘关节为支点,前臂主动运动,使指面随同腕关节做环形抚摩(图4-6)。

2. 掌摩法 用手掌附着于施术部位上,沉肩、垂肘,腕关节放松并略背伸,手掌自然伸直,将手掌平放于体表施术部位上。以肘关节为支点,前臂主动运动,使手掌连同腕关节一起做环形抚摩(图4-7)。

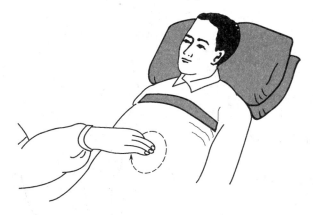

图4-6 指摩法

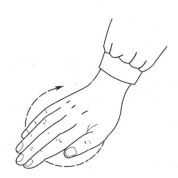

图4-7 掌摩法

【注意事项】

1. 指摩法操作时腕关节要保持一定的紧张度,而掌摩法时则腕部要放松。

2. 摩法操作时,速度不宜过快,也不宜过慢;压力不宜过轻,也不宜过重。

3. 摩法要根据病情的虚实来决定手法的摩动方向,传统以"顺摩为补,逆摩为泻"。现代应用时,常以摩动部位的解剖结构及病理状况决定顺逆摩的方向。

【临床应用】 本法刺激量较小,轻柔而舒适,适用于全身各部,尤以腹部、胸胁部应用较多。具有和中理气、消积导滞、宽胸理气、疏通经络、行气活血、舒筋缓急等作用。临床主要用于脘腹胀满、消化不良、泄泻、便秘、咳嗽、气喘、月经不调、痛经、阳痿、遗精、软组织损伤等病症的治疗。

摩法也为保健推拿常用手法之一。

二、擦法

用手掌掌面、大鱼际或小鱼际贴附于体表一定部位,做较快速的直线往返运动,使之摩擦生热,称为擦法。

【动作要领】 以手掌掌面、大鱼际或小鱼际置于体表施术部位。沉肩,屈肘,腕伸平,指掌伸直。以肩关节为支点,上臂做主动运动,带动着力部做均匀的前后或上下直线往返摩擦移动,使施术部位产生一定的热量。用全掌面着力称掌擦法;用大鱼际着力称大鱼际擦法;用小鱼际着力称小鱼际擦法(图4-8~图4-10)。

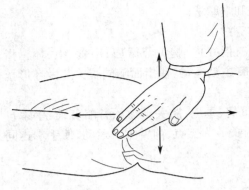

图 4-8　掌擦法

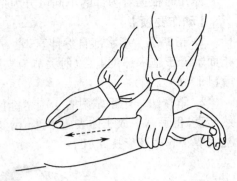

图 4-9　大鱼际擦法

【注意事项】

1. 施术部位应充分暴露,并涂少许润滑剂,以保护患者的皮肤。

2. 着力部分要紧贴皮肤,压力适度。呼吸自然,不可屏气操作。

3. 往返距离要尽量拉长,操作连续不断。擦时速度宜先慢后快。

4. 以局部深层组织得热为度,即所谓"透热"。

5. 擦法运用后,局部不宜再施用其他手法,以免损伤皮肤。

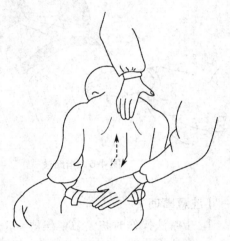

图 4-10　小鱼际擦法

【临床应用】　本法是一种柔和温热的手法,具有温经通络、祛风除湿、行气活血、消肿止痛、宽胸理气、调理脾胃、温肾壮阳等作用。临床主要用于消化系统、呼吸系统及运动系统疾病的治疗。其中,掌擦法主要用于肩背、胸腹部;大鱼际擦法主要用于四肢部;小鱼际擦法主要用于肩背、脊柱两侧及腰骶部。肋间擦法可用指擦法。

三、推法

以指、掌、拳或肘部着力于体表一定部位或穴位上,做缓缓的单方向直线或弧形推移,称为推法。

【动作要领】

1. 拇指平推法　以拇指螺纹面着力于施术部位或穴位上,余四指置于其前外方以助力,腕关节略屈曲。拇指及腕部主动施力,向食指方向呈单方向直线推移。在推移的过程中,拇指螺纹面的着力部逐渐偏向桡侧,随拇指的推移腕关节也逐渐伸直(图 4-11)。

2. 掌推法　以全掌或掌根部着力于施术部位,全掌推时腕掌部伸直,掌根推时腕关节略背伸,肘关节伸直。以肩关节为支点,上臂部主动施力,通过肘、前臂、腕、掌,使全掌或掌根部向前方做缓慢的单方向直线推移(图 4-12)。

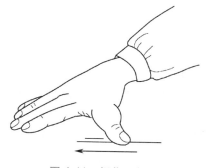

图 4-11 拇指平推法

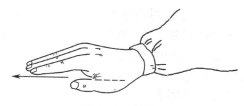

图 4-12 掌推法

3. 拳推法 手握实拳,以食、中、环、小指四指的第一指间关节突起部着力于施术部位,腕关节挺劲伸直,肘关节略屈。以肘关节为支点,前臂主动施力,向前呈缓慢的单方向直线推移(图 4-13)。

4. 肘推法 屈肘,以肘关节尺骨鹰嘴突起部着力于施术部位,可用另一手掌部扶握屈肘侧拳顶以固定助力。以肩关节为支点,上臂部主动施力,做较缓慢的单方向直线推移(图 4-14)。

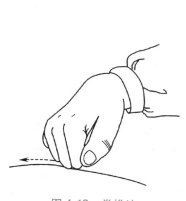

图 4-13 拳推法

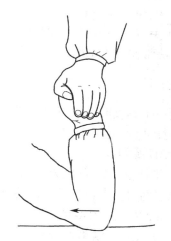

图 4-14 肘推法

【注意事项】

1. 施用推法时,为了防止推破皮肤,一般要使用润滑剂,成人多用冬青膏、凡士林,儿童多用凉水、稀释乙醇溶液、滑石粉等。

2. 推法操作时着力部要紧贴体表,呈单方向直线推移。不可耸肩,不可左右滑动,忽快忽慢。压力要平稳适中,成人推时,速度宜缓慢,小儿推时速度宜稍快。

【临床应用】 本法是临床常用手法之一,适用于全身各部,其中指推法多用于头面、颈项、手足部;掌推法多用于胸腹、背腰、四肢部;拳推法多用于背腰、四肢部;肘推法多用于背腰、脊椎部。本法具有疏通经络、行气活血、消肿止痛、舒筋缓急、调和营卫、宽胸理气等作用。临床主要用于头痛、头晕、失眠、腰腿痛、项强、肌肉痉挛、风湿痹痛、脘腹胀满、胸胁胀痛、痛经、软组织损伤等病症的治疗。

推法也是保健推拿常用手法之一。

四、搓法

用双手掌面对称地夹住肢体的一定部位,做相反方向的快速搓动,称为搓法。

【动作要领】 沉肩、垂肘,腕部微背伸,手指自然伸直,以双手掌面夹住施术部位,令受术者肢体放松。以肘关节和肩关节为支点,前臂与上臂部主动施力,做相反方向的较快速搓动,并同时缓慢地做上下往返移动(图4-15)。

【注意事项】

1. 搓法操作时两手夹持不宜太紧,避免造成手法呆滞。

2. 两手用力要对称,动作要协调、连贯,搓动速度应快,移动速度宜慢。

3. 操作过程中要气沉丹田,呼吸自然,不可屏气发力。

【临床应用】 搓法是一种刺激较为温和的手法,适用于四肢、胸胁等部位,以上肢部最为常用。具有舒筋通络,调和气血及疏肝理气等作用。临床常用于肢体酸痛、关节活动不利及胸胁屏伤等病症的治疗。

搓法常作为推拿的结束手法使用。

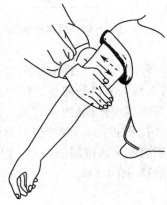

图 4-15 搓法

五、抹法

以拇指螺纹面或掌面着力,紧贴于体表一定部位,做上下或左右直线往返或弧形曲线的抹动,称为抹法。

【动作要领】

1. 指抹法 以单手或双手拇指螺纹面置于一定的施术部位,余指置于相应的位置以固定助力。以拇指的掌指关节为支点,拇指主动施力,做上下或左右直线往返或弧形曲线的抹动(图4-16)。

2. 掌抹法 以单手或双手掌面置于一定的施术部位。以肘关节为支点,前臂部主动施力,腕关节放松,做上下或左右直线往返或弧形曲线的抹动。

【注意事项】

1. 注意抹法与推法相区别。通常所说的推法是指平推法,其运动是单向、直线,而抹法则是或上或下,或左或右,或直线往返,或曲线运转,可根据不同的部位灵活变化运用。

2. 抹法操作时压力要均匀,动作应和缓,即重而不滞,轻而不浮,连贯性要强。抹动时,不宜带动深部组织。

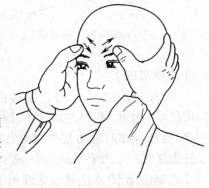

图 4-16 指抹法

【临床应用】 指抹法适用于面部、手足部;掌抹法适用于背腰、四肢部。抹法具有清醒头目、疏肝理气、消食导滞、活血通络、解除痉挛等作用。临床主要用于感冒、头痛、面瘫及肢体酸痛等病症的治疗。

抹法常用于手足保健及面部保健推拿。

第三节　振动类手法

一、振法

以掌或指为着力部,在人体某一部位或穴位上做连续不断的振动,称为振法。

根据着力部不同,分为掌振法和指振法两种。

【动作要领】

指振法以中指指面着力,食指置于中指背面;掌振法以手掌面着力。

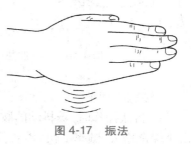

图 4-17　振法

术者沉肩、垂肘,肘关节微屈曲,腕部放松,以中指指面或手掌面置于施术部位或穴位上,注意力集中于指或掌部,前臂和手部的肌肉做强有力的静止性发力,产生快速而强烈的振动,使受术部位或穴位产生温热感或疏松感(图 4-17)。

【注意事项】

1. 操作时手掌或手指轻按于施术部位,注意力高度集中于手掌或指部,在意念和静止力的结合下,前臂和手部肌肉收缩形成振动。不可故意摆动,也不要向受术部位施压。

2. 操作中,术者其他部位要尽量放松,呼吸自然,不可屏气发力。

3. 振动的幅度要小,频率要快,振动不可断断续续。

【临床应用】　指振法适用于全身各部穴位;掌振法多用于胸腹部。本法具有镇静安神、行气活血,温中散寒、消食导滞,宽胸理气,止咳平喘,舒筋通络、祛瘀消积等作用。临床主要用于头痛、失眠、胃下垂、胃脘痛、咳嗽、气喘、月经不调等病症的治疗。

二、抖法

用双手或单手握住受术者肢体远端,用力做缓缓的、连续不断的、小幅度的上下抖动,称为抖法。

本法适用于四肢部及腰部,但以上肢最为常用。

【动作要领】

1. 抖上肢法　受术者取坐位或站立位,肩臂部放松。术者站在其前外侧,取马步势,身体略为前倾。沉肩、垂肘,肘关节屈曲约50°,腕部自然伸直,术者用双手握住受术者腕部,慢慢将被抖动的上肢向前外方抬起至60°左右,然后两前臂微用力做连续的小幅度的上下抖动,抖动所产生的抖动波传递到肩部,使肩部有明显的松动感(图 4-18)。

2. 抖下肢法　受术者仰卧位,下肢放松。术者站立其足端,准备姿势同抖上肢,用双手握住受术者足踝部,将下肢抬起,离开床面约 30cm 左右,然后上、前臂部同时施力,做连续的小幅度的上下抖动,使其下肢及髋部有舒松感(图 4-19)。

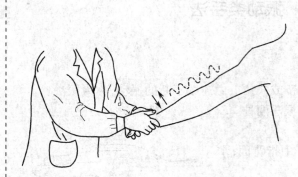

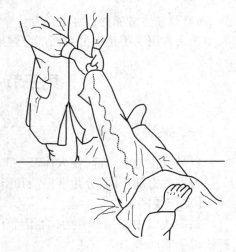

图 4-18　抖上肢法　　　　　　　　　　图 4-19　抖下肢法

【注意事项】

1. 抖法操作时,被抖动的肢体要自然伸直,并嘱受术者放松患肢,抖动的幅度要由小缓慢增大,频率要快,抖动所产生的抖动波应从肢体远端传向近端。

2. 术者宜呼吸自然,不可屏气用力。

3. 受术者肩、肘、腕有习惯性脱位者禁用此法。

【临床应用】　本法具有舒筋活络、松解粘连、滑利关节等作用。临床常作为肩周炎、颈椎病、髋部伤筋、腰椎间盘突出症等病症的辅助治疗手法。

临床上本法常与搓法配合,作为治疗的结束手法。

第四节　挤压类手法

术者用指、掌或肢体其他部位在所施部位上做按压或相对挤压的一类手法,称为挤压类手法。

主要包括按法、点法、捏法、拿法、捻法和拨法。

一、按法

以指或掌按压体表一定部位或穴位,逐渐用力,按而留之,称按法。

【动作要领】

1. 指按法　以拇指螺纹面着力于受术部位,余四指张开,置于相应部位以支撑助力,腕关节屈曲约 40°~60°。以腕关节为支点,掌指部主动施力,垂直向下按压。当按压力达到所需的力度后,稍停片刻,即所谓的"按而留之",然后松劲撤力,再做重复按压,使按压动作既平稳又有节奏性(图 4-20)。

2. 掌按法　以单手或双手掌面重叠置于施术部位。以肩关节为支点,利用身体上半部的重量,通过上、前臂及腕关节传至手掌部,垂直向下按压,用力原则同指按法(图 4-21)。

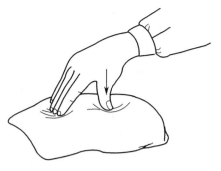

图 4-20 指按法

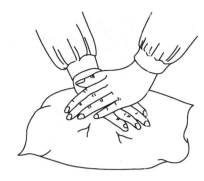

图 4-21 掌按法

【注意事项】

1. 按压部位要准确,着力部紧贴体表按压的用力方向多为垂直向下或与受力面相垂直。指按法接触面积小,刺激较强,常在按后施以揉法,组成"按揉"复合手法,有"按一揉三"之说。

2. 不可突施暴力,不论指按法还是掌按法,其用力原则均是由轻而重,再由重而轻,按压到一定深度后,需在受术部位停留一定时间,结束时,指、掌应慢慢撤力。

【临床应用】 指按法适用于全身各部,尤以经络、穴位常用;掌按法适于背部、腰部、下肢后侧及胸、腹部。本法具有活血止痛、疏通经络、调节脏腑、开通闭塞、解痉散结、矫正畸形等作用。临床常用于头痛、腰背痛、下肢痛等各种痛证及软组织损伤等病症的治疗。

二、点法

指端或屈曲的指间关节突起部着力于施术部位或穴位,持续地进行点压,称为点法。

屈指点法有屈拇指点法和屈食指点法,临床常用屈食指点法。

【动作要领】

1. 拇指端点法 手握空拳,拇指伸直并紧靠于食指中节,以拇指端着力于施术部位或穴位上。前臂与拇指主动静止性发力,进行持续点压(图 4-22)。

2. 屈食指点法 屈食指,其他手指相握,以食指第 1 指间关节突起部着力于施术部位或穴位上,拇指末节尺侧缘紧压食指指甲部以助力。前臂与食指主动静止性发力,进行持续点压(图 4-23)。

【注意事项】

1. 点法操作时,用力方向宜与受力面垂直,点取部位、穴位要准确,用力平稳,由轻到重,以"得气"或患者能耐受为度,不可久点。点后宜加揉,以免造成局部软组织损伤。

2. 点法操作时,术者要呼吸自然,不可屏气发力,也不可施用暴力或蛮力。

3. 年老体弱、久病虚衰的患者点法要慎用,心功能较弱者忌用。

【临床应用】 本法从按法演变而来,它较之按法,作用面更小,刺激量更大。适用于全身各部穴位。具有解痉止痛、开通闭塞、舒筋活络、补泻经气、调整脏腑功能等作用。临床主要应用于各种痛证的治疗。

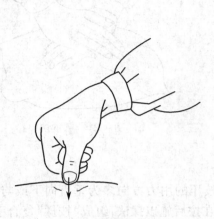 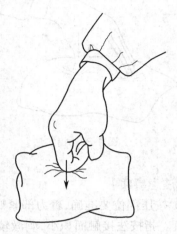

图 4-22　拇指端点法　　　　　　　　图 4-23　屈食指点法

三、捏法

用拇指和其余手指在施术部位做对称性的挤压，称为捏法。

【动作要领】　用拇指和食、中指指面，或用拇指和其余四指指面夹住施术部位肢体或肌肤，相对用力挤压，随即放松，再用力挤压、放松，重复以上挤压、放松动作，并循序移动（图 4-24）。

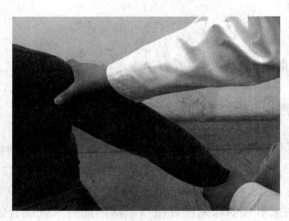

图 4-24　捏法

【注意事项】

1. 捏法操作时拇指与其余手指用力要对称，宜由轻到重，动作要连贯而有节奏性。

2. 捏法操作时尽量以拇指指腹接触被治疗部位，以增强柔和感。

3. 挤捏时沿肌纤维方向对称移动，一般由近端向远端。

【临床应用】　本法主要适用于头、颈项、四肢部。具有舒筋通络、行气活血等作用。临床常用于疲劳性四肢酸痛、颈椎病等病症的治疗。

小儿推拿中常用的捏脊法，将在第五章"小儿推拿"中加以介绍。

四、拿法

用拇指和其余手指相对用力，有节律性地提捏或揉捏肌肤，称为拿法。

【动作要领】 以拇指与其余手指的指掌面相对用力，在腕关节与掌指关节的协调活动下，捏住施术部位的肌肤并逐渐收紧挤压、提起，以拇指同其他手指的对合力进行轻重交替、连续不断有节奏的提捏，并施以揉动。

以拇指与食、中指指面为着力部的称三指拿法；以拇指与食、中、无名指面为着力部的称四指拿法；以拇指与其余四指为着力部的称五指拿法（图4-25）。

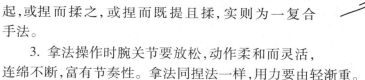

【注意事项】

1. 拿法操作时宜用拇指与其余手指的指掌面着力，不能用指端内扣施力。

2. 拿法含有捏、提、揉三种手法术式，或捏而提起，或捏而揉之，或捏而既提且揉，实则为一复合手法。

图4-25 拿法

3. 拿法操作时腕关节要放松，动作柔和而灵活，连绵不断，富有节奏性。拿法同捏法一样，用力要由轻渐重。

【临床应用】 本法主要用于颈肩、四肢及头部，具有舒筋通络，行气活血，祛风散寒，解痉止痛等作用。临床常用于颈椎病、落枕、肩周炎、肢体酸痛等病症的治疗。

拿法也常用于穴位的操作，称拿穴位。

五、捻法

用拇、食指夹住治疗部位进行捏揉捻动，称为捻法。

【动作要领】 用拇指螺纹面与食指桡侧缘或螺纹面相对捏住施术部位，拇指与食指做相反方向主动运动，稍用力做较快速的捏、揉捻动，如捻线状（图4-26）。

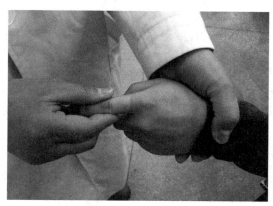

图4-26 捻法

【注意事项】

1. 捻法操作时以揉动为主,搓动为辅。

2. 捻动动作要柔和有力,灵活连贯;捻动的速度宜稍快,而在施术部位上的移动宜缓慢。

【临床应用】 本法主要适用于四肢小关节。具有理筋通络的作用。临床常配合其他手法用于指(趾)关节疼痛、肿胀或屈伸不利等病症的治疗。

知识链接

踩 跷 法

踩跷法是用足部节律性踩踏施术部位来防治疾病的一种推拿方法,与其他的推拿手法相比,该法具有作用力大、接触面积广、受力均匀、渗透性强等特点,且施术者以身体的体重化为手法之力,故省力不易疲倦。常用踩跷法有踏步式踩跷法、倾移式踩跷法及外八字踩跷法。在施术中要求踩踏时有节律性,呈轻踏步式,足底离开被踩踏部位不要过高,以身体重心能转移至对侧足部即可,弹起时足尖不可离开腰部。踩踏的力量、次数和时间应根据受者的体质状况和病情来掌握。一般情况下踩踏速度以每分钟 60 次左右为宜。施术前必须严格把握适应证,施术者体重不宜过重。该法具有滑利关节、松解粘连、调和气血、通络止痛等作用,适用于腰骶部、背部、肩胛部及下肢后侧肌肉较丰厚处,多用于深层软组织、神经、脊柱关节等疾病,如腰椎间盘突出症、腰背筋膜劳损。

六、拨法

用拇指端着力于施术部位进行单向或往返拨动的手法,称为拨法,又称指拨法、拨络法。

【动作要领】 拇指伸直,以指端着力于施术部位,余四指置于相应部位以助力。拇指适当用力下压至一定深度,待有酸胀感时,再做与肌纤维或肌腱、韧带、经络成垂直方向的单向或来回拨动。若单手指力不足时,可双拇指重叠进行操作(图 4-27)。

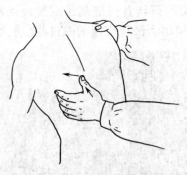

图 4-27 拨法

【注意事项】

1. 按压力与拨动力方向互相要垂直。

2. 拨动时拇指不能与皮肤表面有摩擦移动,应带动肌纤维或肌腱、韧带一起拨动。

3. 注意用力应由轻到重,避免损伤性用力。掌握"以痛为腧,不痛用力"的原则。

【临床应用】 本法适用于四肢部、颈项部、肩背部、腰部、臀部等部位。具有解痉止痛,松解粘连、理筋整复等作用,可用于颈椎病、落枕、肩周炎、腰肌劳损、第三腰椎横突综合征等病症,常与按揉法、点法等配合使用。

知识链接

弹 拨 法

弹拨法是在拨法的基础上,施以弹动之力,拨而弹之,弹而拨之的手法。操作者将拇指端置于施术部位,余四指置于其对侧以助力。沉肩、垂肘、悬腕,将着力的拇指端插入肌间隙或肌肉韧带的起止点处,拇指主动发力,腕关节微微旋转并轻度摆动,或以拇指端抵于食指远侧指间关节的腹侧面,中指屈曲,第二、三节指骨抵于拇指桡侧缘以固定,将被拇指与中指固定好的食指端置于施术部位,并着力插入肌间隙或肌肉韧带的起止点处。食指主动发力。二者要求用力由轻到重,速度由慢到快地拨而弹之,犹如拨弦弹琴。本法适用于肌间隙、肌肉韧带的起止点处或结节状物、条索状物等阳性反应物,具有解痉止痛、松解粘连等作用,临床主要用于颈椎病、落枕、肩周炎、腰背筋膜劳损等病症的治疗。

第五节　叩击类手法

以手或特制的工具有节律地叩击人体体表,使局部产生叩击感的一类手法,称为叩击类手法。

主要包括拍法、击法和叩法。

一、拍法

用虚掌有节奏地拍打体表,称拍法。

【动作要领】 五指并拢,掌指关节微屈,使掌心空虚。腕部放松,前臂主动运动,上下挥臂平稳而有节奏地用虚掌拍击施术部位。拍法可单手操作,亦可双手同时操作(图4-28)。

【注意事项】

1. 拍打时要使掌、指周边同时接触施术部位,使掌内空气压缩形成较清脆的震空声。

2. 腕关节要放松,上下挥臂时,力量通过放松的腕关节,传递到掌部,使刚劲化为柔和。拍打后虚掌应迅速抬起,不要在拍打部位停顿,用力宜先轻后重。

3. 两手操作时,应有节奏地交替拍打。

【临床应用】 本法主要适用于肩背、腰骶及下肢部。具有消除疲劳、解痉止痛、活血通络等作用。临床上常用于治疗慢性劳损、急性损伤、腰椎间盘突出症等病症。

拍法常作为推拿结束手法使用,也是保健推拿常用手法之一。

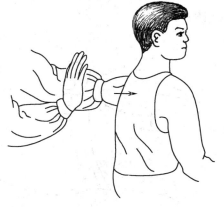

图4-28　拍法

二、击法

用拳背、掌根、掌侧小鱼际、指尖或桑枝棒击打体表一定部位,称为击法。

【动作要领】

1. 拳击法　手握空拳,肘关节屈曲,腕关节微屈,前臂主动施力,用拳背节律性平击施术部位(图4-29)。

2. 掌击法　手指自然松开,腕关节略背伸。前臂主动施力,用掌根节律性击打施术部位(图4-30)。

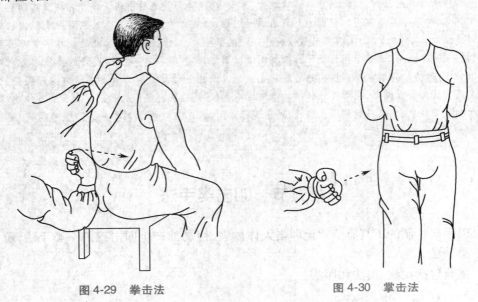

图 4-29　拳击法　　　　　　　　　　　　　图 4-30　掌击法

3. 侧击法　掌指部伸直,腕关节略背伸,前臂主动运动,用小鱼际部节律性击打施术部位(图4-31)。

4. 指尖击法　手指半屈,腕关节放松。前臂主动运动,以指端节律性击打施术部位(图4-32)。

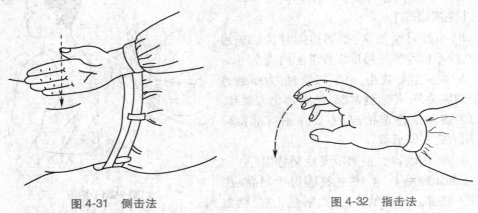

图 4-31　侧击法　　　　　　　　　　　　　图 4-32　指击法

5. 棒击法　手握桑枝棒一端。前臂主动运动,用棒体节律性击打施术部位(图4-33)。

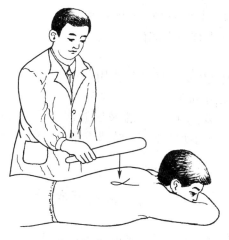

图 4-33 棒击法

知识链接

桑枝棒的制法

用细桑枝 12 根（粗约 0.5cm 左右）去皮阴干，每根用桑皮纸卷紧，并用线绕扎；三根为一束，每束再用桑皮纸卷紧棉线固定；四束为一捆，整捆桑枝外层用纱布包裹并用线绕好固定，外面再用棉布裹紧缝好即成。要求软硬适中（即具有弹性），粗细合用（即用手握之合适），长约 40cm。

【注意事项】

1. 击打时，要含力蓄劲，收发自如，力量由轻到重，适可而止，动作要连续而有节奏，快慢适中。当击打至胸背部时，宜嘱患者张口呼吸。

2. 击打时要有反弹感，当一触及受术部位后即迅速弹起，不可停顿或拖拉。

3. 棒击时，棒体与施术部位面接近平行，不宜形成角度。为防止给受术者产生突然击打感，棒击前应给以"信棒"。

4. 本法在应用时，要根据患者体质、耐受力等具体情况审慎使用。对久病体虚、年老体弱者慎用。

【临床应用】 拳击法适用于腰骶部；掌击法适用于腰骶及下肢肌肉丰厚处；侧击法适用于肩背、四肢部；指击法适用于头部；棒击法适用于背腰、下肢部。本法具有舒筋通络、调和气血、缓解痉挛、祛瘀止痛、振奋元阳等作用。临床主要用于颈、腰椎疾患引起的脊背疼痛、肢体酸痛麻木、头痛，风湿痹痛，肌肉萎缩等病症的治疗。

击法也是保健推拿常用手法之一。

三、叩法

以手指的小指侧或空拳的底部击打体表一定部位，称为叩法。叩法的刺激程度较击法为轻，有"轻击为叩"之说。

【动作要领】

1. 小指侧叩手指自然分开，腕关节略背伸。前臂主动运动，用小指桡侧节律性叩打施术部位。

2. 拳叩手握空拳,腕关节略背伸,前臂主动运动。以拳的小鱼际部和小指部,也可手心向施术部位节律性击打施术部位。

【注意事项】

1. 不要施重力,否则就失去了叩法的作用。

2. 腕关节应充分放松不可僵硬。

【临床应用】 本法主要用于肩背、腰及四肢部。具有舒筋通脉、行气活血、消除疲劳等作用。临床上常用于治疗颈椎病、局部酸痛、倦怠疲劳等病症,是常用的辅助治疗手法和保健推拿手法。

第六节　运动关节类手法

术者对受术者的关节做摇转、扳动或拔伸等被动活动的一类手法,称之为运动关节类手法。

主要包括摇法、扳法和拔伸法。

一、摇法

用一手握住或扶住关节近端肢体,另一手握住关节远端肢体,做缓和回旋转动的一种手法,称为摇法。

本法因施术部位不同,动作要领、名称各异,下面按部位进行动作要领的介绍。

【动作要领】

(一)颈项部摇法

受术者取坐位,颈项部放松。术者立于其背后或侧后方,以一手扶按其头顶后部,另一手托扶于下颌部,两手臂协调运动,以相反的方向施力缓缓地使头颈部按顺时针或逆时针方向进行环形摇转,可反复摇转数次(图4-34)。

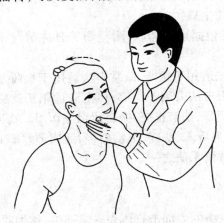

图4-34　颈项部摇法

(二)肩关节摇法

1. 握手摇肩法　受术者取坐位,肩关节放松,术者位于其侧方,以一手扶住其肩关节上部,另一手握住腕部,做肩关节顺时针或逆时针方向的环转摇动为握手摇肩法(图4-35)。

2. 托肘摇肩法 准备势同上,术者一手扶住受术者肩关节上部,另一手托其肘部,使其前臂放在术者前臂上,做肩关节顺时针或逆时针方向的环转摇动为托肘摇肩法(图4-36)。

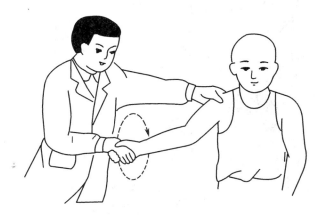

图4-35 握手摇肩法

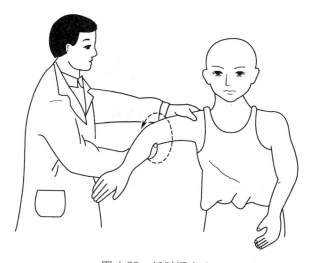

图4-36 托肘摇肩法

3. 大幅度摇肩法 术者两掌相对,夹持住受术者上肢的腕部,牵伸并抬高其上肢至其前外方约45°时,将其上肢慢慢向前外上方托起。位于下方的一手逐渐翻掌,当上举至160°时,即可虎口向下握住其腕部。另一手随其上举之势由腕部沿前臂滑移至肩关节上部。两手再协同用力,即按于肩部的一手将肩关节略向下按并固定之,握腕一手则略上提,使肩关节伸展。随即握腕一手握腕摇向后下方,经下方复于原位,此时扶按肩部手已随势沿上臂、前臂滑落于腕部,呈动作初始时两掌夹持腕部状,为大幅度摇肩法(图4-37)。

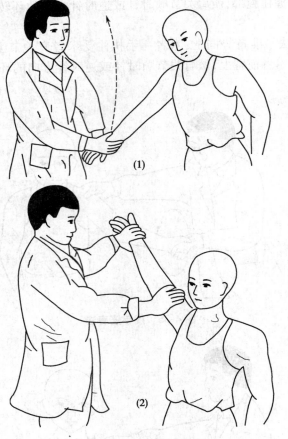

图 4-37 大幅度摇肩法

（三）腕关节摇法

受术者取坐位,掌心朝下。术者双手合握其上掌,以两手拇指扶按于腕背侧,余指端扣于大小鱼际部,两手协同用力,在微拔伸下做腕关节顺时针或逆时针方向摇转运动(图 4-38)。

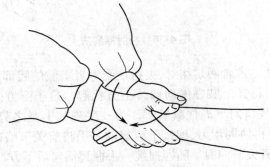

图 4-38 腕关节摇法

（四）腰部摇法

1. 仰卧位摇腰法 受术者取仰卧位,两下肢并拢,屈髋屈膝。术者双手分按其两膝部或一手按膝,另一手按于足踝部,协调用力,做顺时针或逆时针方向的摇转运动(图4-39)。

2. 俯卧位摇腰法　受术者取俯卧位,两下肢伸直。术者一手按压其腰部,另一手托住双下肢膝关节上方,协调用力,做顺时针或逆时针方向的摇转(图4-40)。

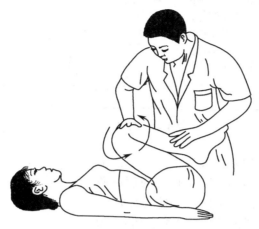

图4-39　仰卧位摇腰法

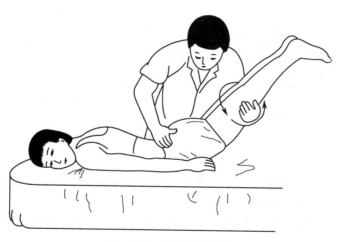

图4-40　俯卧位摇腰法

（五）髋关节摇法

受术者取仰卧位,一侧屈髋屈膝。术者一手按其膝部,另一手握其足踝部或足跟部,将其髋、膝屈曲的角度均调整到90°左右,双手协同用力,做髋关节顺时针或逆时针方向的摇转运动(图4-41)。

（六）踝关节摇法

受术者取仰卧位,下肢自然伸直。术者取坐位于其足端,用一手托住足跟,另一手握住足趾部,在稍用力拔伸的情况下做环转摇动(图4-42)。

【注意事项】

1. 被摇的关节要放松,运摇的力量应直接作用于被摇关节。摇转的方向可顺时针,亦可逆时针,一般以顺、逆方向各半为宜。

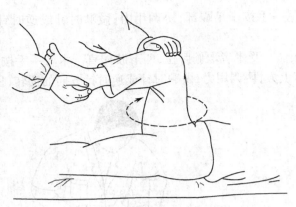

图 4-41　髋关节摇法

2. 摇转的幅度应控制在人体生理活动范围内进行,力量由轻到重,幅度由小到大,速度由慢到快,做到因势利导,适可而止,切忌使用暴力。

3. 对习惯性关节脱位及椎动脉型、脊髓型颈椎病、颈部外伤、颈椎骨折等病症应慎用或禁用摇法。

【临床应用】　本法适于全身各关节部。具有舒筋活血、松解粘连、滑利关节等作用,临床主要适用于各种软组织损伤及运动功能障碍等病症的治疗。

摇法也是保健推拿的常用手法之一。

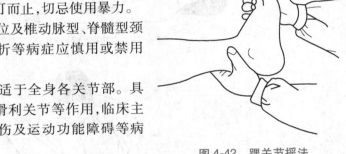

图 4-42　踝关节摇法

二、扳法

用两手分别固定关节的远、近端或肢体的一定部位,做相反方向或同一方向的用力扳动的一种手法,称为扳法。

本法因施术部位不同,动作要领、名称各异,下面按部位进行动作要领的介绍。

【动作要领】

(一)颈项部扳法

1. 颈项部斜扳法　受术者取坐位,颈项部放松,头颈略前倾。术者位于其侧后方,以一手扶头顶后部,另一手扶托其下颌部,两手协同用力使其头部向侧方旋转,当旋转至最大限度时,随即做一突然的稍大幅度的快速扳动,常可听到"喀"的弹响声,之后可按同法向另一侧方向扳动(图 4-43)。

2. 颈项部旋转定位扳法　受术者取坐位或低坐位,颈部放松,术者位于其侧后方。术者以一手拇指顶按其病变颈椎棘突旁,另一手以肘弯部托住其下颌。肘臂部协调用力,缓慢地将颈椎向上拔伸。同时使头部向患侧旋转,当旋转到最大限度的位置时,随即做一突然的稍大幅度的快速扳动,而顶住棘突的拇指亦同时施力推按。此时常可听到"喀"的弹响声,拇指下亦有棘突跳动感,表明手法复位成功(图 4-44)。

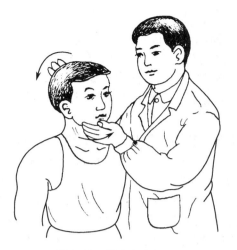

图 4-43　颈项部斜扳法

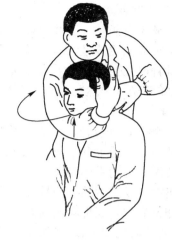

图 4-44　颈项部旋转定位扳法

（二）胸背部扳法

1. 扩胸牵引扳法　受术者取坐位,两手十指交叉扣住并抱于枕后部。术者位于其后方,以一侧膝关节抵住其背部病变处,两手分别握扶住受术者的两肘部。嘱受术者做前俯后仰运动,并配合深呼吸。如此活动数遍,待患者身体后仰至最大限度时,术者将其肘部向后方突然拉动,与此同时膝部向前顶抵,常可听到"喀"的弹响声(图 4-45)。

2. 胸椎对抗复位法　受术者取坐位,两手交叉扣住并抱于枕后部。术者位于其后方,两手臂自其两腋下伸入,并握住其两前臂下段,一侧膝部顶压住病变胸椎处。握住前臂的两手用力下压,而两前臂则用力上抬,将其脊柱向上向后牵引,顶压患椎的膝部也同时向前向下用力,与前臂的上抬形成对抗牵引。持续牵引片刻后,两手、两臂与膝部协同用力,做一突然的稍大幅度的快速扳动,常可听到"喀"的弹响声(图 4-46)。

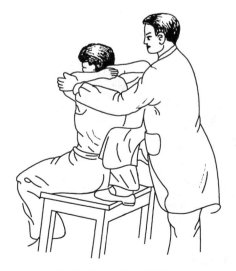

图 4-45　扩胸牵引扳法

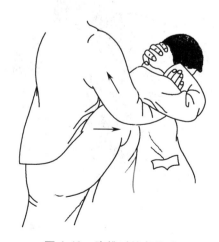

图 4-46　胸椎对抗复位法

（三）腰部扳法

1. 腰部斜扳法 受术者取侧卧位,近床面的下肢自然伸直,上面的下肢屈髋屈膝。术者面向受术者站立,以一手或肘抵住其肩前部,另一肘或手按于臀部。两手、肘协同用力,先做数次扭转活动以放松腰部,当腰部扭转至最大限度有明显阻力时,随即做一突然的稍大幅度的快速扳动(推肩,压臀),常可听到"喀"的弹响声(图4-47)。

2. 腰部旋转复位法 受术者取坐位,腰部放松,两臂自然下垂。以右侧为患侧为例。助手位于受术者左前方,用两下肢夹住其左小腿部,双手按压于左大腿部以固定左侧肢体。无助手亦可令患者双腿夹住按摩床床脚部。术者位于受术者右后方,以左手拇指端或螺纹面顶按于腰椎偏歪的棘突侧方,右手臂从患者右腋下穿过并以右掌按于对侧颈肩部。嘱患者向前做弯腰活动至最大限度后,再向右侧侧屈至一定幅度有阻力时,两手协同用力,术者按于颈肩部的手压肩部,同时肘部上抬(即抬肩压肘),按于棘突旁的拇指同时推按棘突,常可听到"喀"的弹响声(图4-48)。

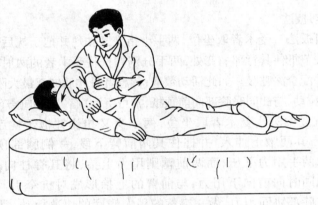

图 4-47 腰部斜扳法

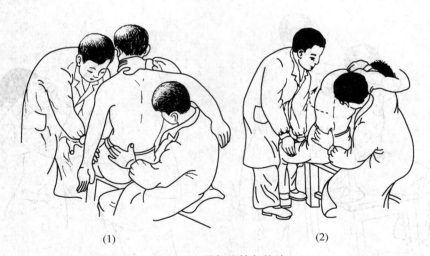

(1)   (2)

图 4-48 腰部旋转复位法

3. **直腰旋转扳法** 受术者取坐位,两下肢分开,与肩同宽,腰部放松。以向右侧旋转扳动为例。术者位于受术者的左侧后方,以两下肢夹住患者的左下肢以固定。术者左手抵住其左肩后部,右臂从其右腋下伸入并以右手抵住肩前部。然后两手协调用力,以左手前推其左肩后部,右手向后拉其右肩,且右臂部同时施以上提之力,至最大限度时,随即做一突然的稍大幅度的快速扳动,常可听到"喀"的弹响声(图4-49)。

4. **腰部后伸扳法** 受术者取俯卧位,两下肢并拢。术者一手按压于腰部,另一手臂托抱住其两下肢膝关节上方并缓缓上抬,使其腰部后伸。当后伸至最大限度时,两手协同用力,做一增大幅度的下按腰部与上抬下肢的相反方向的用力扳动(图4-50)。

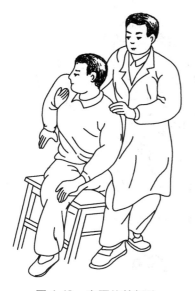

图 4-49 直腰旋转扳法

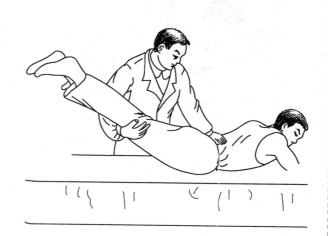

图 4-50 腰部后伸扳法

（四）肩关节扳法

1. **肩关节前屈扳法** 受术者取坐位,患侧肩关节前屈 30°~50°。术者半蹲于患肩前外侧,以两手自前后方向将其患肩锁紧、扣住,患侧上臂置于术者内侧的前臂上。手臂部协调用力,将其患臂缓缓上抬,至肩关节前屈至最大限度时,做增大幅度的快速扳动。

2. **肩关节外展扳法** 受术者取坐位,患侧手臂外展 45°左右。术者半蹲于其患肩的外侧。将其患侧上臂的肘关节上部置于一侧肩上,以两手从前后方向将患肩扣住、锁紧。然后术者缓缓立起,使其肩关节外展,至有阻力时,略停片刻,双手与肩部协同施力,做一肩关节外展位增大幅度的快速扳动,如粘连得到松解,可听到"嘶嘶"声或"喀喀"声(图4-51)。

3. **肩关节内收扳法** 受术者取坐位,患侧上肢屈肘置于胸前,手搭扶于对侧肩部。术者立于其身体后侧。以一手扶按于患侧肩部以固定,另一手托握其肘部并缓慢向对侧胸前上托,至最大限度时,做一增大幅度的快速扳动(图4-52)。

4. **肩关节旋内扳法** 受术者取坐位,患侧上肢的手与前臂置于腰部后侧。术者立于其患侧的侧后方。以一手扶按其患侧肩部以固定,另一手握住其腕部将患肢前臂沿其腰背部缓缓上抬,以使其肩关节逐渐内旋,至最大限度时,随即做一较快速的小幅

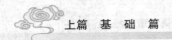
度的上抬其前臂动作,以使其肩关节旋转至极限。如有粘连松解时,可听到"嘶嘶"声(图4-53)。

5. 肩关节上举扳法　受术者取低坐位,两臂自然下垂。术者立于其身体后方,以一手托握住患肩侧上臂下段,并自前屈位或外展位缓缓向上抬起至120°～140°时,以另一手握住其前臂近腕关节处。两手协同用力,向上逐渐拔伸牵引,至最大限度时,随即做一较快速的小幅度的向上拉扳(图4-54)。

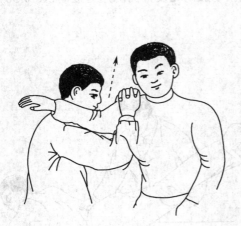

图4-51　肩关节外展扳法

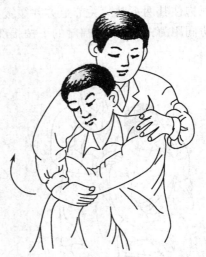

图4-52　肩关节内收扳法

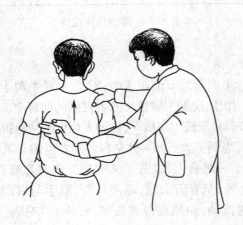

图4-53　肩关节旋内扳法

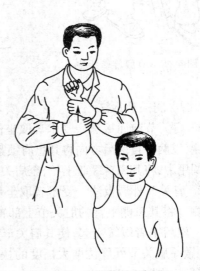

图4-54　肩关节上举扳法

【注意事项】

1. 扳法操作时,应因势利导,不可逾越各关节的正常生理活动范围;更不可使用暴力及蛮力,以免造成不良后果。

2. 扳法操作要分阶段进行。第一步是通过做关节小范围的活动或摇动使关节放松;第二步是将关节极度地伸展或屈曲、旋转,使其达到明显的阻力位,在保持这一位置的基础上,再实施第三步扳法。

(1)在实施扳动时,所施之力须用"巧力寸劲"。"巧力"即指手法的技巧力,需经过长期的练习和实践才能获得;"寸劲"即指短促之力,所施之力比较快速,且能充分地控制扳动幅度,作用得快,消失得也迅速,做到中病即止。

(2)扳动时不可强求关节弹响,若反复扳动,易使关节紧张度增大,有可能造成不良后果。

(3)诊断不明的脊柱外伤及老年人伴有较严重的骨质增生、骨质疏松、骨关节结核、骨肿瘤者禁用扳法。

【临床应用】 本法适于全身各关节部。具有舒筋通络、理筋整复、松解粘连、滑利关节等作用。临床常用于颈椎病、落枕、肩周炎、腰椎间盘突出症、脊椎小关节紊乱等病症的治疗。

三、拔伸法

用两手分别握住肢体的远近端,做相反方向的用力牵拉;或利用肢体自身的重量做反牵拉力,两手握住肢体远端,向上或向前牵拉,利用对抗的力量使关节或半关节得到伸展的一种手法,称为拔伸法。

【动作要领】

（一）颈椎拔伸法

1. 掌托拔伸法　受术者取坐位,术者站于其后方,以双手拇指端和螺纹面分别顶按住其两侧枕骨下方风池穴处,两掌分置于两侧下颌部以托夹助力,两前臂按压于双肩。然后掌指及臂部同时对抗用力,拇指上顶,双掌上托,前臂下压,缓慢地持续将颈部向上拔伸1~2分钟,以使颈椎在较短时间内得到持续牵引(图4-55)。

2. 肘托拔伸法　受术者取坐位,术者站于其后方。一手扶其枕后以固定助力,另一侧上肢的肘弯部托住其下颌部,手掌侧扶住对侧头部以加强固定。托住其下颌部的肘臂与扶枕后部一手协同用力,缓慢地持续向上拔伸1~2分钟,以使颈椎在较短时间内得到持续的牵引(图4-56)。

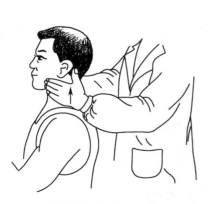

图 4-55　掌托拔伸法

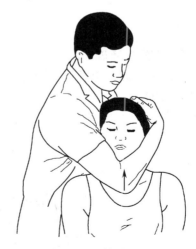

图 4-56　肘托拔伸法

（二）肩关节拔伸法

1. 肩关节上举拔伸法　受术者取低坐位,术者立于其身后。一手托住其患肩侧上臂下段,并自前屈位或外展位将其手臂缓慢抬起,另一手握住其前臂近腕关节处,同时握上臂一手上移。两手协同用力,向上缓慢持续进行牵拉。

2. 肩关节对抗拔伸法　受术者取坐位。术者立于其患侧,以两手分别握住其腕部和肘部,于肩关节外展位逐渐用力牵拉。同时嘱患者身体向另一侧倾斜,或请助手协助固定其身体上半部,与牵拉之力相对抗,持续拔伸1~2分钟(图4-57)。

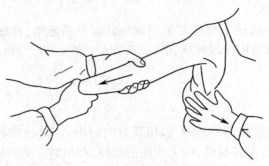

图 4-57　肩关节对抗拔伸法

（三）腕关节拔伸法

受术者取坐位,术者立于其侧方。一手握住其前臂中端,另一手握住其手掌部。双手同时反方向用力,缓慢持续地进行拔伸(图4-58)。

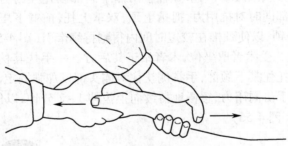

图 4-58　腕关节拔伸法

（四）指间关节拔伸法

术者以一手握住患者腕部,另一手捏住患指末节,两手同时用力,做相反方向持续拔伸(图4-59)。

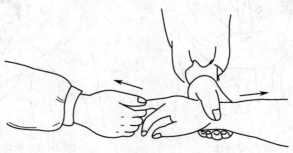

图 4-59　指间关节拔伸法

（五）腰部拔伸法

受术者俯卧，以双手抓住床头。术者立于其足端，两手分别握住其两踝部，两手同时用力，向下逐渐用力持续牵引（图4-60）。

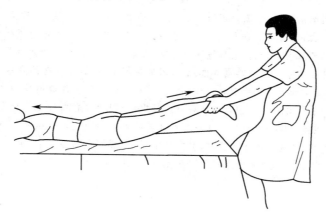

图4-60 腰部拔伸法

（六）踝关节拔伸法

受术者仰卧位，术者以一手握住其患侧的小腿下段，另一手握住其足掌前部。两手协同用力，向相反方向牵拉拔伸。或术者一手托握受术者的足跟部，一手拇指和余四指分握其足之掌背部，利用受术者自身的重量做反牵拉力，双手同时用力向下持续牵拉。在拔伸过程中，可配合进行踝关节的屈伸活动（图4-61）。

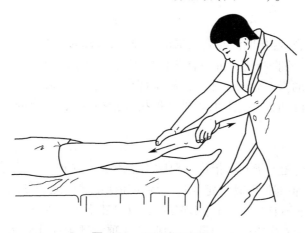

图4-61 踝关节拔伸法

【注意事项】

1. 拔伸力量宜由小到大，不可用猛力、蛮力拔伸，以免造成牵拉损伤。

2. 拔伸动作要稳而缓，用力要均匀而持续，当拔伸到一定程度后，需要一个稳定的持续牵引力。

3. 拔伸方向和力量以患者的关节生理活动范围或耐受程度而定。

【临床应用】 本法主要适用于全身各关节部，具有舒筋活血、理筋整复、松解粘连、滑利关节等作用。临床主要用于软组织损伤、骨折及关节脱位等病症的治疗。

知识链接

背 法

背法是指将受术者反背起，双足离地，牵伸腰脊椎的一种推拿手法，亦称为"反背法"。术者与受术者背靠背站立，术者双足分开与肩等宽站稳，用双肘勾套住受术者的两肘弯部，然后屈膝、弯腰、挺臀，将受术者反背起来，使其双足离地悬空，受术者头后仰，贴靠于术者背部，应全身放松，术者先利用受术者自身重量牵伸其腰脊椎，然后术者臀部施力，做小幅度的左右晃动或上下抖动等动作，当其腰部完全处于放松状态时，做一突发性的、快速的伸膝屈髋挺臀动作，以使受术者脊柱加大后伸幅度。在操作中应掌握好臀部施力的轻重，控制受术者脊柱突然加大后伸的幅度，可连续操作3次，但操作时间不宜过长。受术者腰部持续紧张、痉挛、年老体弱、有较严重的骨质增生、骨质疏松等禁用。本法适用于腰脊柱，具有整复错位、解痉止痛等作用，主要用于腰椎后关节功能紊乱、腰椎间盘突出症、急性腰肌扭伤等病症。

第七节 复 合 手 法

复合类手法是指两种或两种以上手法有机结合在一起，构成的一种新的手法。本类手法在结构上具有多种成分，手法构成成分比较复杂，操作中须将多种手法的结构及特性综合体现出来，需要反复练习，用心体会，方能真正掌握。

本节主要介绍推摩法、按揉法、拿揉法、勾点法和扫散法。

一、推摩法

由一指禅推法与四指摩法复合而成的一种手法，称为推摩法。

【动作要领】 将拇指螺纹面或桡侧偏峰着力于治疗部位，其余四指并拢，掌指部自然伸直，将四指的指面着力于相应的施术部位上，腕关节放松，前臂主动运动，使腕关节做旋转运动并同时左右摆动，以带动拇指一指禅推法，其余四指指面在施术部位上同时做摩法。

【注意事项】

1. 食指、中指、无名指和小指指面要贴于施术部位皮肤，不可悬空。

2. 在操作中，腕部的活动一定要包含旋动和摆动两种运动形式。

3. 推摩的速度不宜过快，用力不宜过大，以自然下压力为度。

【临床应用】 本法适用于胸腹部、胁肋部和项背部等面积较大部位，具有宽胸理气、化痰止咳、健脾和胃、疏肝解郁等作用，临床主要用于咳嗽、消化不良、脘腹胀痛、月经不调等病症的治疗。

二、按揉法

由按法和揉法复合而成的一种手法，称为按揉法。

【动作要领】 以单手或双手的拇指或手掌着力在受术部位由轻渐重、由浅而深地向下按压，同时带动受术部位皮肤做小幅度回旋揉动，从而进行节律性按压揉动。按中含揉、揉中寓按，宜按揉并重，刚柔并济，缠绵不绝。

【注意事项】

1. 操作时按与揉不可失之偏颇,既不可偏重于按,也不可偏重于揉。

2. 按揉法既不可过快,也不可过慢。

3. 用力重实缓和,刺激量不宜过重。

【临床应用】 本法适用于全身经穴和部位,具有行气活血、柔筋缓急、解痉止痛等作用,临床用于头痛、颈椎病、肩周炎和腰肌劳损等病症。

三、拿揉法

由拿法和揉法相结合而成的一种手法,称为拿揉法。

【动作要领】 在拿法的基础上,使拇指与其他手指在做捏、提时,增加适度的旋转揉动,使拿揉之力连绵不断地作用于施术部位,以拿为主,以揉为辅。

【注意事项】

1. 操作时要自然流畅,不可呆滞僵硬,可边拿揉边移动。

2. 指间关节不可弯曲,避免形成内扣。

3. 指面需吸定,不可出现滑动、摩擦。

【临床应用】 本法适用于四肢部及颈项部,具有活血止痛、柔筋缓急等作用,临床主要用于落枕、颈项强痛、颈椎病、四肢疲劳酸痛等病症,也是保健按摩的常用手法。

四、勾点法

由勾法和点法复合而成的一个手法,称为勾点法。本法实属指按法的临床变化应用,是用中指指端勾住治疗部位做点压。

【动作要领】

1. 中指掌指关节伸直或微屈,指间关节屈曲,使中指形如钩状,其他手指相握。以中指端勾住施术部位或穴位,掌指部主动用力,使中指端做持续点按。

2. 中指形如钩状,指间关节宜屈。

3. 除中指外其余四指要握紧,以使掌部紧张坚挺。

4. 当所需勾点的力量较小时,仅中指部施力屈曲按压即可,力量较大时,掌指部需同时用力。

5. 勾点时施力的方向应视治疗部位而定,或上或下,或左或右。

6. 点按方向应视治疗部位而定。

【注意事项】 勾点法所施的部位或穴位,多是人体不显露的部位或较隐蔽的穴位,这些部位或穴位均较敏感,不可突施暴力,要遵循点按法的施力原则进行操作。

【临床应用】 本法适用于天突、廉泉等穴位或部位,其手法的作用与操作穴位有密切关系,临床多用于舌强语謇、口噤失语、喘、咳、喉痹等病症。

五、扫散法

扫散法是指以拇指偏峰及其余四指指端在颞、枕部进行擦动的一种手法。

【动作要领】 术者以一手扶按受术者一侧头部以固定,另一手拇指伸直,以桡侧面置于额角发际头维穴处,其余四指并拢、微屈,指端置于耳后高骨处,食指与耳上缘平齐。前臂主动运动,腕关节挺劲,使拇指桡侧缘在头颞部做较快的单向擦动,范围是额角至耳上,同时,其余四指在耳后至乳突范围内快速擦动,左右两侧交替进行,每侧扫散约 50 次。

【注意事项】

1. 拇指偏峰与其余四指指端宜贴紧皮肤,但不可施用压力。

2. 以肘为支点,前臂主动运动,腕关节要保持一定的紧张度。

3. 动作宜平稳,轻度刺激。

4. 对长发者,须将手指插入发间操作,以避免牵拉头发作痛。

【临床应用】 本法适用于颞、枕部,具有清脑醒神、止痛安神等作用,临床主要用于高血压、偏头痛、神经衰弱、外感头痛等病症的辅助治疗。

(郭 翔 张训浩)

扫一扫
测一测

复习思考题

1. 何为推拿手法?推拿手法与疗效之间有何关系?

2. 如何理解推拿手法的基本要求?

3. 一指禅推法、揉法的动作要领各是什么?

4. 各部位的扳法如何操作?

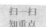
第五章

小 儿 推 拿

 学习要点

1. 小儿推拿常用基本手法和复式手法操作；
2. 小儿推拿常用推拿特定穴的定位、操作方法、作用和临床应用。

小儿推拿疗法，亦称"小儿按摩术"，是在长期的临床实践中逐渐形成的运用特定手法作用于小儿体表的穴位（特定穴），以调整脏腑、经络、气血功能达到防治小儿疾病的推拿治疗方法。

由于小儿推拿疗法具有方便易行，疗效显著等特点，而且不受设备、医疗条件的限制，患儿又可免除打针服药之痛苦，因此深受患儿及其家属的欢迎，成为儿科治疗中颇具特色的一种绿色疗法。

第一节　小儿推拿手法

小儿推拿基本手法与某些成人推拿手法在名称、操作方法、注意事项等方面并无严格的区分，如揉法、掐法、捏脊法等，只是在手法运用时，其刺激强度、节律、速率等方面存在差异。同时，由于小儿生理病理特点的特殊性，决定其手法除要遵循成人推拿手法的基本要求外，尤其强调轻快柔和，平稳着实，适达病所而止，不可竭力攻伐。小儿推拿手法与成人推拿手法的最大区别在于复式操作法。复式操作法是一种组合式手法，它既有专用名称，又有规定的操作部位、顺序及操作方法，还有特定的主治作用，为小儿推拿所特有。

由于小儿肌肤柔弱，当进行手法操作时必须配合适当的介质，一般四季常用的介质有滑石粉、水、麻油、酒精等。也可根据病情不同，选用不同介质，如寒证可用葱姜捣汁，蘸其汁进行推拿；热证可用蛋清入麻油加雄黄进行推拿；虚证可用吴茱萸汤汁等。

一、基本手法

小儿推拿手法的种类较少，清代张振鋆在《厘正按摩要术》中首次将"按、摩、掐、揉、推、运、搓、摇"列为小儿推拿八法。随着小儿推拿的发展，许多成人推拿手法也变化运用到小儿推拿疗法中来，成为小儿推拿常用手法。本节主要介绍推、揉、按、摩、捣、捏、运、拿、搓、捻、摇法 11 种常用手法。

（一）推法

以拇指或食、中指的螺纹面着力,附着在患儿体表一定的穴位或部位上,做单方向的直线或环旋移动,称为推法。

【动作要领】

1. 直推法　术者以一手握持患儿肢体,使被操作的部位或穴位固定向上;另一手拇指自然伸直,以螺纹面或其桡侧缘着力,或食、中指伸直,以螺纹面着力,通过腕指部发力,带动着力部做单方向的直线推动。频率为每分钟 220~280 次左右(图 5-1)。

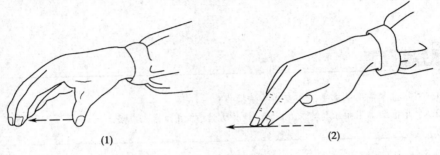

(1)　　　　　　　　　　　　　　　　(2)

图 5-1　直推法

2. 旋推法　准备式同直推法,术者以拇指螺纹面着力于一定的穴位上,拇指主动运动,带动着力部做顺时针方向的环旋移动,频率为每分钟 160~200 次(图 5-2)。

3. 分推法　术者以双手拇指螺纹面或其桡侧缘着力,通过腕部或前臂发力,带动着力部自穴位或部位的中间同时向两旁做"← →"直线或"↘↗"弧线推动。一般可连续分推 20~50 次左右(图 5-3)。

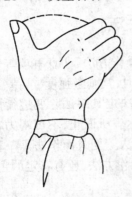　　　　　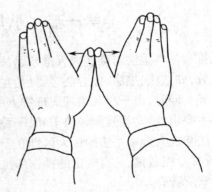

图 5-2　旋推法　　　　　　　　　图 5-3　分推法

【注意事项】

1. 直推法　拇指着力做直推时,主要通过腕部带动拇指做主动的内收和外展活动,食、中指着力做直推时,主要通过腕部带动肘部做适当的屈伸活动。操作时,动作要轻快连续,一拂而过,如拂拭尘状。操作时必须直线进行,不可歪斜。

2. 旋推法　主要通过拇指做小幅度的旋转推动。动作要轻快连续,犹如用拇指做摩法,仅在皮肤表面推动,不得带动皮下组织。要求动作协调,均匀柔和,速度较直推法稍缓慢。

3. 分推法　操作时主要通过肘关节的屈伸活动带动指、掌着力部做横向直线分推;或通过腕部和拇指掌指关节的内收、外展活动带动拇指着力部做弧线分推。双手用力均匀,动作要柔和而协调,节奏要轻快而平稳。

4. 一般需辅以介质,不可推破皮肤,注意掌握手法的方向、轻重、快慢,以求手法的补泻作用,达到预期的疗效。

【临床应用】

推法是小儿推拿的主要手法。其中直推法适用于小儿推拿特定穴中的线状穴位或五经穴,多用于头面、四肢、脊柱部;旋推法主要用于面状穴位;分推法运用于头面、胸腹、腕掌部等。本法的功能特点是推以通之,即开通关窍、疏通经络、祛除邪气、调节脏腑。临床适用于各种小儿病症治疗。

（二）揉法

以指端或螺纹面、大鱼际、掌根着力,吸定于一定的治疗部位或穴位上,做轻柔和缓的环旋运动,并带动该处的皮下组织一起揉动,称为揉法。

【动作要领】

以拇指或中指的指面,或食、中、无名指指面着力,吸定于治疗部位或穴位上,手臂不离开接触的皮肤,做轻柔和缓的小幅度、顺时针或逆时针方向的环旋揉动,带动该处的皮下组织一起揉动(图5-4)。

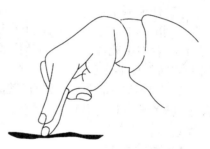

图5-4　指揉法

【注意事项】

1. 揉法在操作时,着力部不能与患儿皮肤发生摩擦运动,也不能用力下压。

2. 揉法的动作与摩法颇为相似,需注意区别,揉法着力相对较重,操作时要吸定治疗部位或穴位,并带动该处的皮下组织一起揉动;而摩法着力相对较轻,操作时仅在体表做抚摩,不带动该处的皮下组织。

【临床应用】

拇指与中指揉法适用于全身各部位或穴位,食中指揉法适用于肺俞、脾俞、胃俞、肾俞、天枢等穴位,三指揉法适用于胸锁乳突肌及脐、双侧天枢穴。揉法的功能特点是揉以散之,即具有理气导滞、活血化瘀、消肿止痛等功能,多用于胸胁腹部胀满疼痛、食积、呕吐、泄泻、痢疾、发热、便秘甚至昏迷、惊风等病症的治疗。

（三）按法

以拇指或中指的指端或螺纹面、或掌面(掌根)着力,附着在一定的穴位或部位上,逐渐用力向下按压,按而留之,称为按法。

【动作要领】

1. 指按法　分为拇指按法和中指按法。

（1）拇指按法:拇指伸直,其余四指握空拳,食指中节桡侧轻贴拇指指间关节掌侧,起支持作用,以协同助力。用拇指螺纹面或指端着力,吸定在患儿治疗穴位上,垂直用力,向下按压,持续一定的时间,按而留之,然后放松,再逐渐用力向下按压,如此一压一放反复操作。

（2）中指按法：中指指间关节、掌指关节略屈，稍悬腕，用中指指端或螺纹面着力，吸定在患儿需要治疗的穴位上，垂直用力，向下按压。余同拇指按法。

2. 掌按法　腕关节背伸，五指放松伸直，用掌面或掌根着力，附着在患儿需要治疗的部位上，垂直用力，向下按压，并持续一定时间，按而留之。余同拇指按法。

【注意事项】

1. 操作时，按压的力量要由轻到重，切忌使用暴力，以免造成组织损伤。

2. 按法结束时，不宜突然撤力，而应逐渐减轻按压的力量。

【临床应用】

指按法适用于全身各部的经络和穴位。掌按法适用于面积大而又较为平坦的部位，如胸腹部、腰背部等。按法的功能特点是按以止之，即有止痛、止呕吐、止咳嗽、止泻等功能。小儿推拿临床单独作用较少，往往与揉法组成复合手法。

（四）摩法

用食、中、无名、小指的指面或掌面着力，附着在患儿体表一定的部位或穴位上，做环形而有节律的抚摩运动，称为摩法。

【动作要领】

1. 指摩法　食、中、无名、小指四指并拢，指掌关节自然伸直，腕部微悬屈，以指面着力，附着在患儿体表一定的部位或穴位上，前臂主动运动，通过腕关节做顺时针或逆时针方向的环形摩动。

2. 掌摩法　指掌自然伸直，腕关节微背伸，用掌面着力，附着在患儿体表一定部位上，腕关节放松，前臂主动运动，通过腕关节连同着力部做顺时针或逆时针方向的环形摩动。

【注意事项】

同成人推拿手法中的摩法。但要注意小儿推拿摩法更强调轻巧、快捷，每分钟约120～150次。

【临床应用】

指摩法和掌摩法主要适用于胸腹部。摩法的功能特点是摩以解之，即疏通气机、缓解疼痛、消食导滞。临床多用于气滞、食积、腹痛等消化系统病症治疗。

（五）掐法

以拇指爪甲切掐患儿的穴位或部位，称为掐法。又称"切法""爪法""指针法"。

【动作要领】

术者手握空拳，拇指伸直，指腹紧贴在食指中节桡侧缘，以拇指端着力，吸定在患儿的穴位或部位上，逐渐用力进行切掐（图5-5）。

【注意事项】

掐法是强刺激手法之一，不宜反复长时间应用，更不能掐破皮肤。掐后常继用揉法，以缓和刺激，减轻局部的疼痛和不适感。

【临床应用】

本法适用于头面部和手足部的穴位。其功能特点是掐以醒之，即强心醒神。常用于高热、昏迷、抽搐

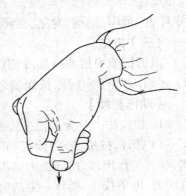

图5-5　掐法

等病症的治疗。

（六）捏法

以拇指与食、中两指或拇指与余四指的指面对称性地夹持住患儿的肌肤或肢体，相对用力挤压，并一紧一松逐渐移动者，称为捏法。

【动作要领】

1. 患儿俯卧，被捏部位裸露，术者双手呈半握拳状，拳心向下，拳眼相对，用两拇指指面吸定并顶住患儿龟尾穴两旁的肌肤，食、中指的指面前按，拇指、食指、中指三指同时用力将该处的皮肤夹持住并稍提起，然后双手交替用力，自下而上，一紧一松地挤压，并同时向前移动至大椎穴处。

2. 患儿俯坐位或俯卧位，被捏部位裸露，术者双手呈半握拳状，拳心相对，拳眼向上，食指半屈曲，用其中节的桡侧缘吸定并顶住患儿龟尾穴两旁的肌肤，拇指端前按，拇指、食指同时用力将该处的皮肤夹持住并稍提起，然后双手交替用力，自下而上，一紧一松地挤压，并同时向前移动至大椎穴处（图5-6）。

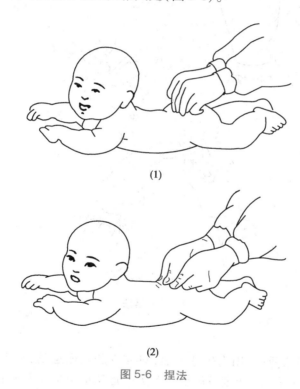

(1)

(2)

图 5-6 捏法

【注意事项】

1. 捏时要用指面着力，不能以指端着力挤压，更不能将肌肤拧转，或用指甲掐压肌肤，否则容易产生疼痛。

2. 捏拿肌肤不可过紧，以防动作呆滞不易向前推进；过松则易滑脱。用力过重也易导致疼痛，过轻又不易得气。

3. 挤压向前推进移动时需走直线，不可歪斜。

4. 捏法靠慢功奏效，不可急于求成。

【临床应用】

小儿捏法主要为捏脊,其功能特点是捏以松之,即松络行气。临床主要用于胃肠道之各种病症的治疗。同时捏脊也是一种很好的保健法。

（七）运法

以拇指螺纹面或食中指的螺纹面在患儿体表一定穴位上由此往彼做弧形或环形推动,称为运法。

【动作要领】

术者一手托握住患儿手臂,使被操作的部位或穴位平坦向上,另一手以拇指或食指、中指的螺纹面着力,轻附着在治疗部位或穴位上,做由此穴向彼穴的弧形运动或在穴周做周而复始的环形运动(图5-7)。

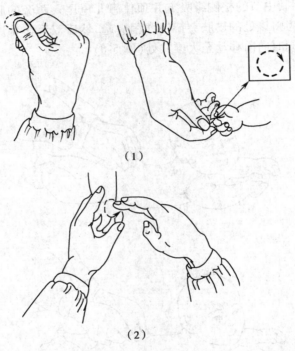

（1）

（2）

图 5-7　运法

【注意事项】

1. 用力宜轻不宜重,作用力仅达皮表,只在皮肤表面运动,不带动皮下组织。运法的操作较推法轻而缓慢,幅度较旋推法为大。运法的方向常与补泻有关,操作时应视病情需要而选用。

2. 操作频率宜缓不宜急。

3. 操作时一般可配合使用润滑剂作为介质,以保护患儿皮肤。

【临床应用】

运法的功能特点是运以祛之,即扶正祛邪。临床常用于脾肾不和或脾虚所致的泄泻、呕吐、便秘、遗尿等病症的治疗。

（八）拿法

将拇指与食、中指相对用力,连续一紧一松地拿捏起某一穴位处的肌筋,称为拿法。

【动作要领】

以拇指与食、中指的螺纹面相对用力,稍夹持住某一部位或穴位处的肌筋,并进行一紧一松的、轻重交替的、持续不断的提捏动作。

【注意事项】

1. 操作中不能用指端与爪甲内扣。

2. 操作时用力要由轻而重,缓慢增加,不可突然用力或使用暴力,更不能拿捏过久。

3. 由于拿法的刺激较强,拿后继以揉摩手法,以缓解拿后之不适。

【临床应用】

拿法主要适用于颈项、肩及四肢部等,拿法具有强心通络之功能,即拿以强之。临床主要用于小儿惊风、昏迷等危重病症的抢救,也可用于腹痛等症的治疗。

(九)搓法

以双手掌面对称性夹持住患儿肢体的一定部位,相对用力做方向相反的快速搓揉,称为搓法。

【动作要领】

患儿取坐位,术者双手的指掌面着力,附着在肢体的两侧,相对用力夹持住患儿肢体,做方向相反的快速搓揉,并作上下往返移动。

【注意事项】

1. 操作时,用力要对称而均匀,柔和而适中。不可用粗暴蛮力,以免搓伤皮肤。

2. 搓动要快,移动要慢,灵活而连续。

【临床应用】

小儿搓法主要用于四肢、胁肋部。具有调和气血,疏通经络,放松肌肉的作用。临床上常用于臂丛神经麻痹(产伤后遗症),婴儿瘫,一侧或两侧上、下肢肌肉萎缩等病症的治疗。

(十)捻法

以拇指、食指螺纹面捏住一定部位,做相对用力的往返捻动,称为捻法。

【动作要领】

患儿取坐位,以拇指与食指螺纹面或拇指螺纹面与食指中节的桡侧缘相对着力,夹捏住患儿手指部或足趾部,稍用力做对称性往返快速捻动,并可做上下往返移动。

【注意事项】

1. 捻动时,手法既不可呆滞,又不能漂浮。

2. 着力部位的皮肤与患儿被捻部位的皮肤不发生摩擦运动,但皮下组织有往返捻动感。

【临床应用】

本法主要用于手指、足趾小关节与浅表肌肉、皮肤筋结处。其功能特点同搓法。临床主要用于关节麻木、肿痛或关节屈伸不利等病症的治疗。

(十一)摇法

将患儿肢体关节做被动性的环形旋转运动,称为摇法。

【动作要领】

术者一手托握住患儿需摇动关节的近端肢体,用另一手握住患儿需摇动关节的远端肢体,做缓和的顺时针或逆时针方向的环形旋转运动。

【注意事项】

摇法注意事项同成人摇法,但小儿使用此法时尤其强调不宜使用暴力;摇动的速度不可过快。

【临床应用】

适用于肩、肘、腕及膝关节等。摇法的功能特点是摇以活之,即活利关节。

二、复式操作法

复式操作法是小儿推拿疗法中的特定操作方法,它用一种或几种手法在一个或几个穴位上按一定程序进行特殊推拿操作。复式操作法古人又称"大手术""大手法",最著名的为"十三大手法"。本节仅选择目前临床常用的几种复式操作法予以介绍。

（一）黄蜂入洞

【动作要领】

以一手轻扶患儿头部,使患儿头部相对固定,另一手食、中指的指端着力,紧贴在患儿两鼻孔下缘处,以腕关节为主动,带动着力部反复揉动50~100次(图5-8)。

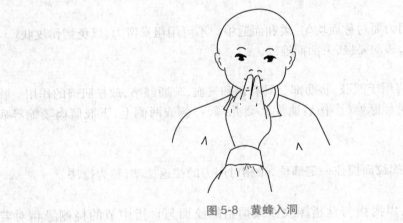

图5-8 黄蜂入洞

【临床应用】

本法具有发汗解表,宣肺通窍之功。用于治疗外感风寒,发热无汗,急慢性鼻炎、鼻塞流涕,呼吸不畅等病症。

（二）揉脐及龟尾并擦七节骨

【动作要领】

患儿仰卧位,医者用一手中指或食、中、无名指三指螺纹面着力揉脐;患儿俯卧位,医者再用中指或拇指螺纹面揉龟尾穴。最后再用拇指螺纹面自龟尾穴向上推至命门穴为补,或自命门向下推至龟尾穴为泻。操作100~300次(图5-9)。

【临床应用】

本法具有通调任督、调理肠腑、止泻导滞之功。用于治疗泄泻、痢疾、便秘等病症。

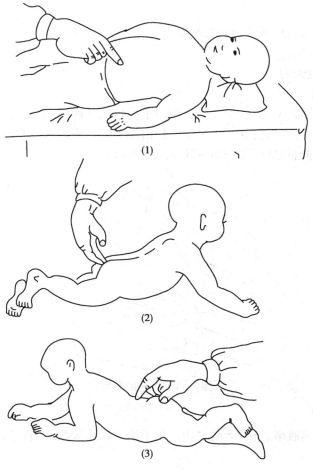

图 5-9 揉脐及龟尾并擦七节骨

（三）水底捞月

【动作要领】

患儿坐位或仰卧位,医者坐其身前。用一手握捏住患儿四指,将掌面向上,用冷水滴入患儿掌心,用另一手拇指螺纹面着力,紧贴患儿掌心并做旋转推法,边推边用口对其掌心吹凉气,反复操作 3~5 分钟(图 5-10)。

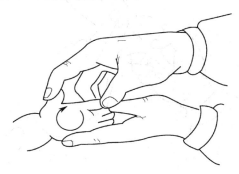

图 5-10 水底捞月

71

【临床应用】

本法大凉,有清心、退热、泻火之功。用于治疗一切高热神昏、热入营血、烦躁不安、便秘等实热病症。

（四）打马过天河

【动作要领】

患儿坐位或仰卧位,医者坐其前。用一手捏住患儿四指,将掌心向上,另一手的中指指面运内劳宫后,再用食、中、无名指三指由总筋起沿天河水打至洪池穴,或用食、中指沿天河水弹击至肘弯处,弹击20~30遍(图5-11)。

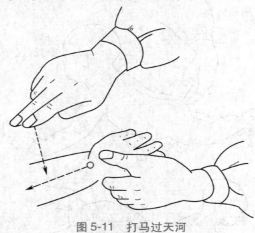

图5-11 打马过天河

【临床应用】

本法具有清热通络、行气活血之功。用于治疗高热烦躁、神昏谵语,上肢麻木抽搐等实热病症。

（五）大推天河水

【动作要领】

患儿坐位或仰卧位,医者坐其身前。用一手握住患儿四指,使患儿掌面与前臂掌侧向上,另一手食、中指螺纹面并拢,蘸水自内劳宫穴经总筋沿天河水穴向上直推至洪池穴止,呈单方向推100~200次左右(图5-12)。

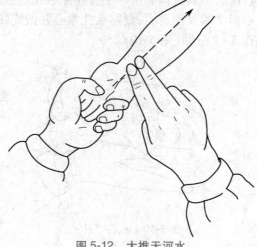

图5-12 大推天河水

【临床应用】

本法大凉,具有清热之功。用于治疗热病发热。

（六）运土入水

【动作要领】

患儿坐位或仰卧位,医者坐其身前。用一手握住患儿食、中、无名、小指四指,使掌面向上,另一手拇指外侧缘着力,自患儿脾土穴推起,沿手掌边缘,经小天心、掌小横纹,推运至小指端肾水穴止,呈单方向反复推运 100~300 次(图 5-13)。

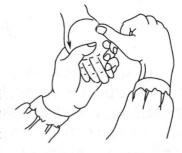

图 5-13 运土入水

【临床应用】

本法具有滋补肾水、清脾胃湿热、利尿止泻之功。用于治疗小便赤涩、频数、小腹胀满、泄泻、痢疾等病症。

（七）运水入土

【动作要领】

患儿坐位或仰卧位,医者坐其身前。用一手握住患儿食指、中指、无名指、小指四指,使掌面向上,另一手拇指外侧缘着力,自患儿肾水穴推起沿手掌边缘,经掌横纹、小天心,推运至拇指端脾土穴止,呈单方向反复推运 100~300 次左右(图 5-14)。

【临床应用】

本法具有健脾运胃、润燥通便之功。用于治疗脾胃虚弱的消化不良、食欲不振、便秘、腹胀、泻痢、疳积等病症。

（八）总收法

【动作要领】

患儿坐位,医者坐其身前。用一手食指或中指螺纹面着力,先掐、后按揉患儿肩井穴;用另一手拇指、食指、中指三指拿捏住患儿食指和无名指,屈伸患儿上肢并摇动其上肢 20~30 次左右(图 5-15)。

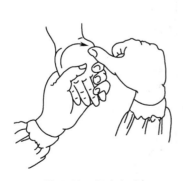

图 5-14 运水入土

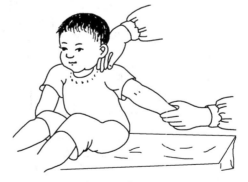

图 5-15 总收法

【临床应用】

本法具有通行一身之气血、提神之功。用于久病体虚,内伤外感诸证。推拿操作结束之前用本法收尾。

第二节　推拿特定穴

　　推拿特定穴在临床中大多数只用于儿科疾病的治疗,因此又称为小儿推拿特定穴。它们是指除十四经穴和经外奇穴以外的,只有推拿才应用的一些特定穴位。这些穴位散在分布于全身各部。不仅有"点"状,还有"线"状及"面"状,且以两手居多,正所谓"小儿百脉汇于两掌"(图 5-16~图 5-18)。特定穴是古人在长期实践中逐步探索出来的,历代医家的见解各有不同,因此一个穴名的位置互有出入,或者一个穴位有几个穴名,穴名的含义与操作方法亦众说纷纭。

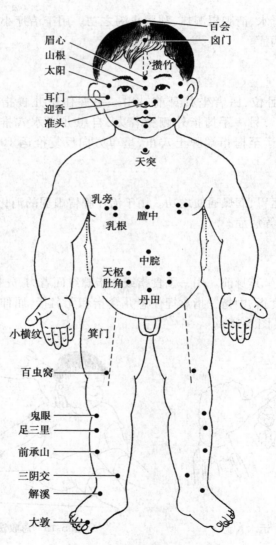

图 5-16　正面特定穴位图

本节主要介绍常用特定穴的位置、操作方法、次数（时间）、作用及临床应用。其中次数（时间）一般是作为 6 个月～1 岁左右患儿临床应用时参考。临证时尚需根据患儿年龄大小、身体强弱、病情轻重等情况进行增减。上肢部穴位，一般不分男女，习惯于推左手（亦可推右手）。操作的顺序一般是先头面，次上肢，再胸腹、腰背，最后下肢。也可根据病情轻重缓急或患儿体位而灵活掌握，不可拘泥。

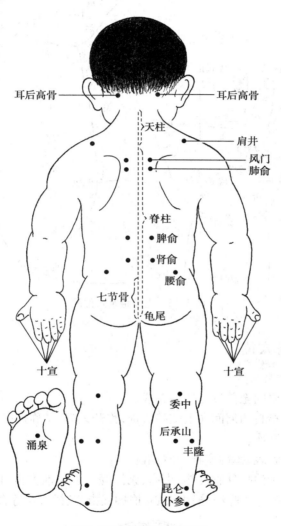

图 5-17　背面特定穴位图

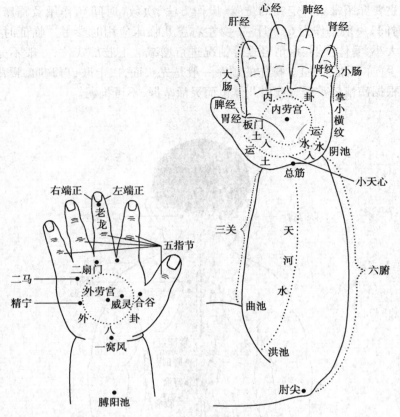

图 5-18　上肢特定穴位图

一、头面颈部穴位

1. 天门（攒竹）

【定位】　两眉之间至前发际成一直线。

【操作】　两拇指自两眉间向上交替直推,称开天门,又称推攒竹（图 5-19）。

【次数】　30~50 次。

【作用】　发汗解表,镇静安神,开窍醒神。

【应用】　常用于治疗外感发热、头痛、无汗等。多与推坎宫、揉太阳等合用;若惊悸不安、烦躁不宁,多与清肝经、捣小天心、掐揉五指节、揉百会等合用。

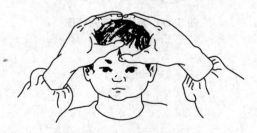

图 5-19　开天门（推攒竹）

2. 坎宫

【定位】 自眉头沿眉弓至眉梢成一线。

【操作】 两拇指自眉心向眉梢做分推,称推坎宫(图5-20),又称推眉弓。

【次数】 30~50次。

【作用】 疏风解表,醒脑明目,止头痛。

【应用】 常用于外感发热、头痛,多与推攒竹、揉太阳等合用;若用于治疗目赤痛,多与清肝经、掐揉小天心、揉肾纹、清天河水等合用。

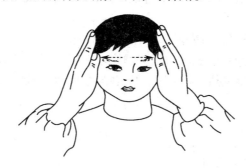

图 5-20 推坎宫

3. 太阳

【定位】 两眉外端的后方凹陷处。又有左为太阳,右为太阴之说。

【操作】 两拇指桡侧自太阳穴向耳后方推,称推太阳(推太阴太阳)。用中指端揉该穴,称揉太阳或运太阳,向眼方向为补,向耳方向为泻。

【次数】 30~50次。

【作用】 疏风解表,清热明目,止头痛。

【应用】 常用于感冒,发热,头痛,惊风,目赤痛。若外感头痛属实者用泻法;内伤头痛属虚者用补法。推太阳主要用于外感发热。

 知识链接

　　开天门、推坎宫、运太阳三者都有发汗解表、止头痛的作用,但开天门发汗力强;推坎宫长于醒神、止头痛,且能明目;运太阳能固表,善止头痛而明目。

4. 山根

【定位】 两目内眦之间,鼻梁低洼处。

【操作】 用拇指甲掐之,称掐山根。

【次数】 3~5次。

【作用】 开关通窍,醒目定神。

【应用】 主要治疗惊风、抽搐、昏迷等,多与掐人中、掐老龙等合用。同时望山根还可用于诊断疾病,如见山根穴有青筋暴露,是有惊风或脾胃虚寒。

5. 耳后高骨

【定位】 乳突后缘微下凹陷中。

【操作】 两拇指或中指端揉,称揉耳后高骨或运耳后高骨。

【次数】　30~50 次。

【作用】　疏风解表,安神除烦。

【应用】　治感冒头痛,多与推攒竹、推坎宫、揉太阳等合用;亦可治神昏烦躁,多与清肝经、清心经等合用。另外,此穴与开天门、推坎宫、运太阳合用称为"四大手法"。

6. 天柱骨

【定位】　项后,枕骨下,后发际正中至大椎成一直线。

【操作】　用拇指或食指自上而下直推,称推天柱骨。或用汤匙蘸水自上向下刮。

【次数】　推 100~500 次。

【作用】　降逆止呕,祛风散寒。

【应用】　主要治疗呕吐、恶心、外感发热、项强等。治疗呕恶多与横纹推向板门、揉中脘等合用;治疗外感发热、颈项强痛等,多与拿风池、掐揉二扇门等同用。

二、胸腹部穴位

1. 乳旁

【定位】　乳外旁开 0.2 寸。

【操作】　中指端揉,称揉乳旁。

【次数】　20~50 次。

【作用】　宽胸理气,止咳化痰。

【应用】　主要治疗胸闷、咳嗽、痰鸣、呕吐等。临床上多与揉乳根合用,以食、中两指同时操作,以加强其疗效。

2. 腹阴阳

【定位】　自中脘穴斜向两胁下软肉处,成一直线。

【操作】　用两手食、中、无名和小指指腹,或拇指指腹,自中脘同时斜下向两旁分推,称分腹阴阳,或称分推腹阴阳(图5-21)。

【次数】　100~300 次。

【作用】　消食化痰,降逆止呕。

【应用】　本穴能消食,且能降气。善治乳食停滞,胃气上逆所引起的恶心、呕吐、腹胀等症。临床常与运八卦、推脾经、按揉足三里等合用,但对脾虚泄泻者慎用。

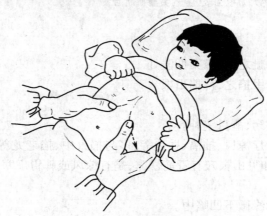

图 5-21　分推腹阴阳

3. 腹

【定位】 腹部。

【操作】 用掌心或四指在腹部做顺时针方向(或逆时针方向)的抚摩,称摩腹(图5-22)。

【次数】 500~1000次。

【作用】 消食导滞,理气和胃。

【应用】 此穴为治消化系统疾病之要穴。摩腹常与揉脐、捏脊、按揉足三里等合用,治疗小儿疳积、厌食。本穴又是小儿的保健推拿穴,与揉中脘或推中脘合用,对食积、呕吐有较好的疗效。

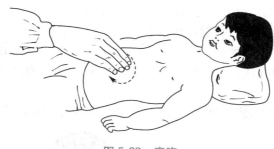

图 5-22　摩腹

4. 丹田

【定位】 小腹部(脐下2寸与3寸之间)。

【操作】 用拇指指腹或用四指指腹或揉或摩,称揉丹田或摩丹田;以拇指或掌心自脐向下直推,称推丹田。

【次数】 100~300次。

【作用】 固本培肾,温补下元,分清泌浊。

【应用】 多用于小儿先天不足,寒凝少腹及腹痛、疝气、遗尿、脱肛等症,常与补肾经、推三关、揉外劳宫等合用。揉丹田对尿潴留有一定效果,临床上常与推箕门、清小肠等合用。

5. 肚角

【定位】 脐下2寸(石门),旁开2寸之大筋。

【操作】 用拇、食、中三指做拿法,称拿肚角(图5-23);或用中指端按,称按肚角。

【次数】 3~5次。

【作用】 止腹痛。

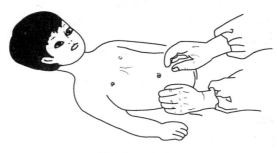

图 5-23　拿肚角

【应用】 对各种原因引起的腹痛均可应用,特别是对寒痛、伤食痛效果更好。为防止患儿哭闹影响手法的进行,可在诸手法推毕后,再拿此穴。

三、腰背部穴位

1. 脊柱

【定位】 大椎至长强成一直线。

【操作】 用食、中二指面自上而下做直推,称推脊(图5-24);用捏法自下而上称为捏脊,每捏三下再将背脊皮提一下,称为捏三提一法。

【次数】 推100~300次,捏3~5遍。

【作用】 调阴阳,理气血,和脏腑,通经络,培元气,清热。

【应用】 捏脊法是小儿保健常用主要手法之一。临床上多与补脾经、补肾经、推三关、摩腹、按揉足三里等配合应用,治疗先、后天不足的一些慢性疾病,均有一些效果。本法单用名捏脊疗法,不仅常用于小儿疳积、腹泻等病,还可应用于成人失眠、肠胃病、月经不调等。

推脊柱穴从上至下,能清热,多与清天河水、退六腑、推涌泉等合用。

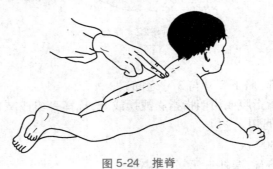

图 5-24　推脊

2. 七节骨

【定位】 第4腰椎至尾椎骨端(长强)成一直线。

【操作】 用拇指桡侧面或食、中二指面自下向上或自上向下做直推,分别称为推上七节骨和推下七节骨(图5-25)。

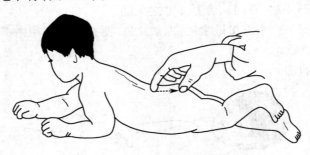

图 5-25　推下七节骨

【次数】 100~300次。

【作用】 温阳止泻,泄热通便。

【应用】 推上七节骨能温阳止泻,多用于虚寒腹泻、久痢等症。临床上常与按揉百会、揉丹田等合用,治疗气虚下陷的脱肛、遗尿等症。若属实热证,则不宜用本法,用后多令小儿腹胀或出现其他变证。

推下七节骨能泄热通便,多用于肠热便秘或痢疾等症。若腹泻属虚寒者,不可用本法,恐防滑泻。

3. 龟尾

【定位】 尾椎骨端。

【操作】 拇指端或中指端揉,称揉龟尾。

【次数】 100~300 次。

【作用】 调理大肠。

【应用】 本穴即督脉之长强穴。揉之能通调督脉之经气。穴性平和,能止泻,也能通便。多与揉脐、推七节骨配合应用,以治腹泻、便秘等症。

四、四肢部穴位

1. 脾经

【定位】 拇指桡侧缘,自指尖直至指根成一线。

【操作】 将患儿拇指屈曲,循拇指桡侧缘向指根方向直推为补,称补脾经(图5-26)。由指根向指端方向直推为清,称清脾经。补脾经,清脾经,统称推脾经。

【次数】 100~500 次。

【作用】 健脾胃,补气血;清热利湿,化痰止呕。

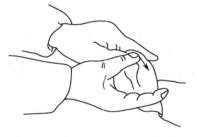

图 5-26 补脾经

【应用】 补脾经用于脾胃虚弱,气血不足而引起的食欲不振、肌肉消瘦、消化不良等症。清脾经用于湿热熏蒸、皮肤发黄、恶心呕吐、腹泻痢疾等症。小儿脾胃薄弱,不宜攻伐太甚,在一般情况下,脾经穴多用补法,体壮邪实者方能用清法。小儿体虚,正气不足,患斑疹热病时,推补本穴,可使隐疹透出,但手法宜快,用力宜重。

2. 肝经

【定位】 食指末节螺纹面。

【操作】 自指尖向食指掌面末节指纹方向直推为补。称补肝经;自食指掌面末节指纹推向指尖为清,称清肝经。补肝经和清肝经统称推肝经。

【次数】 100~500 次。

【作用】 平肝泻火,息风镇惊,解郁除烦。

【应用】 清肝经常用于惊风、抽搐、烦躁不安、五心烦热等。

肝经宜清不宜补,若肝虚宜补时则需补后加清,或以补肾经代之,称为滋肾养肝法。

3. 心经

【定位】 中指末节螺纹面。

【操作】 自指尖向中指掌面末节指纹方向直推为补,称补心经。自中指掌面末节指纹向指尖方向直推为清,称清心经。补心经和清心经统称推心经。

【次数】 100~500次。

【作用】 清心泻火,养心安神。

【应用】 清心经常用于心火旺盛而引起的高热神昏、面赤口疮、小便短赤等,多与清天河水、清小肠等合用。

本穴宜用清法,不宜用补法,恐动心火之故。若气血不足而见心烦不安、睡卧露睛等症,需用补法时,可补后加清,或以补脾经代之。

4. 肺经

【定位】 无名指末节螺纹面。

【操作】 自指尖向无名指掌面末节指纹方向直推为补,称补肺经;自无名指掌面末节指纹向指尖方向直推为清,称清肺经。补肺经和清肺经统称推肺经。

【次数】 100~500次。

【作用】 补肺益气,宣肺清热,疏风解表,化痰止咳。

【应用】 补肺经用于肺气虚损、咳嗽气喘、虚汗怕冷等肺经虚寒证。清肺经用于感冒发热及咳嗽、气喘、痰鸣等肺经实热证。

5. 肾经

【定位】 小指末节螺纹面。

【操作】 自指根向指尖方向直推为补,称补肾经;自指尖向指根方向直推为清,称清肾经。补肾经和清肾经统称为推肾经。

【次数】 100~500次。

【作用】 补肾益脑,温养下元,清下焦湿热。

【应用】 补肾经用于先天不足、久病体虚、肾虚久泻、多尿、遗尿、虚汗喘息等。

清肾经用于膀胱蕴热、小便赤涩等。临床上肾经穴一般多用补法,需用清法时,也多用小肠经代之。

6. 小肠

【定位】 小指尺侧边缘,自指尖至指根成一直线。

【操作】 自指尖直推向指根为补,称补小肠(图5-27);反之为清,称清小肠,补小肠和清小肠统称推小肠。

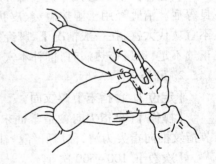

图5-27 补小肠

【次数】 100~500次。

【作用】 清利下焦湿热。

【应用】 清小肠可分清泌浊,多用于小便短赤不利、尿闭、水泻等症。若心经有热,移热于小肠,以本法配合清天河水,能加强清热利尿的作用。若属下焦虚寒,多尿、遗尿则宜用补小肠。

7. 大肠

【定位】 食指桡侧缘,自食指尖至指根成一直线。

【操作】 从食指尖直推向虎口为补,称补大肠(图5-28);反之为清,称清大肠。补大肠和清大肠统称推大肠。

【次数】 100~300次。

【作用】 涩肠固脱,温中止泻,清利肠腑,除湿导滞。

【应用】 补大肠多用于虚寒腹泻、脱肛等病症。清大肠多用于湿热、积食滞留肠道,身热腹痛、痢下赤白、大便秘结等症。

本穴又称指三关,尚可用于诊断。

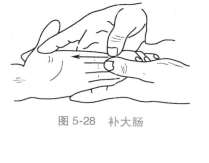

图 5-28 补大肠

8. 肾纹

【定位】 手掌面,小指第 2 指间关节横纹处。

【操作】 中指或拇指端按揉,称揉肾纹。

【次数】 100~500 次。

【作用】 祛风明目,散瘀结。

【应用】 揉肾纹主要用于目赤肿痛,或热毒内陷、瘀结不散所致的高热、呼吸气凉、手足逆冷等症。

9. 肾顶

【定位】 小指顶端。

【操作】 以中指或拇指端按揉,称揉肾顶。

【次数】 100~500 次。

【作用】 收敛元气,固表止汗。

【应用】 揉肾顶对自汗、盗汗或大汗淋漓不止等症均有一定的疗效。

10. 四横纹

【定位】 掌面食、中、无名、小指第 1 指间关节横纹处。

【操作】 拇指甲掐揉,称掐四横纹;四指并拢从食指横纹处推向小指横纹处,称推四横纹。

【次数】 掐各 5 次,推 100~300 次。

【作用】 解热除烦,散瘀结;调中行气,和气血,消胀满。

【应用】 临床上多用于腹胀、疳积、气血不和、消化不良等病证。常与揉中脘、补脾经等合用。也可用毫针或三棱针点刺本穴出血以治疗疳积,亦有疗效。

11. 小横纹

【定位】 掌面食、中、无名、小指掌指关节横纹处。

【操作】 以拇指甲掐,称掐小横纹;拇指桡侧缘推,称推小横纹。

【次数】 掐各 5 次,推 100~300 次。

【作用】 清热,散结,消胀。

【应用】 推掐本穴主要用于脾胃热结、口唇糜烂及腹胀等。临床上用推小横纹治疗肺部干性啰音,有一定疗效。

12. 掌小横纹

【定位】 掌面小指根下,尺侧掌纹头。

【操作】 中指或拇指端按揉,称揉掌小横纹(图 5-29)。

【次数】 100~500 次。

【作用】 清热散结,宽胸宣肺,化痰止咳。

【应用】 主要用于喘咳、口舌生疮等,为治疗百日咳、肺炎的要穴。临床上用揉掌小横纹治疗肺部湿性啰音,有一定疗效。

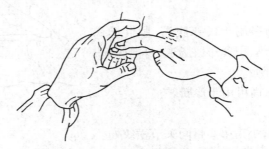

图 5-29 揉掌小横纹

13. 胃经

【定位】 拇指掌面近掌端第 1 节。

【操作】 自拇指掌面横纹向拇指根方向直推为补,称补胃经;反之为清,称清胃经。补胃经和清胃经统称推胃经。

【次数】 100~500 次。

【作用】 健脾胃,助运化;清中焦湿热,和胃降逆,泻胃火,除烦止咳。

【应用】 清胃经多与清脾经、推天柱骨、横纹推向板门等合用,治疗脾胃湿热,或胃气不和所引起的上逆呕恶等症;若胃肠湿热、脘腹胀满、发热烦渴、便秘纳呆,多与清大肠、推六腑、揉天枢、推下七节骨等合用。

补胃经多与补脾经、揉中脘、摩腹、按揉足三里等合用,治疗脾胃虚弱、消化不良、纳呆腹胀等。

14. 板门

【定位】 手掌大鱼际之平面。

【操作】 指端揉,称揉板门或运板门(图 5-30);用推法自拇指根推向腕横纹,称板门推向横纹(图 5-31);反之,称横纹推向板门。

【次数】 揉、推各 100~300 次。

【功效】 健脾和胃,消食化滞,止泻止呕。

【应用】 揉板门多用于乳食停积,食欲不振,或嗳气、腹胀、腹泻、呕吐等病症,常与推脾经、运八卦、分腹阴阳等合用。板门推向横纹能止泻,可配合推大肠、补脾经等。横纹推向板门能止呕,可配合分腹阴阳、运八卦等。

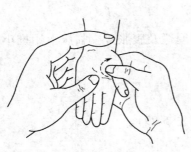

图 5-30 揉板门

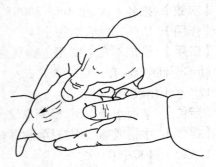

图 5-31 板门推向横纹

15. 小天心

【定位】 手掌大、小鱼际交界处之凹陷中。

【操作】 中指端揉,称揉小天心;拇指甲掐,称掐小天心;以中指尖或屈曲的指间关节捣,称捣小天心。

【次数】 揉100~300次,掐、捣各5~20次。

【功效】 清热,镇惊,利尿,明目。

【应用】 揉小天心用于心经有热而致目赤肿痛、口舌生疮、惊惕不安或心经有热,移热于小肠而见小便短赤等症。此外对新生儿硬皮症、黄疸、遗尿、水肿、疮疖、痘疹欲出不透亦有效。掐、捣小天心主要用于惊风抽搐、夜啼、惊惕不安等症。若见惊风翻眼、斜视,可配合掐老龙、掐人中、清肝经等。

16. 内劳宫

【定位】 掌心中,屈指时中指与无名指之间中点。

【操作】 中指端揉,称揉内劳宫;用拇指指腹自小指根起掐运,经掌小横纹、小天心至内劳宫,称运内劳宫(水底捞明月)。

【次数】 揉100~300次,运10~30次。

【功效】 清热除烦,退虚热。

【应用】 揉内劳宫用于心经有热而致口舌生疮、发热、烦渴等症,多配合清心经、清天河水。运内劳宫为运掌小横纹、揉小天心的复合手法,对心、肾两经虚热最为适宜。

17. 内八卦

【定位】 手掌面,以掌心为圆心,以从圆心至中指根距离的2/3为半径画圆,八卦穴的八个方位即在此圆周上,顺时针依次为乾、坎、艮、震、巽、离、坤、兑(对小天心者为坎,对中指指根者为离,在拇指侧半圆中点者为震,在小指侧半圆中点者为兑)。

【操作】 以拇指自乾向坎经艮运至兑为一边,称顺运八卦。反之称逆运八卦。在运至离时都要轻轻而过,二者合称运内八卦(图5-32)。每四卦一运,如自乾向坎经艮至震,称分运八卦。

【次数】 100~300次。

【功效】 宽胸利膈,理气化痰,行滞消食。

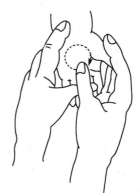

图5-32 运内八卦

【应用】 顺运八卦性平和,善开胸膈、除气闷、消胀满,治疗胸膈不利、伤乳食、胸闷、腹胀等,常与推脾经、掐揉四横纹、运板门、推揉膻中、分腹阴阳、按弦走搓摩等法合用。用于痰鸣、咳嗽等多与揉膻中、推脾经、推肺经等法合用,以止咳化痰。逆运八卦能降气平喘,用于痰喘、呕吐等,多与推天柱骨、推揉膻中等法合用。分运八卦则根据分运卦的部位不同而治疗作用各异。

18. 运土入水,运水入土

【定位】 手掌面,大指根至小指根,沿手掌边缘成一弧形曲线。

【操作】 以拇指自拇指根沿手掌边缘,经小天心推运至小指根,称运土入水(图5-33);反之,称运水入土(图5-34)。

【次数】 推运100~500次。

【功效】 清脾胃湿热,利尿止泻;健脾助运,润燥通便。

【应用】 运土入水常用于新病、实证,如因湿热内蕴而见少腹胀满、小便赤涩、泄泻痢疾等,可与清脾经、清胃经、推大肠等合用。运水入土多用于因脾胃虚弱之完谷不化、腹泻痢疾、疳积、便秘等症,可配合补脾经、推三关、捏脊等。

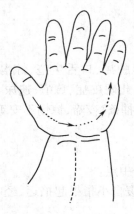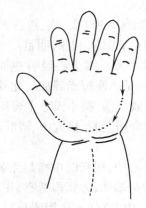

图 5-33 运土入水   图 5-34 运水入土

19. 总筋

【定位】 掌后腕横纹中点。

【操作】 用中指端按揉之,称揉总筋;用拇指甲掐,称掐总筋。

【次数】 揉 100~300 次,掐 3~5 次。

【功效】 清心经热,散结止痉,通调周身气机。

【应用】 揉总筋临床多与清天河水、清心经配合,治疗口舌生疮、潮热、夜啼等实热证。操作时手法宜快,并稍用力。治疗惊风抽搐多用掐法。

20. 大横纹

【定位】 仰掌,掌后横纹。近拇指侧为阳池;近小指侧为阴池。

【操作】 两拇指自掌后横纹(总筋)中点向两侧分推,称分推大横纹,又称分阴阳;自两侧(阴池、阳池)向总筋合推,称合阴阳。

【次数】 推 30~50 次。

【功效】 平衡阴阳,调和气血,行滞消食,行痰散结。

【应用】 分阴阳多用于阴阳不调、气血不和而致寒热往来、烦躁不安以及乳食停滞、腹胀、腹泻、呕吐等症。治疗痢疾亦有疗效。但在操作时,实热证,阴池宜重分推;虚寒证,阳池宜重分推。合阴阳多用于痰结咳喘、胸闷等症,若配合揉肾纹、清天河水能加强行痰散结的作用。

21. 端正

【定位】 中指甲根两侧赤白肉际处,桡侧称左端正,尺侧称右端正。

【操作】 用拇指甲掐称掐端正,用拇指螺纹面揉称揉端正。

【次数】 掐 5 次,揉 30~50 次。

【功效】 升阳止泻,降逆止呕。

【应用】 揉右端正能降逆止呕,可配合运八卦、推脾经等;揉左端正功能提升,主要用于水泻、痢疾等,可配合推脾经、推大肠。掐端正多用于治疗小儿惊风,常与掐老龙、清肝经等合用。同时本穴对鼻衄有效,可用细绳由中指第 3 横纹起扎至指端(不可太紧),扎好后患儿静卧即可。

22. 老龙

【定位】 在中指背,距指甲根中点 0.1 寸许。

【操作】 以拇指甲掐之,继而揉之,称掐老龙(图 5-35)。

【次数】 掐 3~5 次。

【功效】 息风镇惊,开窍醒神。

【应用】 本穴主要用于急救。若小儿急惊暴死或高热抽搐掐之知痛有声音,一般可治;不知痛而无声音,一般难治。

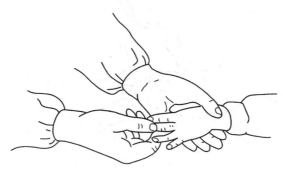

图 5-35 掐老龙

23. 二扇门

【定位】 手背中指根两侧凹陷处。

【操作】 以拇指甲掐,称掐二扇门;以拇指偏峰按揉,称揉二扇门。

【次数】 掐 5 次,揉 100~500 次。

【功效】 发汗透表,解热平喘。

【应用】 掐、揉二扇门是发汗的有效穴,揉时要稍用力,速度宜快,多用于风寒外感。本法与揉肾顶、补脾经、补肾经等配合应用,适用于平素体虚外感者。

24. 五指节

【定位】 手背五指第 1 指间关节。

【操作】 以拇指甲掐,称掐五指节;以拇、食指揉搓称揉五指节。

【次数】 各掐 3~5 次,各揉 30~50 次。

【功效】 安神镇惊,祛风痰,通关窍。

【应用】 掐五指节主要用于惊惕不安、惊风等症,多与清肝经、掐老龙等合用;揉五指节主要用于胸闷、痰喘、咳嗽等症,并多与运内八卦、推揉膻中等合用。

25. 二马

【定位】 手背第 4、5 掌指关节后陷中。

【操作】 以拇指端揉,称揉二马;以拇指甲掐,称掐二马。

【次数】 揉 100~500 次,掐 3~5 次。

【功效】 滋阴补肾,顺气散结,利水通淋。

【应用】 临床上用揉法为多,主要用于阴虚阳亢、潮热烦躁、牙痛、小便赤涩淋漓等。用本法治体质虚弱、肺部感染、有干性啰音者配揉小横纹;有湿性啰音者配揉掌小横纹,多揉之有一定疗效。

26. 威灵

【定位】 手背第2、3掌骨歧缝间。

【操作】 以拇指甲掐,称掐威灵(图5-36)。

【次数】 掐5次或醒后即止。

【功效】 开窍醒神。

【应用】 主要用于急惊暴死、昏迷不醒的急救。

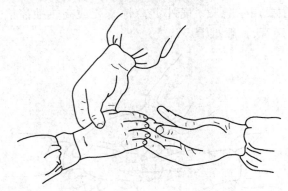

图5-36 掐威灵

27. 精宁

【定位】 手背第4、5掌骨歧缝间。

【操作】 用拇指甲掐,称掐精宁(图5-37)。

【次数】 掐5~10次。

【功效】 行气、破结、化痰。

【应用】 多用于痰食积聚、气吼痰鸣、干呕、疳积等症。本法于体虚者慎用,必须应用时,多与补脾经、推三关、捏脊等同用,以免克削太甚,元气受损。用于急惊昏厥时,本法多与掐威灵配合,能加强开窍醒神的作用。

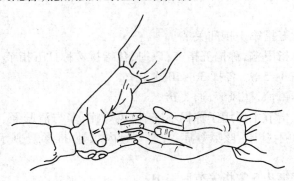

图5-37 掐精宁

28. 一窝风

【定位】 手背腕横纹之中点凹陷中。

【操作】 用中指或拇指端揉,称揉一窝风(图5-38)。

【次数】 100~300次。

【功效】 温中行气,发散风寒,通经络,利关节。

【应用】 本穴善止腹痛,常用于受寒、食积等原因引起的腹痛,多与拿肚角、推三关、揉中脘等合用。本法对寒滞经络引起的痹痛或感冒风寒等也有效。

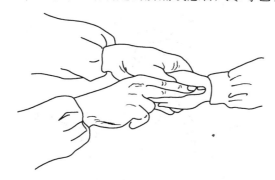

图 5-38 揉一窝风

29. 膊阳池

【定位】 手背一窝风上 3 寸处。

【操作】 以拇指端揉,称揉膊阳池;以拇指甲掐,称掐膊阳池。

【次数】 揉 100~300 次,掐 3~5 次。

【功效】 通大便,利小便,止头痛。

【应用】 多揉本穴治疗大便秘结有显效,但大便滑泻者禁用;用于感冒头痛或小便赤涩短少,多与其他解表、止痛、利尿的穴位同用。

30. 三关

【定位】 前臂桡侧,自腕横纹至肘横纹成一直线。

【操作】 用拇指桡侧面或食、中指指面自腕推向肘称推三关(图 5-39);屈患儿拇指,自拇指外侧端推向肘,称大推三关。

【次数】 100~300 次。

【功效】 温阳散寒,发汗解表,益气活血。

【应用】 本穴性温热,主治一切虚寒证,对非虚寒证者宜慎用。临床上用于治疗气血虚弱,命门火衰,下元虚冷,阳气不足引起的四肢厥冷、面色无华、食欲不振、疳积、吐泻等症,多与补脾经、揉丹田、捏脊、摩腹等合用。

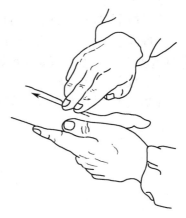

图 5-39 推三关

对感冒风寒、怕冷无汗或疹出不透等症,多与清肺经、推攒竹、掐揉二扇门等合用。此外,对疹毒内陷、黄疸、阴疸等病亦有疗效。

31. 六腑

【定位】 前臂尺侧,自肘横纹至腕横纹成一直线。

【操作】 用拇指桡侧面或食、中指指面自肘推向腕称推六腑(图 5-40)或退六腑。

【次数】 100~300 次。

【功效】 清热、凉血、解毒。

【应用】 本穴性寒凉,对温病邪入营血、脏腑郁热积滞、壮热烦渴、腮腺炎等实热证均可应用。本穴与补脾经合用有止汗的效果。若患儿平素大便溏薄、脾虚泄泻,慎用本法。

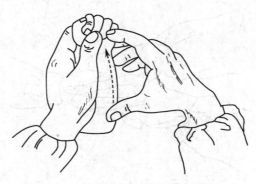

图 5-40 退六腑

知识链接

本法与推三关为大热大凉之法,可单用,亦可合用。若患儿气虚体弱,畏寒怕冷,可单用推三关;如高热烦渴、发斑等可单用退六腑。而两穴合用能平衡阴阳,防止大凉大热,伤其正气。如寒热夹杂,以热为主,则可以退六腑三数,推三关一数之比推之;若以寒为主,则可以推三关三数,退六腑一数之比推之。

32. 天河水

【定位】 前臂掌侧正中,自腕横纹至肘横纹成一直线。

【操作】 用食、中二指指面自腕推向肘,称清(推)天河水(图5-41);用食、中二指蘸水自腕横纹处,一起一落如弹琴状至肘横纹,同时一面用口吹气随之,称打马过天河。

【次数】 100~300 次。

【功效】 清热解表,泻火除烦。

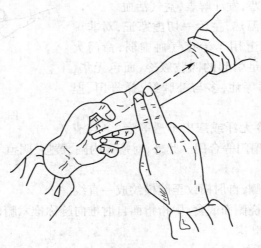

图 5-41 清天河水

【应用】 本穴性微凉,较平和,主要用于治疗热性病证,清热而不伤阴。多用于五心烦热、口燥咽干、唇舌生疮、夜啼等症;对感冒发热、头痛、恶风、汗微出、咽痛等外感风热者,常与推攒竹、推坎宫、揉太阳等合用。

打马过天河清热之力大于清天河水,多用于实热、高热。

33. 箕门

【定位】 大腿内侧,膝内上缘至腹股沟成一直线。

【操作】 用食、中二指指腹自膝内上缘推至腹股沟,称推箕门。

【次数】 100~300 次。

【功效】 利尿。

【应用】 推箕门性平和,有较好的利尿作用,对于尿潴留多与揉丹田、按揉三阴交等合用。也可用于小便赤涩不利,多与清小肠等合用。

34. 涌泉

【定位】 屈趾,足掌心前正中凹陷中。

【操作】 用拇指面向足趾方向直推称推涌泉;用指端揉,称揉涌泉(图5-42)。

【次数】 50~100 次。

【功效】 引火归原,退虚热,止吐泻。

【应用】 推涌泉能引火归原、退虚热。主要用于五心烦热、烦躁不安等,常与揉二马、运内劳宫等合用。配合退六腑、清天河水亦能退虚热。揉涌泉能止吐泻,左揉止吐,右揉止泻。

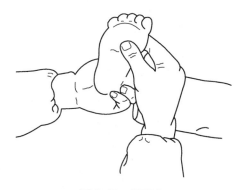

图 5-42 揉涌泉

(曹 育)

 复习思考题

1. 试述打马过天河的操作和临床应用。

2. 什么是推拿特定穴? 其形态和分布有何特点? 特定穴与十四经穴的联系和区别是什么?

3. 何谓头面部"四大手法"? 试比较其功能与临床应用。总结临床上用于治疗小儿外感发热的小儿推拿手法。

4. 试比较五经穴在操作方向上的异同。

5. 试述小儿推拿在儿童康复中的应用。

扫一扫
测一测

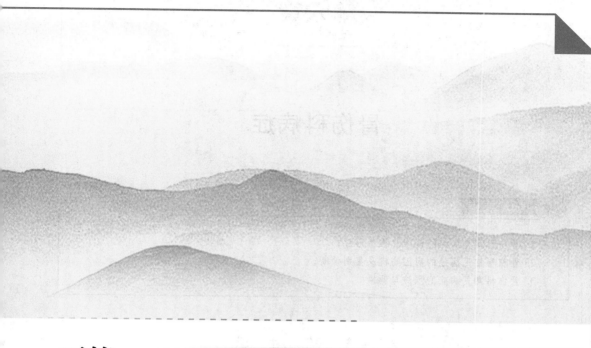

下篇

治 疗 篇

第六章

骨伤科病症

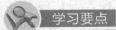

1. 骨伤科常见病症的诊断及推拿治疗;
2. 骨伤科常见病症的病因病机及鉴别诊断;
3. 骨伤科常见病症的预防与调摄。

第一节 颈 椎 病

颈椎病是指颈椎间盘退行性变及其继发病理性改变,直接或间接刺激、压迫颈部的神经根、脊髓、椎动脉及交感神经等组织结构,引起相应的临床症状。根据本病的临床表现,通常将其分为颈型、神经根型、脊髓型、椎动脉型、交感神经型和混合型颈椎病。

中医学认为,本病与劳损、肝肾亏虚、风寒侵袭、经筋脉络失和等有关,属于中医学"痹证""眩晕""痿证"等范畴。

【病因病机】

颈椎位于头部、胸部与上肢之间,又是脊柱椎骨中体积最小,但灵活性最大、活动频率最高、负重较大的节段,由于承受各种负荷、劳损,甚至外伤,所以易发生退行性变。

颈椎退行性变及其继发性改变是颈椎病的发病基础。其病理学改变及临床特点是:

(一)颈型颈椎病

颈椎处于退行性变的早期,可有纤维环的部分损伤、椎间盘组织的轻度膨出以及椎骨骨质轻度增生。此阶段的病理改变虽然尚未对神经、血管等组织产生实质性压迫,但可刺激分布于其间的椎窦神经,导致相应肌肉处于持续紧张状态,出现该区域的肌紧张性疼痛。由于颈椎稳定性下降,在日常生活中易造成椎旁软组织损伤和颈椎活动节段错位。

(二)神经根型颈椎病

可见钩椎关节增生、关节突骨赘形成并与损伤肿胀的软组织共同形成混合性突出物。脊神经根受到机械压迫和化学刺激的双重伤害,产生典型的放射性神经痛。颈椎椎骨错缝与神经根的伤害可存在直接的因果关系,错位椎骨使一侧椎间孔的上下径变窄而进一步加剧放射性神经痛症状。

（三）脊髓型颈椎病

可见椎间盘膨出、椎体后缘骨赘形成、椎体向后下滑移、黄韧带增厚和椎管内软组织肿胀,并共同形成混合性突出物,脊髓受到压迫,出现下肢无力、步态不稳、肌张力增高、腱反射亢进及病理反射呈阳性等症状和体征。

（四）椎动脉型颈椎病

可见椎体后外缘和钩突的骨质增生,椎动脉受压而导致椎动脉长期供血不足或椎动脉供血短暂性阻断;或由于上位颈椎错位使骨性横突孔组成的非连续性管道发生扭转而引起椎动脉扭曲,或因椎动脉的交感神经丛受刺激引起动脉终末支痉挛而导致脑干、小脑、大脑枕叶等椎动脉供血区缺血,出现慢性持续性眩晕或发作性剧烈眩晕为主的临床症状。

（五）交感神经型颈椎病

可见椎体骨质增生的骨赘、痉挛的椎前肌群及炎症介质刺激颈交感神经纤维,引起交感神经紧张性的异常增高或抑制,出现相应区域内腺体、血管、内脏功能活动的失调性临床症状。

（六）混合型颈椎病

具有以上两型或两型以上症状者。通常是以其中一型为主,伴有其他型的部分表现。

【诊断】

颈椎病的诊断,主要依据临床症状、体格检查和 X 线等辅助检查结果。

（一）颈型颈椎病

1. 颈项部出现肌紧张性疼痛,或反复出现"落枕"现象。

2. 颈部容易感到疲劳,部分患者肩胛骨内上角和内侧缘常有酸胀疼痛感。

3. 颈夹肌、半棘肌、斜方肌等肌张力增高或有压痛;颈部前屈、旋转幅度减小。

4. 神经系统检查时,没有发现明确的定位体征。

5. X 线平片可见骨质增生等退行性变征象。

（二）神经根型颈椎病

1. 有颈型颈椎病的部分症状和体征。

2. 颈、肩和上肢的放射性疼痛,临床上往往呈现急性发作或慢性疼痛急剧加重的特点。

3. 受压神经根支配区的皮肤痛觉过敏或减退、肌力减弱。

4. 颈椎向患侧的旋转和侧屈活动明显受限,并可导致放射性神经痛加重。

5. 臂丛神经牵拉试验、叩顶试验和椎间孔挤压试验呈阳性反应,有时可见患肢肱二头肌或肱三头肌腱反射减弱。

6. X 线平片可见椎间孔狭小,与受害神经相对应的活动节段存在退行性变征象(图 6-1)。

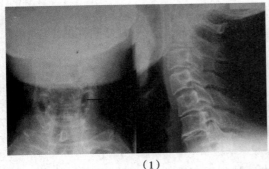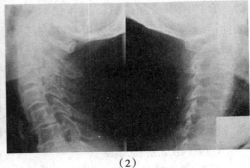

（1）　　　　　　　　　　　　　　　（2）

图 6-1　颈椎 X 线片

（三）脊髓型颈椎病

1. 有颈型颈椎病的部分症状和体征。

2. 双下肢呈现波浪性、进行性的麻木和运动障碍。患者感觉下肢无力、行走不稳、步态笨拙和"脚踩棉花"样感觉。

3. 上肢症状不典型，主要是沉重无力，神经根性疼痛并不多见。

4. 一般有痛、温觉感觉障碍，而触觉正常或轻度障碍；感觉障碍往往呈下肢较重而躯干较轻的不平衡现象。

5. 体检见下肢肌张力增高、肌力减退，膝、踝反射亢进，可见髌阵挛和踝阵挛，巴宾斯基征、霍夫曼征等呈阳性。

6. X 线检查可见椎体后缘有明显的骨赘和（或）椎体沿关节突斜面向后下方的滑脱，要确定是否存在颈部脊髓的机械性压迫需行 CT 或 MRI 检查（图 6-2，图 6-3）。

（四）椎动脉型颈椎病

1. 有颈型颈椎病的部分症状和体征。

2. 慢性持续性眩晕，或发作性剧烈眩晕是本型颈椎病的主要症状，且眩晕等椎动脉供血不足症状，常与头、颈的位置有关。

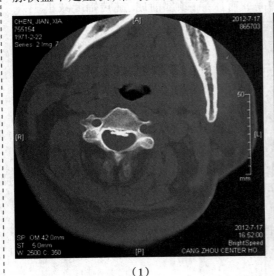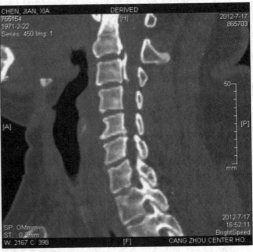

（1）　　　　　　　　　　　　　　　（2）

图 6-2　颈椎 CT

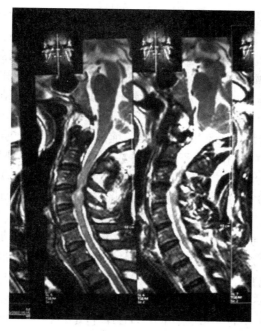

图 6-3　颈椎 MRI

3. 常可伴有精神萎靡、乏力、嗜睡、耳鸣、耳聋、视力降低等症状。

4. 经颅彩色多普勒(TCD)提示椎动脉血流减少征象,对椎动脉型颈椎病具有特殊的诊断意义。

5. 椎动脉造影对本型颈椎病有积极的指导意义。

（五）交感神经型颈椎病

1. 有颈型颈椎病的部分症状和体征。

2. 慢性头痛是本型颈椎病的主要症状,头痛常常呈持续性,部位主要是在眼窝和眉弓处。

3. 交感神经紧张性异常,累及内脏器官时可出现眼珠疼痛,或恶心、呕吐,或咽喉不适、干渴和异物感,或嗳气,或胸前区憋闷、心悸怔忡等症状,少数患者可引起血压升高。

4. 如患者出现"类冠心病综合征"时,心电图提示窦性心律不齐、室性期前收缩、阵发性心动过速等异常心电活动。

5. X 线平片可见椎体骨质增生或骨赘形成等颈椎退行性变征象。

【鉴别诊断】

临床上诊断颈椎病时,常需与有相似症状的疾病,以及骨折、脱位、结核和肿瘤等作鉴别。其中,颈型颈椎病常需与落枕、寰枢关节半脱位、项背肌筋膜炎等鉴别;神经根型颈椎病常需与胸廓出口综合征、颈椎间盘突出症等鉴别;脊髓型颈椎病常需与颈椎间盘突出症、脊髓肿瘤、脊髓损伤等鉴别;椎动脉型颈椎病常需与贫血、高血压、梅尼埃病等鉴别;交感神经型颈椎病常需与眼球屈光不正、咽喉炎、冠心病等鉴别。

1. 寰枢关节半脱位　包括因咽喉部炎症所致的自发性寰枢关节半脱位和外伤后寰枢关节脱位治疗不当所致的外伤性寰枢关节半脱位。本病可见头后枕及颈部疼痛,以胀痛多见,伴颈椎屈伸等活动障碍;X线的侧位和张口位平片提示寰枢关节解剖位置异常。

2. 项背肌筋膜炎 又称项背纤维织炎或肌肉风湿症,指筋膜、肌肉、肌腱和韧带等软组织的无菌性炎症。本病可见项背部斜方肌、菱形肌僵硬和疼痛,并与寒冷和劳累关系密切;局部肌张力增高,广泛压痛,常触及皮下肌筋膜小结,并引发明显疼痛和背部与肩胛部的牵掣样痛。

3. 胸廓出口综合征 包括颈肋综合征、前斜角肌综合征、肋锁综合征、过度外展综合征等。是指臂丛神经和锁骨下动、静脉在胸腔出口部和胸小肌喙突附着部受压所引起的综合征。可因颈肋、前斜角肌附着部肥大、前中斜角肌先天性不分离等,致胸廓出口狭窄,臂丛神经和锁骨下动、静脉受到挤压而引起。临床常见单侧上肢的放射性疼痛、麻木或有寒凉感,并以患臂持重物或上举时症状加重为主,阿德森试验阳性。若前中斜角肌局部紧张或痉挛,并存在压痛伴有上肢放射性疼痛,则为前斜角肌综合征;若X线平片可见第7颈椎横突过长或颈肋形成征象,结合症状即可明确诊断。

4. 颈椎间盘突出症 指颈椎间盘在发生退行性变的基础上,纤维环部分或完全断裂,髓核及纤维环突出,压迫脊髓或颈脊神经根,出现相应支配区域症状和体征的病症。多无明显外伤史,中青年多见;有下肢无力、行走不稳、步态笨拙和"脚踩棉花"样感觉等症状;有下肢肌张力增高、肌力减退、膝踝反射亢进,髌踝阵挛及病理反射呈阳性。X线检查不见明显的骨质增生或骨赘形成等颈椎退行性变征象;CT或MRI检查可见明显的椎间盘突出征象,并可明确突出的部位和程度。

5. 骨折和脱位 有明显外伤史,X线检查即可明确诊断,必要时可做CT检查。

6. 结核有结核病史,有低热、咳嗽、盗汗、贫血等症状,X线检查可明确诊断。

7. 肿瘤 有肿瘤病史,有低热、贫血或身体虚弱等症状,X线或CT或MRI检查可明确诊断。

【推拿治疗】

1. 目的 松解颈部肌肉紧张、痉挛,调整颈椎解剖生理功能,恢复颈椎动静力平衡。

2. 治则 舒筋活血,理筋整复。

3. 部位和穴位 部位以颈项部、枕后部、肩胛部、颈横突后结节等为主;穴位以风池、颈夹脊、天鼎、肩井、天宗、阿是穴等为主。

4. 手法 常选用一指禅推法、滚法、推法、拿法、按揉法和拔伸法等。

5. 基本操作 患者坐位。

(1)在颈项部和肩背部施以一指禅推法、滚法和按揉法等手法,重点刺激阿是穴、风池、颈夹脊、肩井、天宗等穴位,并配合头颈部小幅度的被动活动。

(2)当颈、肩、背部肌肉放松后施以颈椎拔伸等调整手法,重点是颈椎处于适当的拔伸状态并适当地小幅度旋摇颈椎。

(3)在两侧风池穴、两侧颈夹脊穴和两侧肩井穴分别施以拿法,并沿风池、颈夹脊、肩井由上向下用指和掌于两侧顺势分推。

6. 辨证加减

(1)颈型颈椎病:颈和肩胛骨内上角或内侧缘的酸楚疼痛感、紧张牵拉感较明显者,在压痛的节段至肩胛部的疼痛、牵拉感处,施以拇指按揉法或一指禅推法,重点是阿是穴等敏感点的手法操作。

（2）神经根型颈椎病：上肢疼痛或麻木较明显者，沿上肢放射性神经痛路线，循手三阴、手三阳经取穴行推拿手法操作，重点是在能刺激到神经、血管或肌腱的敏感穴位处施以拇指按揉法或一指禅推法。对患侧上肢施以搓法和抖法。

（3）脊髓型颈椎病：慎用或不用基本操作中的颈椎调整手法。于颈肩和上下肢施以一指禅推法、按揉法、滚法、推法和拿法等刺激性手法，重点是放松颈、肩和上肢肌肉并改善下肢肌肉痉挛。

（4）椎动脉型颈椎病：颈椎曲度异常或颈椎骨错缝较明显者，可适当强化颈部的松解手法和颈椎调整手法，重点是颈部后伸肌群松解和颈椎拔伸法操作，颈椎拔伸法可间隔一段时间重复使用。

伴有精神萎靡、乏力、嗜睡、耳鸣、耳聋、视力降低等症状者，于两颞和前额为主的头面部施以一指禅推法、按揉法、推法和拿法等刺激性手法，重点是以轻快柔和的手法刺激太阳、睛明、攒竹、四白和风池等敏感穴，和开天门、分阴阳、拿头顶及颈项等手法的规范操作。

颈部斜角肌肌群紧张者，重点在局部施以轻柔的一指禅推法、按揉法或拇指弹拨法，并配合颈部小幅度左右旋转和向对侧侧屈及后伸的被动活动。

钩椎关节退行性变明显者，在颈椎向对侧侧屈5°~8°下于颈椎横突后结节处施以一指禅推法、按揉法或拇指弹拨法，重点是对敏感点的手法操作要轻快柔和而具有深透感。

（5）交感神经型颈椎病：在基本操作基础上，常于颈前气管两侧深部的椎前肌群，施以一指禅推法、按揉法或拇指弹拨法，并配合颈部后伸被动活动，重点是敏感点手法操作轻快、柔和并达到手法力的深透，使椎前肌群肌肉放松。

慢性头痛明显者，自枕后沿足少阳胆经的路线至两侧的颞部和前额部，施以一指禅推法和按揉法，以及两眼眶内缘施以一指禅偏峰推法和点按法，重点是敏感点手法操作轻快、柔和及手法力的深透。

伴视力降低者，于两眼眶内缘、沿眼眶呈"∞"字形及其周围施以一指禅偏峰推法、点按法和拿法，重点是对太阳、睛明、攒竹、四白和风池穴的手法操作。

伴胸前区憋闷、心悸怔忡等"类冠心病综合征"者，沿前斜角肌、胸小肌、胸大肌及诸肋间隙，施以一指禅推法、按揉法或拇指弹拨法和掌擦法，重点是对敏感点手法操作要轻快、柔和，手法力深透，左侧胸壁擦法宜透热。

伴慢性咽喉疼痛、异物感者，于气管两侧和舌骨体表投影部位施以一指禅推法和按揉法，重点是对敏感点手法操作并配合吞咽动作。

颈椎病选择推拿疗法时，临床对于颈痛、手麻、头晕眼花、步态不稳等临床表现而诊断不明确，或出现肌肉萎缩、头晕头痛剧烈及呕吐、共济失调、四肢瘫痪等严重病情，慎用推拿手法治疗。

【其他疗法】

1. 牵引治疗　颈椎牵引是治疗颈椎病常用且有效的方法。颈椎牵引有助于解除颈部肌肉痉挛，使肌肉放松，缓解疼痛；松解软组织粘连，牵伸挛缩的关节囊和韧带；改善或恢复颈椎的正常生理弯曲；使椎间孔增大，解除神经根的刺激和压迫；拉大椎间隙，减轻椎间盘内压力；调整小关节的微细异常改变，使关节嵌顿的滑膜或关节突关节的错位得到复位。

颈椎牵引治疗时必须掌握牵引力的方向(角度)、重量和牵引时间三大要素,才能取得牵引的最佳治疗效果。

(1)牵引方式:常用枕颌布带牵引法,通常采用坐位牵引,但病情较重或不能坐位牵引时可用卧式牵引。可以采用连续牵引,也可用间歇牵引或两者相结合。

(2)牵引角度:一般按病变部位而定,如病变主要在上颈段,牵引角度宜采用0°~10°,如病变主要在下颈段(颈5~7),牵引角度应稍前倾,可在15°~30°之间,同时注意结合患者舒适度来调整角度。

(3)牵引重量:间歇牵引的重量可以其自身体重的10%~20%确定,持续牵引则应适当减轻。一般初始重量较轻,如6kg开始,以后逐渐增加。

(4)牵引时间:牵引时间以连续牵引20分钟,间歇牵引20~30分钟为宜,每天1次,10~15天为一疗程。

(5)注意事项:应充分考虑个体差异,年老体弱者宜牵引重量轻些,牵引时间短些,年轻力壮则可牵引重量重些、时间长些;牵引过程要注意观察询问患者的反应,如有不适或症状加重者应立即停止牵引,查找原因并调整、更改治疗方案。

(6)禁忌证:牵引后有明显不适或症状加重,经调整牵引参数后仍无改善者;脊髓受压明显、节段不稳严重者;年迈椎骨关节退行性变严重、椎管明显狭窄、韧带及关节囊钙化骨化严重者。

2. 理疗　如中药热敷、红外线辐射治疗等效果更佳。

3. 手术治疗　颈椎病病情严重,反复发作,并影响正常工作;保守治疗2~6周以上仍不减轻,或上下肢无力、萎缩仍有发展趋势者,建议手术治疗。

【预防与调摄】

1. 颈椎病患者平时宜行"仰头抬臂"等颈后伸肌群的功能锻炼,使颈部应力失调得以平衡,保持颈椎稳定。

2. 纠正平时的不良习惯姿势,如长时间低头或半卧位看书、看电视等。

3. 用枕合理,不宜高枕,也不宜不用枕,枕的高度以适宜于颈椎生理弧度并感柔软舒适为佳。

4. 注意颈肩部保暖。

第二节　落　　枕

落枕是颈项部常见病症,大多由于睡眠时姿势不良,或用枕不当(枕头过高、过低或过硬),或长时间伏案低头工作,导致颈部疼痛、僵硬、斜颈和活动受限等症状。因常在晨起后出现上述症状,故称"落枕"或"失枕"。其病程一般较短,常3~5天可愈,少数严重者可延至数周。

【病因病机】

现代医学认为,落枕多由于头颈部肌肉较长时间处于过伸或过屈状态,使颈项部肌肉尤其是胸锁乳突肌和斜方肌被牵张或骤然强烈收缩而导致劳损或损伤,产生肌肉痉挛而出现颈部疼痛、僵硬、斜颈和活动受限等临床症状。

中医学认为,落枕多由身体虚弱或劳累后颈项部又感受风寒侵袭,致寒凝血滞,筋络痹阻,经脉不通引起,属于中医学"痹证"范畴。

【诊断】

1. 临床表现 颈项部一侧斜方肌或胸锁乳突肌痉挛性疼痛、僵硬,伴有头颈部强迫体位,转动和俯仰困难;严重者颈项痛,可有肩背部或一侧上臂的牵掣痛;多数患者在晨起时突然感觉颈项部疼痛不适,随后症状逐渐明显,遇寒冷刺激或劳累后症状加重。

2. 临床体征 颈项部肌肉紧张痉挛,多见于胸锁乳突肌或斜方肌,可触及条索状肌束,有明显压痛点;颈椎挤压试验无神经根性压迫症。

【推拿治疗】

1. 目的 缓解肌肉紧张痉挛,消除颈项部疼痛,恢复颈部活动功能。

2. 治则 舒筋活血,温通经络。

3. 部位和穴位 患侧斜方肌或胸锁乳突肌局部;风池、肩井、天宗、缺盆、阿是穴等。

4. 手法 按揉法、滚法、拿法、点压法、弹拨法、拔伸法和擦法等。

5. 基本操作 患者坐位。

(1)先于患侧颈项部施以按揉法,并配合颈部小幅度的屈伸和侧屈运动以缓解肌肉紧张、痉挛;然后用拇指按揉或点压痛点、风池、肩井、天宗、缺盆等穴,以酸胀为度,于肌肉痉挛处施以弹拨法以解痉止痛、松解粘连。

(2)医者站于患者身后,双手托住其下颌及后枕部,缓慢用力向上拔伸,同时做缓慢的屈伸活动数次;然后医者一手扶住患者后枕部,另一手扶于其下颌部,稍做左右旋转活动数次,使颈部充分放松。

(3)患侧颈项部肌肉及压痛点、风池、肩井等再施以按揉法和拿法,颈项及肩背部施以擦法以透热为度。

【预防与调摄】

落枕推拿疗效显著,1~2次常可痊愈,可配合颈部功能锻炼以提高颈部肌力;平时注意颈部的保暖,不过度疲劳;睡眠时用枕合理。

第三节 菱形肌劳损

菱形肌劳损属中医的"背部伤筋"范畴,多见于体力劳动者或体育运动员,由于上肢长期超负荷活动,致使菱形肌劳损。背部受凉常能诱发本病或使症状加重。

菱形肌位于斜方肌深面,起于颈6~胸4棘突,止于肩胛骨的脊柱缘。该肌肉受肩胛背神经支配,收缩时牵拉肩胛骨向脊柱靠拢(图6-4)。

【病因病机】

1. 外伤不愈 患者多因上肢用力不当,过度牵拉,以及扛抬重物等使菱形肌受到急剧的挤压和牵拉损伤,引起局部创伤性炎症,迁延日久,出现肌肉挛急现象而见条索状结节。

2. 劳损 长期保持伏案姿势,使肩胛骨外移,菱形肌长时间受到牵拉,形成慢性劳损。

3. 寒湿侵袭 背部受凉、潮湿或感受风寒湿邪,痹阻经络,均可导致本病。

4. 多由于用手持物向前抛掷、举重及经常用肩扛抬、搬运重物,或长期处于肩胛骨外旋位工作,引起该肌急、慢性损伤。

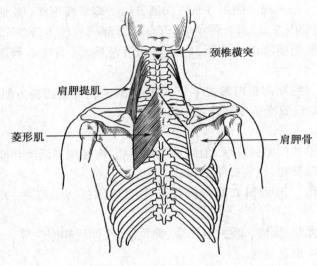

图 6-4　菱形肌起止点

颈椎横突

肩胛提肌

菱形肌

肩胛骨

【诊断】

1. 临床表现

(1)急性损伤:肩背部疼痛难忍,肩胛骨内缘与脊柱之间有明显的压痛,筋肉僵硬,其疼痛牵掣颈肩部;重者可出现局部肿胀隆起,或出现条索状结节,咳嗽及深呼吸时疼痛加剧。伤侧上肢活动受限,不能持重。

(2)慢性劳损:肩胛骨附近肌肉一般无疼痛,但在肩胛骨活动时,可出现酸痛无力。若肩关节剧烈活动,则肩胛骨内缘出现明显疼痛,以致肌肉痉挛和活动受阻。部分病久患者,肩胛骨活动时可听到"咯噔"声。

2. 体征检查　肩胛骨内缘有明显压痛、肿胀、结节。

3. X 线摄片　无异常。

【推拿治疗】

1. 目的　缓解肌肉痉挛,松解粘连,恢复肌肉活力。

2. 治则　舒筋通络,活血化瘀。针对本病多为慢性劳损和寒湿侵袭造成,治疗应以调理、疏导类型的手法,柔和缓慢地操作;给予较强的温热效应的手法。

3. 部位和穴位　背部以及肩中俞、肩外俞、曲垣、天宗、阿是穴等。

4. 手法　常选用按揉法、滚法、擦法、弹拨法、摇法、扳法等。

5. 基本操作

(1)患者取坐位。施四指或鱼际推法于患侧背部,作用 4 分钟,以舒筋通络。

(2)施拇指按揉法于阿是穴、肩中俞、肩外俞、曲垣、天宗等穴以解痉止痛。

(3)施拇指弹拨法弹拨菱形肌,自上而下治疗 1~3 遍以松解粘连。

(4)施用拇指指端或食指、中指、无名指三指指端插向肩胛骨内侧缘里层,时间约 1 分钟。

(5)施术者以两手握住上臂,做肩部的环摇,特别是上肢的上举、后伸动作,前后各摇 5~10 圈,可嘱患者深呼吸,以配合肩部的运摇。

（6）施小鱼际揉法于患侧肩胛骨内侧缘,作用 3 分钟,活血化瘀;再施局部的叩击、拍打法。

（7）施小鱼际擦法自上而下直擦肩胛骨内侧缘,以透热为度,以达到温经通络之目的。

【预防与调摄】

加强功能锻炼,可多做扩胸展背、引体向上等运动。

第四节 急性腰扭伤

急性腰扭伤是指腰骶、骶髂及腰背两侧的肌肉、筋膜、韧带、关节囊及滑膜等软组织的急性损伤,从而引起以腰部疼痛及活动功能障碍为主要表现的临床常见病症。本病俗称"闪腰""岔气",是临床上腰痛疾病中最常见的一种。青壮年体力劳动者、长期从事弯腰工作及平时缺乏锻炼者易患此病。本病如治疗及时,手法运用得当,疗效极佳。若治疗不当或失治,可导致损伤加重或转变成慢性腰痛。

【病因病机】

腰部脊柱是一根独立的支柱,无其他骨性结构的保护,其前方为松软的腹腔,附近只有一些肌肉、韧带和筋膜,且腰骶部负荷较重,约承担人体 1/2 的重力,活动亦较多,因此常易使腰骶部发生扭转牵拉性损伤。本病多因猝然感受暴力,或腰部的活动姿势不正确、用力不当或搬运抬扛重物时配合不协调,或跌仆闪挫使腰部肌肉、韧带受到强烈的牵拉、扭转等导致腰部受伤。其损伤常为软组织撕裂性损伤,且常牵拉小关节使其解剖位置发生改变。临床上急性腰扭伤多发于腰骶、骶髂关节和腰背两侧的骶棘肌。

本病属于中医学"伤筋""腰痛""椎骨错缝"等范畴。

【诊断】

1. 病史 急性腰扭伤一般有明显的腰部扭伤史,部分患者虽无明显的外伤史,但有突然改变体位或搬物等病史。临床以腰痛剧烈、腰活动受限为诊断依据。

2. 腰部疼痛 腰部疼痛部位局限且呈持续性,患者多能准确指出疼痛部位。轻者在损伤当时腰部疼痛并不剧烈,且能继续工作,数小时或次日起床腰痛才加重并伴有活动受限。损伤重者当时即出现腰部剧烈疼痛,腰部不能活动,坐、卧、转侧、翻身均有困难,甚至不能起床,深呼吸、咳嗽、喷嚏或用力排便均可使腰痛加剧。

3. 局部压痛 多数患者损伤早期腰骶部、骶髂部及肾俞穴附近有明显的压痛点,一般较局限和固定。肌肉痉挛多位于骶棘肌、臀大肌等处。脊柱侧弯一般是向患侧侧弯。

4. 特殊检查 直腿抬高试验及骨盆旋转试验阳性。

【鉴别诊断】

除急性腰扭伤外,腰椎间盘突出症、腰椎管狭窄症、腰肌劳损和退行性脊柱炎等都有不同程度的腰部疼痛并伴有压痛、肌肉痉挛、脊柱侧弯和活动受限等,其病因、累及部位和临床表现虽有共同点,但亦各有其不同点,只有明确腰部疾病的不同特点,才有利于推拿临床的鉴别诊断,参见本章第五节"腰肌劳损"和第六节"腰椎间盘突出症"

的相关部分。

【推拿治疗】

急性腰扭伤选择推拿手法治疗,具有疗效好而疗程短的特点。

1. 目的　改善血循环并促进损伤组织修复,缓解肌肉痉挛并调整关节紊乱。

2. 治则　舒筋活血,消肿止痛,理筋整复。

3. 部位和穴位　腰骶部;阿是穴、腰部夹脊穴、命门、肾俞、腰阳关、大肠俞等。

4. 手法　㨰法、按揉法、弹拨法、点按法、扳法和擦法等。

5. 基本操作

(1)先自腰1至腰骶部的患侧骶棘肌施以㨰法和按揉法,重点是阿是穴及其周围、肾俞、大肠俞等;然后在膀胱经线路上的骶棘肌施以上下往返数次轻重交替、平和的弹拨手法,以患者酸胀疼痛能忍耐为度;再在痛点或肌痉挛处以及腰部夹脊穴、命门、肾俞、腰阳关、大肠俞等处施以点按手法。

(2)分别在俯卧、侧卧和仰卧位下选择使用腰部小关节的调整手法:在侧卧位施以斜扳法,或在俯卧位施以后伸扳法,或在仰卧位施以抱膝摇腰法。

(3)在腰骶部施以掌根或小鱼际按揉手法,从上至下,先健侧后患侧反复操作数次。

(4)用全掌或小鱼际直擦腰部两侧膀胱经、横擦腰骶部,以透热为度。

【预防与调摄】

1. 腰部扭伤急性期宜卧硬板床休息,后期宜配合腰部前屈、后伸和环转等功能锻炼。

2. 推拿治疗急性腰扭伤疗效显著,一般一两次即可奏效或治愈,但不宜过早负重和腰部运动。

3. 注意局部保暖,防止腰部受凉。

第五节　腰肌劳损

腰肌劳损又称"腰臀肌筋膜炎""功能性腰痛",是指腰骶部肌肉、筋膜以及韧带等软组织的慢性损伤,导致局部无菌性炎症,从而引起腰臀部一侧或两侧的弥漫性疼痛的病症,是慢性腰腿痛中的常见疾病之一。本病外伤史不明显,常与职业和工作环境有一定关系。

【病因病机】

慢性腰肌劳损是一种积累性损伤,主要由于腰部肌肉过度疲劳,如长时间的弯腰工作,或习惯性姿势不良,或腰部长时间处于某一固定体位,致使肌肉、筋膜及韧带持续牵拉,肌肉内压力增加,血供受阻,使乳酸等代谢物积聚过多,引起肌肉水肿、粘连,日久即可导致组织变性、增厚及挛缩,刺激相应的神经而引起慢性腰痛。腰部软组织急性损伤后未及时治疗或治疗不彻底,使受损腰肌不能完全修复,局部存在慢性无菌性炎症,微循环障碍,乳酸等代谢产物堆积,刺激神经末梢而引起症状,受损的肌纤维变性或瘢痕化,也可刺激或压迫神经末梢而引起慢性腰痛。此外,腰部先天性病变如腰椎骶化、脊柱隐裂等,造成结构上的不稳定,部分肌肉和韧带失去附着点而腰肌常处于不平衡状态,从而减弱了腰骶关节的稳定性,造成部分腰肌代偿性劳损。

中医学认为,本病由劳损、肝肾不足、感受风寒湿邪所致,属于中医学"腰痛""痹证"范畴。

【诊断】

根据患者病史,尤其是腰痛临床特点,腰肌劳损的诊断并不困难。

1. 病史　常有连续弯腰工作或长时间在固定姿势下劳动的病史。

2. 症状与体征

(1)腰部疼痛:长期反复发作性腰骶部疼痛,呈钝性酸痛或胀痛,时轻时重,迁延难愈。休息、适当活动或经常改变体位姿势可使症状减轻。劳累、长时间固定于某一体位、阴雨天气或感受风寒湿则症状加重。

(2)腰部活动:基本正常,一般无明显障碍,有时有牵掣不适感。不耐久坐久立,不能胜任弯腰工作,弯腰稍久则直腰困难。常喜双手捶击腰骶部,以减轻疼痛不适。

(3)压痛:腰及腰骶部有较广泛压痛,常触及结节状而引发明显的疼痛,局部肌肉紧张或有皮肤肥厚感。

3. 急性发作期表现　急性发作时诸症明显加重,可有明显的肌肉痉挛,甚至出现腰部脊椎侧弯,下肢牵掣痛等。

4. X线检查　可见不同程度的腰椎退行性变(骨质增生等)征象,部分患者有腰椎骶化、脊柱隐裂等先天性畸形征象。

【鉴别诊断】

腰肌劳损患者有慢性腰痛和腰椎退行性变,故临床上主要应与退行性脊柱炎相鉴别。

退行性脊柱炎,又称"肥大性脊柱炎""增生性脊柱炎""脊柱骨关节炎""老年性脊柱炎"等,是中年以后发生的一种慢性退行性疾病。腰痛主要表现为休息痛,即夜间、晨起后腰痛明显,而起床活动后减轻。脊柱可有叩击痛。X线检查可见腰椎骨钙质沉着,椎体边缘有不同程度增生。

【推拿治疗】

推拿治疗腰肌劳损有良好的临床疗效,若消除不良姿势、超负荷劳动或风寒湿邪等因素,治疗的效果更明显。

1. 目的　消除无菌性炎症及粘连,改善并恢复腰部肌肉功能。

2. 治则　舒筋通络,温经活血,解痉止痛。

3. 部位和穴位　腰部、腰骶部和臀部;阿是穴、肾俞、大肠俞、八髎、秩边、环跳、居髎等。

4. 手法　常选用滚法、按揉、点压、点拨、肘压、弹拨、擦等。

5. 基本操作

(1)沿腰臀部两侧膀胱经往返施以滚法,上下往返施术5~6遍,施术重点在压痛点附近。

(2)用双手按压两侧三焦俞、肾俞、气海俞、大肠俞、关元俞、膀胱俞、八髎、秩边等穴,以酸胀为度。

(3)患者侧卧位,医者与患者面对面,施以腰部斜扳法,左右各1次。再仰卧位,做屈髋屈膝被动活动数次,以调整腰椎后关节紊乱。

(4)在腰臀部及沿大腿后外侧再施以滚法、按揉法;在腰背两侧膀胱经及八髎穴处施以直擦法,腰骶部施以横擦法,以透热为度。

(5)在腰背及下肢膀胱经部位施以叩击、拍打法,用力由轻到重,以患者能耐受为度。

【预防与调摄】

1. 在日常生活和工作中,应注意纠正不良姿势,经常变换体位和避免过度疲劳。

2. 注意休息和局部保暖。

3. 可配合腰肌功能锻炼,如仰卧位拱桥式锻炼,俯卧位的飞燕式锻炼,早晚各1次,每次各20~30下,以利于腰背肌力的恢复。但须注意量力而行和持之以恒。

4. 可配合内服补益肝肾、活血祛瘀、温经通络的中药治疗。

第六节　腰椎间盘突出症

腰椎间盘突出症又称"腰椎间盘纤维环破裂症""腰椎间盘脱出症",简称"腰突症",是临床常见的腰腿痛疾病之一。本病是由于腰椎间盘退行性变或腰部遭受外力而使椎间盘的髓核自破裂口突出,压迫腰部神经根或马尾神经,引起以腰痛和下肢放射性疼痛等为主要表现的临床常见病症。本病好发于20~40岁之间的青壮年体力劳动者,男性多于女性,少年儿童极少发生此病,典型的腰椎间盘突出症不见于老年人。临床以腰4~5和腰5~骶1之间的椎间盘发病率最高。

【病因病机】

(一)病因

腰椎间盘退行性变为本病的发病基础和内因,损伤和积累劳损则是引起本病的重要因素。

1. 内因　腰椎间盘退行性变,主要是髓核脱水,椎间盘失去其正常的弹性和张力,在此基础上椎间盘难以承载脊柱活动时内外力的作用,造成纤维环破裂。因椎间盘后外侧结构薄弱且承载的应力大,使髓核易从该处突出。髓核由一侧后外方突入椎间孔,压迫神经根而产生神经根受损伤征象;髓核若由中央向正后方突入椎管,压迫马尾神经,可产生大小便障碍等征象。

2. 外因　主要是由于腰部急慢性损伤、寒湿刺激和腰骶畸形等所致,其中慢性腰部劳损易被忽视。由于患者长时间从事弯腰搬运重物,或在固定体位下工作,腰部姿势不当过久,易导致髓核长期得不到正常的充盈,纤维环的营养供应也长期不足,从而导致椎间盘的劳损性退变,在外力的作用下易致损伤的椎间盘破裂,髓核突出。寒冷刺激导致的椎间盘突出,目前发病机制尚不清楚,可能与椎间盘的发育缺陷或积累劳损变性有关。

(二)病机

临床上椎间盘向后方突出最为多见,常又可分为两类:

1. 腰椎间盘向后外侧突出　突出物压迫腰部神经根,临床表现为腰痛和一侧下肢放射性疼痛,多数患者的腰椎间盘突出属此类。

2. 腰椎间盘向后正中突出　突出物压迫马尾神经,临床表现为鞍区麻痹和大小便功能障碍。

中医学认为,腰椎间盘突出症是由于外伤、感受风寒湿邪、肝肾亏虚等引起气滞血瘀、痹阻经络、经脉不通所致。本病属于中医学"腰痛""痹证""坐臀风"等范畴。

【诊断】

腰椎间盘突出症临床诊断时,应先以症状和体征,尤其是专科检查为主,作出初步诊断,再结合影像学检查(如 X 线片、CT、MRI 等)进一步明确诊断。

1. 病史 大部分患者有腰部外伤、慢性劳损或感受风寒湿邪病史。

2. 症状

(1)疼痛:腰痛伴有下肢放射痛。腰痛反复发作,程度轻重不等,严重者不能久坐久立,翻身转侧困难,咳嗽、喷嚏或用力排便使腹内压增高时可引起疼痛加重,病变部位常有压痛和叩击痛;下肢放射痛多向一侧沿坐骨神经分布区域放射。

(2)麻木感:主观麻木感。病程较长或神经根受压严重者,小腿后外侧、足背、足跟或足掌部常有局限性主观麻木感。马尾神经受压者可出现鞍区麻痹。

(3)其他症状:患肢发凉、怕冷、无汗或下肢水肿,与交感神经受刺激有关。

3. 体征

(1)神经牵拉征:直腿抬高试验及加强试验阳性,下肢后伸试验阳性,挺腹试验阳性等。

(2)压痛点:多见于突出的椎间隙、棘上韧带、棘突旁以及受损神经干在臀部、下肢后侧的体表投影部位。检查时有明显的压痛、叩击痛,并可出现放射痛。

(3)腰部活动障碍:腰部各个方向的活动均受限,尤以前屈和后伸为甚。

(4)脊柱姿势改变:脊柱姿势改变有脊柱侧弯、腰椎前凸增大、腰椎曲度平直或后凸等,其中以脊柱侧弯最多见。脊柱为了使神经根避开突出物而保护性向一侧凸,因此,临床上可根据脊柱侧凸的方向,判断突出物与神经根的位置关系。腰段骶棘肌张力增高,两侧肌张力不对称也可致脊柱侧弯或棘突偏歪。

4. 影像学检查

(1)X 线检查:不能作为确诊腰椎间盘突出症的依据,主要是排除其他病变,为本病诊断提供线索,常可提示腰部生理前凸减小或消失、椎间隙变窄等。

(2)CT 或 MRI 检查:对本病可明确诊断及定位,CT 和 MRI 从横断面和矢状面上提示突出物突出的方向、形态和程度,椎管的形态及大小(图 6-5,图 6-6)。

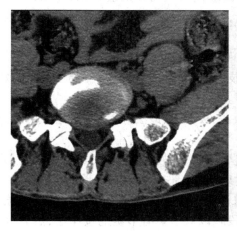

图 6-5 腰椎间盘膨出 CT

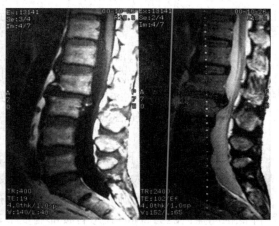

图 6-6 腰椎间盘突出 MRI

【鉴别诊断】

根据病史、症状和体征,对大多数腰椎间盘突出症可作出诊断。但须仔细检查,综合分析,再结合 X 线或 CT、MRI 检查方可获得正确的诊断。临床上尚需与以下疾病相鉴别。

1. 梨状肌综合征　由于梨状肌痉挛卡压坐骨神经引起,梨状肌局部有压痛或条索块,且伴下肢放射痛,梨状肌紧张试验阳性等。

2. 急性腰扭伤　有外伤史或腰部体位突然性改变史,腰肌及其附着点或椎旁有明显压痛,一般无下肢放射痛;部分患者曾有过类似"闪腰"或"腰部挺不直"的病史;直腿抬高等坐骨神经牵张试验呈阴性。

3. 腰肌劳损　有腰扭伤而久治不愈史,或有腰部慢性累积性损伤史,遇劳累或天气阴冷时腰痛易复发或加重;腰部软组织有广泛性压痛,或有条索结节状的激发性痛点。

4. 腰椎管狭窄症　与腰椎间盘突出症并存的发生率高达 40%,有典型的间歇性跛行,坐骨神经一般不受累,患肢感觉、运动和腱反射往往无异常改变,常呈腰腿不适,主诉多而神经受累体征少的特点;CT、MRI 可明确诊断。

5. 腰椎结核　一般只有腰痛,较少有下肢神经根性痛;或有肺结核史,当有寒性脓肿等压迫时,虽可有部分类似腰椎间盘突出症的临床表现,但也有全身性症状(低热、盗汗、贫血和消瘦等);X 线片可见骨质破坏,椎体压缩塌陷,椎间隙变窄等。

6. 椎管内肿瘤　椎管内肿瘤可压迫神经根而引起腰腿痛,也可压迫马尾神经而引起类似中央型腰椎间盘突出症的表现;腰椎管内肿瘤致腰腿痛的特点是腰腿呈持续性剧痛,夜间尤甚,常需用镇痛药后方能安睡;既往多有肿瘤及手术史;CT、MRI 检查可证实椎管内肿瘤存在等。

【推拿治疗】

推拿治疗腰椎间盘突出症主要是通过调整突出物与神经根的相对位置,缓冲神经根受压空间,减轻或消除神经根的机械压迫,消除椎管内外无菌性炎症,抑制脊柱肌群紧张,促进神经功能恢复等。

1. 目的　松解腰部肌肉紧张痉挛,降低椎间盘内压力而增加盘外压力从而使突出物回纳,缓解神经根受压状态;加强气血循行,促使神经根及周围软组织水肿的吸收和受损组织的修复。

2. 治则　舒筋通络,活血化瘀,松解粘连,理筋整复。

3. 部位和穴位　腰部、腰骶部、臀部和下肢部;腰夹脊穴、阿是穴、肾俞、大肠俞、秩边、关元俞、环跳、承扶、委中、阳陵泉、承山等。

4. 手法　揉法、按压法、㨰法、弹拨法、斜扳法、拔伸法、擦法等。

5. 基本操作

(1)在患侧腰臀及下肢部施以揉法、按压法、㨰法、弹拨法等手法,重点刺激腰部夹脊穴、阿是穴、肾俞、大肠俞、环跳、委中、阳陵泉、承山等穴,以及肌肉紧张痉挛处。

(2)在患者俯卧位下施以纵向拔伸法,或采用胸—骨盆的机械牵引以拉宽椎间隙而降低椎间盘内压力,同时在患者腰部病变节段施以双手掌有节奏的按压法,然后可适当施以下肢后伸扳法。

(3)在患者侧卧位施以斜扳法。

（4）在患者腰腿痛区域施以㨰法、按揉法、弹拨法等手法，然后在腰部及腰骶部施以擦法，以透热为度。

6. 辨证加减

（1）疼痛剧烈者，在委中穴施以点按法、点拨法。

（2）由外伤引起者，在腰部及腰骶部施以擦法后，可配合中药湿热敷。

（3）由寒湿引起者，加强腰和下肢部的弹拨法和拿法，腰及腰骶部可配合中药湿热敷。

（4）肾虚者，重点按揉肾俞、命门、八髎等穴，在命门穴处施以横向擦法，在腰骶部施以纵向擦法，以透热为度。

【预防与调摄】

1. 治疗期间患者宜卧硬板床休息，并用护腰带保护腰部，避免过早进行弯腰活动。

2. 病情好转后，适当进行腰背肌肉的功能锻炼，促进康复。

3. 病程长，经推拿治疗无效者，可考虑综合治疗。

第七节　第三腰椎横突综合征

第三腰椎横突综合征是指第三腰椎横突及周围软组织的急、慢性损伤，刺激腰脊神经而引起腰臀部疼痛的综合征，又称为"第三腰椎横突周围炎""第三腰椎横突滑囊炎"。本病好发于青壮年体力劳动者，男性多于女性，体弱者多见。本病属中医学"腰痛"范畴。

【病因病机】

第三腰椎横突位于腰椎生理曲度的顶点，为五个腰椎的运动中心，是腰椎前屈、后伸及左右旋转运动的枢纽，第三腰椎横突最长，所受杠杆作用最大，其上附着的肌肉、韧带及筋膜承受的拉力较大，故损伤的机会较多。腰部的脊神经出椎间孔后，分为前后两支。前支较粗，构成神经腰丛和骶丛；后支较细，分为内侧支和外侧支，在横突间肌内侧向后走行，内侧支分布于肌肉，外侧支称为皮神经。臀上皮神经发自腰 1~3 脊神经后支的外侧支，神经纤维分布于臀部皮下、臀中肌及大腿后侧皮肤，其中腰 2 脊神经后外侧支在腰 3 横突尖部后方向外下穿过肌肉及深筋膜时，易被紧张的筋膜卡压。

中医认为本病的发生是由于先天禀赋不足，复因受寒、急性损伤或慢性劳损所致。第三腰椎横突周围筋脉受损，局部气血瘀滞，不通则痛而发病。

本病与下列因素有关。

1. 外伤　在前屈或侧屈运动时，因外力牵引使附着在第三腰椎横突上的肌肉、筋膜超过其承受能力而致损伤。或因不协调运动，一侧腰部肌肉、韧带和筋膜收缩或痉挛时，其同侧或对侧肌肉、筋膜均在肌力牵拉的作用下遭受损伤。

2. 劳损　由于第三腰椎横突过长，在长期弯腰劳动过程中，肌筋膜容易产生慢性牵拉性损伤。因急性损伤后未能及时治疗或治疗不当；或因反复多次损伤致横突周围发生水肿、渗出，产生纤维变性，形成瘢痕粘连、筋膜增厚、肌肉挛缩等病理性改变，致使穿过肌筋膜的血管、神经束受到刺激和压迫，而出现第三腰椎横突周围乃至臀部、大腿后侧及臀上皮神经分布区域的疼痛。

【诊断】

1. 病史　有腰部负重闪扭或劳损史。

2. 症状与体征

(1)腰痛或腰臀部疼痛,呈持续性,可牵涉股后、膝部及股内侧肌等处疼痛。弯腰及腰部旋转时疼痛加剧,劳累后明显加重。

(2)患侧第三腰椎横突尖处有局限性压痛,可触及一纤维性硬结或假性滑囊,可引起同侧臀部及下肢后外侧反射痛。

(3)腰部运动受限:腰部俯仰、转侧运动受限,以健侧侧屈或旋转时尤甚。

3. X线片　可见第三腰椎横突肥大、过长。

【鉴别诊断】

1. 慢性腰肌劳损　压痛范围广泛,除腰部外,腰骶部或臀部常有压痛,第三腰椎横突无压痛。

2. 腰椎间盘突出症　腰痛伴下肢坐骨神经放射痛,直腿抬高及加强试验阳性,腱反射及足踇趾背伸或跖屈肌力减弱或消失。

【推拿治疗】

1. 目的　松解肌肉,减轻局部无菌性炎症反应,使受刺激的神经解除压迫

2. 治则　舒筋通络,活血散瘀,消肿止痛。

3. 部位和穴位　肾俞、大肠俞、秩边、环跳、委中、承山及腰臀部等。

4. 手法　滚、按、揉、弹拨、推、擦法等手法。

5. 基本操作

(1)局部松解法:患者俯卧。医生站于患者身侧,先在患侧第三腰椎横突周围用滚法、按揉法治疗,配合点按肾俞、大肠俞,时间约5分钟。

(2)弹拨推揉法:医生用双手拇指在第三腰椎横突尖端做与条索垂直方向的弹拨,配合横突尖端的推揉,时间约5分钟。

(3)循症操作法:沿患侧臀部、股后至膝部用滚法、揉法操作,点按患侧环跳、秩边、委中等穴,时间约5分钟。

(4)透热直擦法:直擦患侧膀胱经,横擦腰骶部,以透热为度。

【其他疗法】

1. 针刀治疗　常规消毒后,在痛点处进针并松解。

2. 封闭治疗　在第三腰椎横突处行封闭治疗,可取0.2%利多卡因1ml、泼尼松龙1ml、0.9%氯化钠注射液3ml配制混悬液,适量注射。

【预防与调摄】

注意局部保暖,防止过度劳累。治疗期间,应避免腰部过多的屈伸和旋转运动。平时可进行"飞燕式"功能锻炼,加强腰背肌的力量。

本病推拿以第三腰椎横突部为治疗重点,用按揉、弹拨、理筋手法为主。对第三腰椎横突有假性滑囊形成,出现顽固性疼痛者,配合针刀疗法、封闭治疗等可提高疗效。

第八节　腰椎小关节滑膜嵌顿

腰椎小关节滑膜嵌顿是一种急性损伤,发作时疼痛剧烈,不能行动,生活不能自

理,严重影响工作和生活,给患者带来不能言状的痛苦。中医称为"闪腰"或"弹背"。多由于轻度的急性腰扭伤或弯腰猛然起立,关节突扭动使滑膜嵌插于关节内,使脊椎活动受限。伤后腰部立即产生难以忍受的剧痛,其疼痛程度远远超过一般的急性腰扭伤。以往由于对其发病机制的认识不清楚,多被误诊为急性腰肌筋膜扭伤或急性腰肌纤维组织炎等,而延误治疗,迁延为慢性腰痛。本病是临床常见病症,是引起急性腰痛的常见原因之一。其发病年龄以 20~40 岁为多见,男性多于女性。

【病因病机】

腰椎后关节由上位椎骨的下关节突及下位椎骨的上关节突所构成。每个关节突面是互成直角的两个面,一个呈冠状位,一个呈矢状位,所以侧弯和前后屈伸活动的范围较大。至腰骶关节,则小关节面成为介于冠状和矢状之间的斜位,由直立而渐变为近似水平面,上下关节囊较宽松,可做屈伸和各种旋转运动,其活动范围更为增大。

1. 当腰部突然闪扭,或突然无准备地弯腰前屈和旋转,腰椎后关节后缘间隙张开,使关节内产生负压,吸入滑膜。此时,腰椎突然后伸,滑膜就可能来不及退出而被嵌夹在关节面之间,形成腰椎后小关节滑膜嵌顿,或关节突关节面的软骨相互错位,可引起腰部剧烈疼痛。

2. 滑膜和关节囊有丰富的感觉和运动神经纤维,对于刺激和炎症极为敏感。当滑膜嵌顿后,滑膜可因关节的挤压而造成严重的损伤,必然导致充血和水肿,因而引起剧烈的疼痛和反射性腰肌痉挛,如不及时解脱嵌顿,则会发生关节炎或粘连,形成慢性腰痛。

3. 先天性腰骶关节突不对称或关节突错位等,使一侧关节突发生斜向运动,使滑膜更易嵌入。

本病的病理改变主要是因为腰椎关节突关节内产生负压,吸入的滑膜又被关节挤压而造成严重的损伤,导致滑膜和关节囊肿胀、渗出,炎症反应及神经刺激等。

【诊断】

1. 病史 有久蹲突然起立或弯腰转体不能起立的外伤史。

2. 症状 多有腰部扭伤、闪腰或弯腰后立即直腰的病史。伤后腰部立即出现难以忍受的剧烈疼痛,表情痛苦,不敢活动,特别惧怕他人的任何搬动,甚至轻轻移动下肢或轻整床褥都可能引起无法忍受的疼痛。

3. 体征 腰部呈僵直屈曲位,后伸活动明显受限,一般无神经根刺激体征。触诊患椎棘突无偏斜,棘突间隙无变化,多在腰 4 腰 5 或腰 5 骶 1 棘突和椎旁有明显压痛。全部腰肌处于紧张状态,腰部的活动功能几乎完全丧失。患者多采取后突位,站立时髋、膝关节常取半屈位,两手扶膝以支撑。待嵌顿解除后,剧痛亦自行缓解或转为一般扭伤后的腰痛。

4. 实验室及影像学检查 X 线检查有时可显示后关节突排列不对称,或有腰椎后突和侧弯,椎间隙左右宽窄不等。但主要诊断依据是临床症状和体征。

【鉴别诊断】

腰椎小关节嵌顿的诊断要点是有久蹲突然起立或弯腰转体不能起立的外伤史,腰部突发剧痛,两侧腰肌痉挛,腰部各方活动完全受限,生活不能自理。与其他疾病鉴别如下:

1. 急性腰肌扭伤 有搬抬重物突然扭闪的外伤史,腰部疼痛仅局限于损伤部,病变部压痛明显,其周围部或另一侧腰肌症状不明显。

2. 腰椎间盘突出症 有外伤史,发作时突出椎体明显压痛,放射至同侧臀部及下肢后外侧疼痛,伴小腿外侧与足背发麻和膝腱、跟腱反射减弱或消失的体征。

【推拿治疗】

1. 目的 纠正错位关节,解除肌肉痉挛。

2. 治则 疏通经络、整复错位、解痉止痛。

3. 部位和穴位 腰肌及腰椎关节、腰阳关、大肠俞、委中、照海诸穴。

4. 手法 按揉法、推法、㨰法、斜扳法等。

5. 基本操作

(1)患者取俯卧位,医者先施按揉法于腰骶关节部及两侧腰肌,再施推或轻㨰法于上述部位,然后按揉委中、照海及腰阳关、大肠俞、上次髎穴,以酸麻为度。

(2)患者取侧卧位,施腰部斜扳法,左右各 1 次,以听到"喀嚓"音为佳。也可用背法治疗本症,背法是解除滑膜嵌顿的一种有效方法。

(3)最后,拍打腰背部 3~5 遍。

【预防与调摄】

1. 施行斜扳法和背法解除滑膜嵌顿前,应先施手法或药物使痉挛肌肉缓解,不然斜扳法或背法很难成功,不仅嵌顿没有解脱,反会增加患者的痛苦。

2. 睡硬板床,局部注意保暖。

3. 必要时可在病变局部做湿热敷。

第九节 骶髂关节紊乱症

骶髂关节紊乱症是指骶髂关节损伤与错位,即关节移位错缝及滑膜嵌入而导致腰腿痛的病症。本病多发生于青壮年妇女,是青壮年女性腰腿痛常见原因之一。

【病因病机】

骶髂关节由耳状关节面组成,前后有长短不等的韧带予以稳定,躯干的重力经骶髂关节传达至两下腰。当孕妇受内分泌改变的影响,或因长期卧床,腰麻或全麻后均能引起骶髂关节松弛,影响骶髂关节的稳定,当受到外力时引起骶髂关节扭伤或错位。但由于骶髂关节坚强而稳定,不易引起扭伤或错位。当姿势不正、肌力失调、韧带松弛时,扭转的外力可使凸凹不平的骶髂关节面排列紊乱,间隙加宽。在关节腔负压的情况下将滑膜吸入关节间隙嵌顿,引起剧烈疼痛。根据扭伤的方向不同可引起骶髂关节前脱位或后脱位。

1. 骶髂关节前脱位 当髋关节伸直,膝关节屈曲,拉紧股四头肌和髂股韧带向前牵拉髂骨时,躯干、脊柱及骶骨,向后旋转的外力可使髂骨向前移位。

2. 骶髂关节后脱位 当髋关节屈曲,膝关节伸直,腘绳肌紧张向后牵拉髂骨时,躯干脊柱及骶骨向对侧前方旋转时,则骶骨与髂骨发生方向相反的扭转,可引起髂骨后旋移位。

中医学认为本病是"骶髂骨移位",是由于外伤、肝肾亏虚等,引起骨缝开错或骨缝错落不合,导致气滞血瘀,痹阻经络,经脉不通,不通而痛。本病属于中医学"骨错缝""痹证""坐臀风"等范畴。

112

【诊断】

骶髂关节紊乱症多以坐骨神经痛、盆腔脏腑功能紊乱和骶髂关节炎为主要临床表现。

1. 坐骨神经痛

（1）急性病例：表现为骤然起病，患侧臀部及下肢胀痛麻木，并沿坐骨神经走向出现放射样疼痛或"触电感"；患者呈"歪臀跛行"特殊姿势，不能挺胸直腰。翻身起坐和改变体位、咳嗽、喷嚏时疼痛加剧。腰及患肢的主动或被动伸屈动作均明显受限并伴有剧烈疼痛。

（2）慢性患者：上述症状略缓和，患者自觉下肢出现隐痛乏力，患肢似"短了一截"，并有酸软、麻胀和怕冷等症。行走时呈不同程度的"歪臀跛行"，站立时多以健肢负重，坐位时以健侧臀部触椅，仰卧位伸直下肢时患肢常有牵掣痛或麻胀感，故患者喜屈曲患肢仰卧或向健侧侧卧。

临床常易误诊为"腰椎间盘突出症"。

2. 盆腔脏腑功能紊乱　患侧下腹部胀闷不适和深压疼痛，肛门急胀感，排便习惯改变，便秘或排便次数增加、尿频、尿急，甚至排尿困难，可有会阴部不适，阳痿，痛经等。

3. 骶髂关节炎　患侧骶髂关节处有压痛和酸胀不适，腰骶部酸软乏力，患肢外侧有牵掣痛及麻木感，需经常更换坐姿或站立的重心，部分患者伴有骶尾部顽固性疼痛和触痛。妊娠期和产后妇女常引起耻骨联合处疼痛。

4. 体征　急性患者呈"歪臀跛行"的特殊姿势。腰部脊柱呈侧弯畸形，一般向健侧凸，患侧骶棘肌痉挛。骶髂关节部压痛并可向同侧下肢放射。直腿抬高明显受限。慢性患者只有关节局部的压痛和患侧腰臀肌及下肢肌肉萎缩。

骨盆扭转的各种试验，如骶髂关节旋转试验、单髋后伸试验、4 字试验、骨盆分离和挤压试验、直腿抬高及加强试验等，急性病例时均可呈阳性。

5. X 线检查　正位片可见患侧骶髂关节密度增高或降低，两侧关节间隙宽窄度不等，两侧髂后上棘不在同一水平线上，前错位者髂后上棘偏上，后错位者髂后上棘偏下。斜位片可见病侧骶髂关节间隙增宽，关节面凹凸之间排列紊乱。必要时可做骶髂关节 CT 或 MRI 检查。

【鉴别诊断】

骶髂关节紊乱症主要应与腰椎间盘突出症和强直性脊柱炎鉴别，其他参见腰椎间盘突出症的鉴别诊断。

1. 腰椎间盘突出症　大多数患者表现为腰痛并伴有一侧下肢疼痛和麻木，病变节段椎旁按压或叩击时引发腰痛和一侧下肢放射痛，直腿抬高及加强试验呈阳性，患肢趾屈伸肌力及跟腱反射减弱，腰椎 CT 或 MRI 检查可见椎间盘突出征象。

2. 强直性脊柱炎　病变早期常有腰部及腰骶部不适，发病始于骶髂关节，并渐进性向上蔓延而依次累及腰骶关节、腰椎小关节、胸椎小关节和颈椎小关节，最后导致整个脊柱强直、畸形。本病好发于 20～40 岁的青壮年男性，可有轻度贫血、红细胞沉降率增高，X 线片示脊椎呈"竹节样"变或骨质破坏。

【推拿治疗】

本病推拿治疗简便易行，疗效显著。

1. 目的　纠正骶髂关节解剖位置异常。

2. 治则　舒筋通络,整复错缝。

3. 部位和穴位　腰骶部、骶髂部、臀部和下肢部;阿是穴、环跳、承扶、委中、阳陵泉、承山等。

4. 手法　按揉法、擦法、单髋过屈或过伸复位法等。

5. 基本操作

(1)腰骶部、臀部及下肢部:施以按揉法、擦法等手法,重点刺激骶髂部阿是穴、环跳、承扶、委中、阳陵泉、承山等穴,并配合下肢小幅度的被动活动。

(2)整复骶髂关节错位

1)纠正前错位:选用单髋过屈复位法。以右侧为例,患者仰卧位,两下肢伸直,医者站立于患者右侧,让助手固定患者左下肢,先缓缓旋转患肢5~6次,然后使髋膝关节屈曲至最大限度,同时在屈髋位做快速伸膝和下肢拔伸动作,反复3~5次,此时可有骶髂关节复位响声,医者手下有关节复位感。

2)纠正后错位:选用单髋过伸复位法。以左侧为例,患者俯卧位,医者站立于患者左侧,让助手固定患者右下肢,医者右手托患者左下肢膝上部,左手掌根按压于患者左骶髂关节局部,先缓缓旋转患肢5~6次,然后左手用力按压骶髂关节,右手使患肢后伸上提至最大限度时,两手同时用力做相反方向的骤然扳动,此时可有骶髂关节复位响声,医者手下有关节复位感。

(3)再在腰骶部、臀部和下肢施以按揉法、擦法,擦腰骶部,以透热为度。

6. 辨证加减

(1)坐骨神经痛甚者,于委中穴、环跳穴施以点按法、点拨法。

(2)下腹部胀闷不适者,施以全掌摩腹15分钟,擦腰骶部,以腹部和腰骶部透热为度。

(3)骶髂关节酸胀痛者,在腰骶部施以擦法后,可配合中药湿热敷。

(4)肾虚者,按揉肾俞、命门、八髎等穴,在命门穴施以横向擦法,在腰骶部施以纵向擦法,以透热为度。

【预防与调摄】

1. 推拿治疗期间宜卧硬板床休息,注意腰骶部保暖。

2. 腰及下肢不宜过早做较大幅度的活动,平时避免久坐。

第十节　梨状肌损伤综合征

梨状肌损伤综合征是指梨状肌急性或慢性损伤时,发生炎性反应,刺激或压迫坐骨神经,出现臀部及下肢放射痛,又称"梨状肌损伤""梨状肌孔狭窄综合征"。本病是引起坐骨神经痛的常见原因。多见于青壮年。本病属于中医学"痹证"范畴。

【病因病机】

梨状肌位于臀部中层,起自第2~4骶椎前面的骶前孔外侧,肌纤维向外下方穿过坐骨大孔出骨盆至臀部,形成狭窄的肌腱,止于股骨大粗隆顶部。受第1、2对骶神经支配。梨状肌把坐骨大孔分成两部分,即梨状肌上、下孔,在梨状肌上方有臀上神经和臀上动静脉通过,在梨状肌下方有两组血管神经束通过,内侧为阴部神经血管束、股后皮神经、臀下神经血管束,外侧为坐骨神经。坐骨神经大多数是经梨状肌下孔穿过骨盆到臀部。梨状肌在臀部体表投影为:自尾骨尖至髂后上棘连线中点到大转子尖画一线,此线的中内 2/3 即为梨状肌肌腹的下缘在体表的投影。梨状肌在伸髋时能使髋关节外旋,屈髋时可使髋外展、外旋。

本病与下列因素有关。

（一）损伤

梨状肌急慢性损伤多由间接外力所致,如闪、扭、跨越、下蹲等,尤其在下肢外展、外旋位突然用力;或外展、外旋蹲位突然起立;或在负重时,髋关节突然内收、内旋,使梨状肌受到过度牵拉而致撕裂损伤。其病理表现为梨状肌撕裂、局部出血、水肿,引起无菌性炎症,肌肉产生保护性痉挛,日久,还可出现局部粘连,从而刺激或压迫周围的神经、血管而产生下肢放射痛等症状。

（二）变异

梨状肌与坐骨神经关系密切,正常情况下,坐骨神经紧贴梨状肌下孔穿过骨盆到臀部;而变异是指坐骨神经和梨状肌的解剖位置发生改变,共有两种类型:一种是指坐骨神经高位分支,即坐骨神经在梨状肌肌处分为腓总神经和胫神经,腓总神经从梨状肌肌腹中穿出,而胫神经在梨状肌下孔穿出;另一种是坐骨神经从梨状肌肌腹中穿出,或从梨状肌上孔穿出。在临床上梨状肌综合征好发于上述变异,显然和这一解剖结构上的变异情况有密切关系。一旦梨状肌因损伤或受风寒湿邪,即可使梨状肌痉挛收缩,导致梨状肌营养障碍,出现弥漫性水肿、炎症而使梨状肌肌腹钝厚、松软、弹性下降等,使梨状肌上、下孔变狭窄,从而刺激或压迫坐骨神经而出现一系列临床症状。

本病常引起局部充血、水肿、肌肉痉挛等病理表现。

【诊断】

1. 有损伤或受凉病史 大部分患者有髋部扭闪或蹲位负重起立等外伤史,部分患者有臀部受凉史。

2. 临床症状

（1）疼痛:轻者患侧臀部有深层疼痛、不适或酸胀感,重者疼痛可呈牵拉样、烧灼样、刀割样或呈跳痛,且有紧缩感,疼痛可沿坐骨神经分布区域出现下肢放射痛。卧床休息时疼痛减轻,坐位、行走或弯腰时加重。偶有小腿外侧麻木,会阴部下坠不适。

（2）运动受限:患侧下肢不能伸直,自觉下肢短缩,间歇性跛行或呈鸭步移行。髋关节外展、外旋运动受限。

（3）咳嗽、大便、喷嚏时疼痛加剧。

3. 体征

（1）压痛:沿梨状肌体表投影区深层有明显压痛,有时沿坐骨神经分布区域出现放射性痛、麻。

（2）肌肉痉挛:在梨状肌体表投影区可触及条索样改变或弥漫性肿胀的肌束隆起。日久可出现臀部肌肉松弛、无力,严重的出现萎缩。

（3）患侧下肢直腿抬高试验,在 60° 以前疼痛明显,当超过 60° 时,疼痛反而减轻。

（4）梨状肌紧张试验阳性。

4. X 线片 可排除髋部骨性改变。

【鉴别诊断】

1. 腰椎间盘突出症　腰部疼痛伴一侧下肢放射痛或麻胀,当腹压增高(如咳嗽)时会加重麻木。患椎旁深压痛,叩击放射痛,直腿抬高试验和加强实验阳性,挺腹试验阳性。CT 扫描可见椎间盘膨出或突出表现,神经根或脊髓受压。

2. 臀上皮神经损伤　以一侧臀部及大腿外侧为主,痛不过膝,在髂嵴中点下方有一压痛明显的条索状物,梨状肌紧张试验阴性。

【推拿治疗】

1. 目的　缓解肌肉紧张痉挛,解除神经的压迫,加强局部气血循环。

2. 治则　舒筋通络,解痉止痛。

3. 部位和穴位　环跳、承扶、风市、阳陵泉、委中、承山,梨状肌体表投影区及下肢等。

4. 手法　滚法、拿揉法、按揉法、点按法、弹拨法、推法、擦法及运动关节类手法。

5. 基本操作

(1)急性期(发作期)

1)患者俯卧位,患侧髋前垫枕。医生站于患侧,先用柔和而深层的滚法、拿揉法、按揉法等施术于臀部及大腿后侧,往返操作 5~8 次。

2)用拇指弹拨痉挛的梨状肌肌腹,重复操作 3~5 次。

3)用点按法点按环跳、承扶、风市、委中、承山、阳陵泉等穴,每穴 1~3 分钟,以酸胀为度。

4)用掌推法,顺着肌纤维方向反复推 3~5 次,力达深层。

5)患者取仰卧位。医生一手位于踝关节处,另一手握膝关节,并使膝髋关节屈曲的同时做内收外旋运动,范围由小逐渐加大,当达到最大限度时使髋关节向相反方向做外展内旋运动,重复 5 次。

(2)慢性期(缓解期)

1)患者俯卧位,医生用滚法、拿揉法、按揉法等手法施术于臀部及下肢后侧,往返操作 5~8 次。

2)用拇指或肘尖弹拨条索样之梨状肌肌腹,以患者能忍受为度,重复操作 3~5 次。

3)用点按法点按环跳、承扶、风市、委中、承山、阳陵泉等穴,每穴 1~3 分钟,以酸胀为度。

4)医生一手扶按臀部,另一手托扶患侧下肢,做髋关节的后伸、外展及外旋等被动运动。

5)沿梨状肌肌纤维走向用擦法,至深部透热为度。

【其他疗法】

1. 针刺治疗　取阿是穴、环跳、承扶、殷门、委中、阳陵泉等,留针 20 分钟。

2. 封闭治疗　在梨状肌体表投影区行封闭治疗,可取 1% 普鲁卡因 10ml、醋酸泼尼松龙 25mg,配制混悬液,适量注射,每周一次。

【预防与调摄】

1. 注意局部保暖,纠正不良生活习惯,避免用力过猛,避免久坐。

2. 急性期减少髋部运动以利于损伤组织的修复,后期进行腰臀部功能锻炼。

第十一节 肩关节周围炎

肩关节周围炎是指肩关节囊和关节周围软组织因退行性变、损伤等因素引起的一种慢性无菌性炎症,以肩部疼痛和活动功能障碍为主要临床表现的常见病症。因本病多见于 50 岁左右的患者,故有"五十肩"之称;其发病因与感受风寒有关,故有"漏肩风"之称;本病后期肩关节广泛粘连而活动严重受限,故有"冻结肩"或"肩凝症"之称。

【病因病机】

本病的发病机制目前尚不十分清楚,主要观点认为本病的发生与肩部外伤和慢性劳损有关。肩关节是人体活动范围最广的关节,其关节囊较松弛。维持肩关节的稳定性,多数依靠其周围的肌肉、肌腱和韧带的力量。跨越肩关节的肌腱、韧带较多,而且大多为细长的腱,正常人的肌腱是十分坚韧的,但由于肌腱本身的血供较差,随着年龄的增长,常有退行性改变;另一方面由于肩关节在日常生活和劳动过程中,活动比较频繁,周围软组织经常受到上肢重力和肩关节大范围运动的牵拉、扭转,容易引起损伤和劳损。损伤后,软组织的充血、水肿、渗出、增厚等炎性改变如得不到有效治疗,久之则可发生肩关节软组织粘连,甚至肌腱钙化,导致肩关节活动功能严重障碍。

中医学认为,本病由气血不足,复加慢性劳损、感受风寒或肩部外伤等,致使肩部经筋脉络痹阻失和、瘀滞不通引起。本病属于中医学"漏肩风""伤筋"等范畴。

【诊断】

本病的临床诊断主要依据是肩关节周围软组织有广泛压痛和肩关节各方向活动均受限。

1. 病史 有肩部外伤、劳损或感受风寒湿邪的病史。

2. 症状与体征

(1)肩部疼痛:初期常感肩部疼痛,疼痛可急性发作,多数呈慢性,常因天气变化和劳累后诱发。初期疼痛为阵发性,后期逐渐发展成持续性疼痛,且逐渐加重,昼轻夜重,夜不能寐。肩部受牵拉或碰撞后,可引起剧烈疼痛,疼痛可向颈部及肘部扩散。

(2)功能障碍:肩关节各方向活动均明显受限。早期功能障碍多因肩部疼痛所致,后期则因肩关节广泛粘连所致,尤以外展、内旋及后伸功能受限为甚。特别是当肩关节外展时,出现典型的"扛肩现象"。梳头、穿衣等动作均难以完成。严重时肘关节功能也受限,屈肘时手不能摸对侧肩部。日久,可发生上臂肌群不同程度的失用性萎缩,使肩关节的一切活动均受限,此时疼痛反而不明显。

(3)压痛点:肩关节周围可找到相应的不同程度的压痛点,常见于肩内陵、肩髃、秉风、肩贞、天宗等处。

3. X 线检查 一般无明显改变。后期部分患者可见骨质疏松、冈上肌肌腱钙化、大结节处有密度增高的阴影、关节间隙变窄或增宽等现象。

【鉴别诊断】

根据发病年龄及典型症状,本病的诊断一般不难。但需与以下疾病鉴别。

1. 颈椎病 部分神经根型颈椎病患者,时有肩部疼痛或肩部放射样痛,但肩关节活动不受限;主要是颈项板滞疼痛和活动受限,或伴有上肢放射痛和麻木等临床表现。

2. 项背肌筋膜炎 项背部的筋膜、肌肉等软组织的无菌性炎症,常触及皮下肌筋膜小结并引发明显疼痛,可向背部、肩胛部及肩部牵掣样痛;冈下肌及小圆肌处的肌筋膜炎可引发明显的肩部疼痛及上臂放射样痛,但肩关节被动活动基本不受限。

3. 骨折脱位　由外伤引起的肩部疼痛及肩关节活动受限,肩部 X 线检查可明确诊断。

【推拿治疗】

1. 目的　早期改善肩部血液循环,促进病变组织修复;后期松解肩部粘连而滑利关节,恢复肩关节活动功能。

2. 治则　初期为舒筋通络、活血止痛,后期为松解粘连、滑利关节。

3. 部位和穴位　肩部和上肢部;阿是穴、肩内陵、肩髃、肩贞、肩井、秉风、天宗、臑俞等。

4. 手法　滚法、一指禅推法、按揉法、拿法、摇法、扳法、拔伸法、搓法、抖法等。

5. 基本操作

(1)患者坐位,于肩前侧、肩外侧和肩后侧分别施以一指禅推法、按揉法、滚法等手法,重点刺激肩内陵、肩髃、肩贞、秉风、臑俞等穴位;同时配合肩关节各方向的被动活动。

(2)适量施以肩关节的前屈上举、外展上举和后伸、后挽扳法以及肩关节摇法和拔伸法。针对肩关节粘连时,其动作宜平稳缓和,力度和幅度必须是渐进性加重、加大,切忌动作粗暴或使用蛮力。

(3)用单手或双手拿肩周,亦可在拿法中施加弹拨法,用力宜由轻逐渐加重。最后搓肩、搓上肢和抖上肢结束手法。

【预防与调摄】

1. 肩部宜注意保暖,避风寒,避免过度劳累。

2. 治疗期间可适当配合肩部功能锻炼,如"蝎子爬墙""体后拉手""手拉滑轮""吊单杠""甩手锻炼"及肩关节的前屈、后伸、外展、上举等,可以提高和巩固疗效,缩短疗程。功能锻炼宜持之以恒,循序渐进。

第十二节　肱骨外上髁炎

肱骨外上髁炎又称"肘外侧疼痛综合征""桡侧伸腕短肌与环状韧带纤维组织炎",是指由于肘部急、慢性损伤而致的肱骨外上髁周围软组织的无菌性炎症,以肘关节外侧疼痛、旋前功能受限为主要临床表现的常见病症。本病多发于需反复做前臂旋前、用力伸腕的成年人,与职业工种有密切关系,好发于网球运动员、木工、钳工、泥瓦工等,故又有"网球肘"之称。

【病因病机】

肱骨外上髁是肱桡肌和前臂伸肌总腱的附着部,如日常生活和劳动中,或某种职业需经常用力屈伸肘关节,尤其需要使前臂反复做旋前、旋后和伸腕动作的人员,易造成前臂伸肌总腱在肱骨外上髁的附着处受到过度牵拉、部分撕裂伤,使局部出现出血、水肿等损伤性炎症反应,进而继发损伤肌腱附近发生粘连,以致纤维变性而引起本病。

中医学认为,本病主要由于手臂劳损和感受风寒湿邪侵袭,使局部经筋脉络失和所致。本病属于中医学"肘劳""伤筋"范畴。

【诊断】

1. 病史 多为慢性起病,有肘部外伤劳损史。

2. 症状与体征 肘外侧酸痛为本病的主要症状。多起病缓慢,其疼痛在旋转背伸、提拉、端、推等动作时尤为剧烈,不能完成端提重物、扫地擦洗、拧毛巾衣服等动作。严重者疼痛为持续性,局部可见轻度肿胀,连端碗和写字等日常生活动作都难以完成。肘部疼痛可沿前臂伸腕肌向下放射。

肱骨外上髁处及肱桡关节处有明显压痛,前臂伸腕肌群抗阻力试验阳性,网球肘试验阳性。

3. X线检查 肘部X线检查一般无特殊征象,有的可见钙化阴影或外上髁粗糙。

【鉴别诊断】

肱骨外上髁炎临床诊断时,主要应与肘部损伤相鉴别。

肘部损伤,尤其是打网球时用力上举发球和扣杀球、掰手腕比赛时,腕屈曲和前臂旋前同时持久性及暴发性用力,容易造成前臂伸肌腱附着点急性损伤,甚至撕脱性骨折,从而出现肘外侧疼痛和肿胀,肘关节屈伸和旋前旋后活动功能障碍。肘部X线检查可见局部明显的肿胀阴影或撕脱的骨小片等征象。若肘部有严重的直接外伤,除疼痛、肿胀和活动功能障碍外,肘关节伸直时的"肘直线"和肘关节屈曲90°时的"肘三角"体征常发生改变,肘部X线检查可明确骨折、脱位诊断。

【推拿治疗】

1. 目的 改善肘部血液循环,促进病变组织修复;松解肘部粘连,改善关节活动功能。

2. 治则 舒筋通络,活血止痛。

3. 部位和穴位 肘部和前臂部;阿是穴、曲池、手三里等。

4. 手法 按揉法、弹拨法、拿法和擦法等。

5. 基本操作 患者坐位或仰卧位。

(1)在肱骨外上髁及其周围施以按揉法,用力由轻到重,重点是刺激阿是穴、曲池、手三里、小海、少海、合谷等穴和前臂伸肌肌腱部,可同时配合前臂旋前旋后、屈伸肘关节的被动活动。

(2)弹拨患侧前臂伸肌群及肱骨外上髁附着部,力度由轻到重,由远处至疼痛局部。

(3)在前臂伸肌总腱附着点施以小鱼际擦法,以透热为度。

【预防与调摄】

1. 推拿治疗的即刻效果较明显,病情易反复而疗程较长,应坚持治疗。

2. 少数病情顽固者,可配合针刺、艾灸、中药湿热敷等治疗以缩短疗程。

3. 治疗期间尽量减少腕及前臂活动;病情缓解后适量做肘关节屈伸和腕部旋转活动。

4. 避免寒冷刺激,注意局部保暖。

第十三节 腕管综合征

腕管综合征又称"腕管狭窄症""迟发性正中神经麻痹",是指正中神经在腕管内受到挤压、摩擦而引起炎性反应,产生手部正中神经支配区感觉和运动障碍的一种病症。本病属周围神经卡压综合征之一,一般为单侧发病,多见于30~60岁的女性。

【病因病机】

本病的发生与发病部位的解剖特点有关。腕管是由腕关节掌侧横韧带与腕骨连接构成的一个骨纤维管道,腕管内部除 1 根正中神经通过外,还有 9 根指屈肌腱通过。正中神经至腕部以下分出肌支,支配鱼际肌及第 1、2 蚓状肌,其感觉支掌侧分布于桡侧三个半手指和鱼际皮肤,背侧分布于桡侧三个半手指的中、末节手指。腕管间隙狭窄,易产生腕管内组织受卡压而损伤。正中神经在腕管受到卡压是腕管综合征的主要病理表现。腕部外伤、劳损及占位性病变等是本病发生的主要原因。腕部外伤包括骨折、脱位、扭伤、挫伤等,改变了管道的形状,减少了腕管原有的容积。慢性劳损如过度地掌屈、背伸,或退行性改变,使腕管内肌腱腱鞘肿胀膨大或腕横韧带增厚,或导致腕管骨质增生。占位性病变主要是指腱鞘囊肿、良性肿瘤、恶性肿瘤等,引起腕管内容物增多。以上因素均可导致腕管管腔相对狭窄,腕管内正中神经被挤压而产生神经压迫症状。

中医学认为,本病由急慢性损伤、风寒湿邪侵袭,导致气血流通受阻所致。本病属于中医学"伤筋"范畴。

【诊断】

临床上以正中神经支配区的感觉和运动障碍为腕管综合征诊断依据。

早期以正中神经支配区的桡侧三个半手指刺痛、麻木为主要表现,手腕劳累时刺痛、麻木感可加重,部分患者伴有手指发冷、发绀及活动不利症状。后期可出现桡侧三个半手指感觉消失、大鱼际肌萎缩和拇指不能外展。手掌叩击试验阳性及屈腕试验阳性。X 线平片一般无特殊征象,有时仅有陈旧性损伤征象。

【鉴别诊断】

除腕管综合征外,神经根型颈椎病和旋前圆肌综合征等也可出现拇、食、中手指刺痛麻木症状,临床诊断腕管综合征时需与其相鉴别,尤其是旋前圆肌综合征。

旋前圆肌综合征是指正中神经和骨间掌侧神经在前臂近侧受到挤压后,产生该神经前臂以下支配区内感觉和运动障碍的病症。其临床特点是肘前部疼痛或酸痛,可向拇、食、中三指放射,三指屈曲及握拳无力,手部正中神经支配区可有麻木、烧灼感等感觉障碍,上述症状常在手臂劳累时加重;旋前圆肌上缘有压痛,手掌叩击试验呈阳性,拇指对掌无力等。

【推拿治疗】

1. 目的　加快腕管内炎症吸收而降低管内压力,减缓或消除正中神经的受压状态。

2. 治则　舒筋通络,活血化瘀。

3. 部位和穴位　前臂部、腕部和手部;阿是穴、曲泽、内关、大陵、劳宫、外关、阳池、阳溪、阳谷、鱼际等。

4. 手法　一指禅推法、按揉法、弹拨法、捻法、摇法、拔伸法、擦法等。

5. 基本操作

(1)沿前臂内侧、腕掌侧横纹及手掌的中央一线,腕掌背侧横纹及大鱼际部施以一指禅推法、按揉法等手法,重点是刺激腕部韧带、大鱼际以及阿是穴、曲泽、内关、大陵、劳宫、阳池、阳溪、阳谷等穴位,以局部有酸胀感为度;在腕掌侧和前臂远端内侧施以弹拨手法,重点是轻柔弹拨通过腕管的肌腱。

（2）在腕部施以缓慢柔和的各方向摇法、轻度缓慢的拔伸法。

（3）腕及手的掌背两侧施以拇指与食中二指相对应的按揉法，重点是内关和外关、大陵和阳池、劳宫和其手背对应点；腕掌侧及大鱼际部施以擦法，以透热为度。

【预防与调摄】

1. 手法治疗期间，可于手腕部放松休息位使用纸板适当固定。

2. 注意患腕的休息，避免提拿重物和腕部掌屈活动。

3. 可配合中药外敷或熏洗。

第十四节　腱　鞘　囊　肿

腱鞘囊肿是发生于关节部腱鞘内的囊性肿物。囊内含有无色透明或橙色、淡黄色的浓稠黏液，囊壁为致密硬韧的纤维结缔组织，囊肿以单房性为多见。患者多为青壮年，女性多见。起病缓慢，发病部位可见一圆形肿块，有轻微酸痛感，严重时会给患者造成一定的功能障碍。本病属于中医"筋瘤""筋结"范畴。

【病因病机】

病因尚不清楚，可能与急性损伤、慢性劳损（尤其见于手及手指）、骨关节炎有关，一些系统免疫疾病甚至是感染也有可能引起。一些需要长期重复关节活动的职业，如打字员、货物搬运或需要长时间电脑操作的行业等，都会引发或加重此病。常见患处有手腕、手指、肩部等位置，女性及糖尿病患者较易患上此病。

中医学认为，本病由急、慢性损伤，风寒湿邪侵袭，导致气血流通受阻所致。

【诊断】

1. 本病可发生于任何年龄，多见于青年和中年，女性多于男性。发病部位多在关节附近，部分病例除局部肿物外，无自觉不适，有时有轻度压痛。多数病例有局部酸胀或不适，影响活动。

2. 囊肿在皮下，生长缓慢，直径一般不超过 2cm，圆形或椭圆形。囊肿大小与症状轻重无直接关系，而与囊肿张力有关，张力越大，肿物越硬，疼痛越明显。

3. 触诊时可摸到一外形光滑、边界清楚的圆形肿块，表面皮肤可推动，无粘连，压之有酸胀或痛感。囊肿多数张力较大，肿块坚韧，少数柔软，但都有囊性感。日久囊肿可变小、变硬。

【鉴别诊断】

1. 滑膜囊肿　为类风湿关节炎的并发症或一个症状。特点是炎性过程广泛，病变范围扩大，基底部较宽广。

2. 腕背骨膨隆症　又称腕凸症，主要症状为第2、第3腕掌关节背侧隆突畸形，疼痛无力，压痛明显，过度背伸和抗阻力时症状加重。X线片显示骨质增生或硬化，关节间隙狭窄，不平整。

【推拿治疗】

1. 目的　加快腕关节局部的气血运行，减缓或消除局部疼痛症状。

2. 治则　行气活血，理筋散结。

3. 部位和穴位　以囊肿局部为主（以腕背侧为例）。

4. 手法　多采用按压或敲击手法，配合使用按法、揉法等。

5. 基本操作

(1)按压法：将患者腕部固定并略呈掌屈，用右指将囊肿用力持续按压，直至挤破囊肿。然后用按揉法作用于囊肿部及周围，约1~2分钟，治疗后用绷带加压包扎固定2~3天。本法适用于一般囊肿。

(2)敲击法：将患腕平置于软枕上，腕背向上并略呈掌屈，术者一手握患手维持其位置稳定，另一手持换药用弯盘或叩诊锤，用力迅速而准确地向囊肿敲击，往往一下即可击破，如囊肿坚硬一次未击破时，可加击一两下。然后用按揉法作用于囊肿部及周围，约1~2分钟，治疗后用绷带加压包扎固定2~3天。本法适用于囊肿大而坚硬者。

【其他疗法】

针刺法　对质坚、较小而扁平的囊肿可用针刺法。消毒皮肤后，在皮下及囊肿中注入2%普鲁卡因1~2ml，然后以消毒之三棱针刺入囊肿，可刺破3~4处，然后再用拇指(消毒)按压，使囊肿内容物向四周流散，术后可加压包扎2~3天。

【预防与调摄】

1. 手握鼠标时间过长，或是姿势不正确，易导致手关节滑膜腔的损伤，从而引发腱鞘囊肿。因此，需要长时间使用电脑和鼠标的办公人员，应每隔1小时休息5~10分钟，做柔软操或局部按摩。

2. 少数囊肿可能自行消失，并不再发，但多数囊肿继续存在，或者进行性增大者，必须进行治疗。

第十五节　膝关节半月板损伤

膝关节半月板损伤是指膝部因急、慢性损伤，导致半月软骨撕裂，从而引起膝关节肿胀、疼痛、关节交锁等一系列症状和体征。本病年轻人多见，常发生于半蹲位工作的矿工、搬运工和运动员等。

本病中医称"膝部伤筋"，属中医学"痹证"范畴。

【病因病机】

膝关节半月板是胫骨关节面上的一种纤维软骨，其边缘部较厚，与关节囊紧密连接，中心部薄，呈游离状态。半月板可随着膝关节运动而有一定的移动，伸膝时半月板向前移动，屈膝时向后移动。内侧半月板呈"C"形，前角附着于前交叉韧带附着点之前，后角附着于胫骨髁间隆起和后交叉韧带附着点之间，其外缘中部与内侧副韧带紧密相连。外侧半月板呈"O"形，其前角附着于前交叉韧带附着点之前，后角附着于内侧半月板后角之前，其外缘与外侧副韧带不相连，其活动度较内侧半月板为大。半月板本身无血液供应，其营养主要来自关节滑液，只有与关节囊相连的边缘部分从滑膜得到一些血液供应。因此，除边缘部分损伤后可以自行修复外，半月板破裂后不能自行修复。半月板切除后，可由滑膜再生一个纤维软骨性的又薄又窄的半月板。正常的半月板有增加胫骨髁凹陷及衬垫股骨内外侧髁的作用，以增加关节的稳定性和起缓冲震荡作用。

半月板损伤多由扭转外力引起，当一腿承重，小腿固定在半屈曲、外展位时，身体及股部猛然内旋，内侧半月板在股骨髁与胫骨之间，受到旋转压力，而致半月板撕裂。如扭伤时膝关节屈曲程度愈大，撕裂部位愈靠后，外侧半月板损伤的机制相同，但作用力的方向相反,破裂的半月板如部分滑入关节之间,使关节活动发生机械障碍,妨碍关节伸屈活动,形成"交锁"。

半月板损伤的部位可发生在半月板的前角、后角、中部或边缘部。损伤的形状可为横形裂、纵形裂、水平裂或不规则形裂,甚至破碎成关节内游离体。

【诊断】

对半月板损伤的诊断,主要依据病史及临床检查,多数患者有外伤史,单纯根据临床症状多难以做出早期的明确诊断。患侧关节间隙有固定性疼痛及压痛,结合各项检查综合分析,多数能做出正确诊断。对严重创伤患者,要注意检查有无合并侧副韧带和交叉韧带损伤。对晚期病例,要注意检查是否有继发创伤性关节炎。

1. 病史　无论内侧半月板或外侧半月板损伤,患者多数有明显外伤史。

2. 症状与体征

(1)疼痛、肿胀与功能障碍:急性期膝关节有明显疼痛、肿胀和积液,关节屈伸活动障碍。急性期过后,肿胀和积液可自行消退,但活动时关节仍有疼痛,尤以上下楼、上下坡、下蹲起立、跑、跳等动作时疼痛更明显,严重者可跛行或屈伸功能障碍,或在膝关节屈伸时有弹响。

部分患者有"交锁"现象。膝关节交锁是膝半月板损伤的最典型表现,即患者在行走过程中常出现膝关节突然被卡住,既不能伸直,又不能屈曲,同时伴有疼痛感,如将膝关节稍微伸屈活动,有时可出现弹响声,交锁解除。

(2)压痛点:压痛的部位一般即为病变的部位,对半月板损伤的诊断及确定其损伤部位均有重要意义。检查时将膝置于半屈曲位,在膝关节内侧和外侧间隙,沿胫骨髁的上缘,用拇指由前往后逐点按压,在半月板损伤处有固定压痛。如在按压的同时,将膝被动屈伸或内外旋转小腿,疼痛更为显著,有时还可触及异常活动的半月板。

(3)特殊试验

1)麦氏(McMurray)征:又称回旋研磨试验,出现疼痛或响声即为阳性,根据疼痛和响声部位确定损伤的部位。

2)单腿下蹲试验阳性。

3)重力试验阳性。

4)研磨试验阳性。

3. X线检查　拍膝部X线正侧位片,不能显示出半月板损伤情况,故直接诊断作用不大;但拍摄平片有助于排除其他膝关节损伤和疾病,可以作为常规检查。

膝关节造影术有诊断意义,但可增加患者痛苦,应慎重使用。

4. 膝关节镜检查　通过关节镜可以直接观察半月板损伤的部位、类型和关节内其他结构的情况,有助于疑难病例的诊断。

【鉴别诊断】

1. 膝部骨折　骨折后有明显肿、痛、活动障碍,可出现畸形外观,有骨擦音和下肢纵向叩击征阳性。X线摄片则能作出明确诊断。

2. 半月板囊肿　以外侧多见,局部肿胀,有持续疼痛,在膝关节间隙处可触到肿块,屈膝时较突出,伸膝后消失或变小。

3. 髌骨软骨软化症　青壮年易发生,膝前疼痛,患者坐后站立时疼痛,上下楼梯疼痛,压股试验阳性。X线摄片有助于鉴别诊断。

【推拿治疗】

1. 目的　整复错位,改善并恢复膝关节功能。

2. 治则　理筋整复,温经止痛。治疗手法宜深透,多选用温热性、有穿透力的手法施治。

3. 部位和穴位　环跳、箕门、血海、委中、阴陵泉、风市、阳陵泉、膝眼及膝周围。

4. 手法　常选用擦法、按揉、点压点拨、肘压、弹拨等手法。

5. 基本操作

(1)患者仰卧位,施术者先于髌骨下韧带和侧副韧带之间施按揉法,以酸胀为度。

(2)施术者用擦法施于膝关节及周围,主要在髌骨上下缘及股四头肌,为时 5 分钟;然后摇膝关节约 3~5 次。

(3)按揉两膝眼、膝阳关、血海、曲泉、阴陵泉、鹤顶、阳陵泉等腧穴,以酸胀为度;可于点按中施振颤法操作。

(4)两掌合压于膝部两侧,搓擦两膝眼,以透热为度。

(5)急性期解锁法:患者坐于床边。一助手用双手固定大腿远端,勿使摇晃;另一助手则握住踝部。医者半蹲于伤肢外侧,一手握住伤肢小腿,另一手握拳,拳眼向上,准备施术。施术时两助手缓缓用力拔伸并向内、向外轻旋小腿,医师用握拳之手向上击打腘窝部,随即与近侧助手同时撤除;医者握小腿与远端助手用力将膝关节屈曲,握拳之手改推伤侧膝关节,使之屈髋屈膝。然后将伤肢拔直,最后用捋顺、揉、捻等手法按摩舒筋。

【其他疗法】

1. 关节穿刺　关节肿胀明显时,可行关节穿刺术,抽出液体,加压包扎,并行关节制动。

2. 手术治疗　在确诊后,使用非手术疗法 12 个月后无效时,宜做半月板摘除术;或用膝关节镜做部分切除或探查。

【预防与调摄】

1. 上下楼梯时,必须全神贯注,踩踏平稳,避免外伤。

2. 半月板损伤后应尽早进行股四头肌舒缩活动,以防肌肉萎缩;关节积液吸收后,可进行膝关节屈伸活动,防治软组织粘连。

3. 可配合活血化瘀、消肿利湿之中药,如桃红四物汤加减。

第十六节　退行性膝关节炎

退行性膝关节炎又称“增生性膝关节炎”“肥大性关节炎”“老年性关节炎”。退行性膝关节炎是由于膝关节的退行性改变和慢性积累性关节磨损而造成的,以膝部关节软骨变性,关节软骨面反应性增生,骨刺形成为主要病理表现。临床上以肥胖型中老年人多见,特别是 50~60 岁的老年人,女性多于男性。

【病因病机】

膝关节是人体中最大而且结构最复杂的一个关节,其位置表浅,负重大,活动量大,其结构复杂且不稳定,特别是在活动过程中由于关节不稳,容易引起损伤。

本病的病因目前尚不十分明确,一般认为与年龄、性别、职业、机体代谢及损伤有关,尤其与膝关节的机械运动关系密切。其病理变化,早期因关节软骨积累性损伤导致关节软骨的原纤维变性,而使软骨变薄或消失,引起关节活动时疼痛与受限;在后期,关节囊形成纤维化增厚,滑膜充血肿胀肥厚,软骨呈象牙状骨质增生。同时,膝关节周围肌肉因受到刺激而表现为先痉挛后萎缩。总之,其病理改变是一种关节软骨退行性变化引起的以骨质增生为主的关节病变,滑膜的炎症是继发的。

中医认为产生本病的原因,一是因慢性劳损、受寒或轻微外伤;二是由于年老体弱,肝肾亏损,气血不足致使筋骨失养,日久则使关节发生退行性变及骨质增生而发生本病。

【诊断】

1. 病史 本病患者往往有劳损史,发病缓慢,多见于中老年肥胖女性。

2. 症状与体征

(1)症状:膝关节活动时疼痛,其特点是初起疼痛为发作性,后为持续性,劳累后加重,上下楼梯时疼痛明显;膝关节活动受限,跑跳跪蹲时尤为明显,甚则跛行,但无强直。关节内有游离体时可在行走时突然出现交锁现象,稍活动后又可消失。

(2)体征:关节活动时可有弹响摩擦音,部分患者可出现关节肿胀,股四头肌萎缩;膝关节周围有压痛,活动髌骨时关节有疼痛感。个别患者可出现膝内翻或膝外翻。

3. X线检查 正位片显示关节间隙变窄,关节边缘硬化,有不同程度的骨赘形成。侧位片可见股骨内侧髁和外侧髁粗糙,胫骨髁间棘变尖,呈象牙状,胫股关节面模糊,髌股关节面变窄,髌骨边缘骨质增生及髌韧带钙化。

4. 实验室检查 血、尿常规化验均正常,红细胞沉降率正常,抗"O"及类风湿因子阴性,关节液为非炎性。

【鉴别诊断】

应排除风湿性及类风湿关节炎、膝关节严重创伤(如骨折、半月板损伤、交叉韧带或侧副韧带损伤等)、下肢畸形(如膝内外翻及关节感染化脓性关节炎、关节结核)等。

【推拿治疗】

1. 目的 改善膝部血液循环,延缓病情发展;松解膝部软组织,改善关节活动功能。

2. 治则 舒筋通络,活血止痛,滑利关节。

3. 部位和穴位 内外膝眼、梁丘、血海、阴陵泉、阳陵泉、犊鼻、足三里、委中、承山、太溪及患膝髌周部位。

4. 手法 㨰法、按揉法、弹拨法、摇法等。

5. 基本操作

(1)患者仰卧位,医者先以点法点按以上穴位,后以㨰法、按揉法、拿捏法作用于大腿股四头肌及膝髌周围,直至局部发热为度。

(2)医者站在患膝外侧,用双拇指将髌骨向内推挤,同时垂直按压髌骨边缘压痛点,力量由轻逐渐加重。后用单手掌根部按揉髌骨下缘,反复多次。

(3)摇膝关节,同时配合膝关节屈伸、内旋、外旋的被动活动,最后在膝关节周围行擦法,以透热为度。

(4)患者俯卧位,医者施㨰法于大腿后侧、腘窝及小腿一侧约5分钟,重点在腘窝部委中穴。

【预防与调摄】

1. 膝关节肿痛严重者应卧床休息,避免超负荷的活动与劳动,以减轻膝关节的负担。

2. 患者应主动进行膝关节功能锻炼,如膝关节伸屈活动,以改善膝关节的活动范围及加强股四头肌力量。

3. 肥胖患者应注意节食,以便减轻膝关节受累。

第十七节　踝关节扭伤

踝关节扭伤是指踝关节在跖屈位时足踝强力内翻或外翻,造成踝部外侧或内侧韧带、肌腱、关节囊等软组织的急性损伤。本病任何年龄均可发病,但以青壮年和喜好运动者为多见。

【病因病机】

临床上以足内翻而致的外踝损伤最为多见,其损伤有解剖结构方面的原因:一是内踝宽扁,位置偏前,且高于外踝,而外踝细长,位置偏后,且低于内踝;二是外侧韧带较内侧韧带薄弱,易发生撕裂;三是足背屈肌中使足内翻背屈的胫骨前肌较使足外翻背屈的第3腓骨肌肌力强。

踝关节扭伤主要是外踝或内踝侧副韧带部分断裂的撕裂性损伤。踝内翻位扭伤中距腓前韧带最易损伤,跟腓韧带损伤其次,距腓后韧带损伤少见。

急性损伤主要是韧带的损伤,同时常伴有出血、渗出等炎症反应。严重者除外踝或内踝侧副韧带完全断裂外,常伴有内踝撕脱性骨折和外踝骨折等。

本病中医称"踝缝伤筋",属中医学"伤筋"范畴。

【诊断】

踝关节扭伤诊断时,以踝部疼痛、肿胀、活动功能障碍及 X 线表现为诊断依据。

1. 病史　有急性踝关节扭伤史,踝部明显疼痛、肿胀,局部皮下瘀血;踝关节活动功能障碍,以屈伸和内翻活动障碍为甚;站立和步行困难。

2. 症状与体征　内翻位外踝扭伤时,肿胀主要在外踝前下方和外侧;外翻位内踝损伤虽少见,但常由强大的外力所致,出现内踝和外踝都疼痛、肿胀,甚者足不能触地而可能伴有外踝骨折;若足部刺痛伴踝关节畸形或异常活动时,应考虑骨折或韧带完全撕裂。

3. X 线检查　踝关节 X 线检查,可以帮助排除内外踝的撕脱性骨折。

【鉴别诊断】

踝关节扭伤主要应与踝部骨折、脱位和韧带完全断裂相鉴别。推拿临床对踝关节扭伤后骨科检查及 X 线检查应格外重视,尽量不要遗漏撕脱性骨折。因外踝韧带部分断裂时,易造成外踝腓骨下端撕脱性骨折。

【推拿治疗】

推拿手法治疗本病有良好疗效。推拿临床一般在急性损伤 24 小时后再行手法治疗。

1. 目的　促进瘀血及渗出组织液的吸收,有利于损伤组织的修复,恢复踝关节的活动和承重。

2. 治则　舒筋通络,活血散瘀,消肿止痛。

3. 部位和穴位　踝部;阿是穴、丘墟、悬钟、申脉、昆仑、太溪、照海、大钟等。

4. 手法　点按法、按揉法、摇法、拔伸法和擦法。

5. 基本操作　以内翻位损伤外踝为例。

（1）先在患者外踝部施以点按法和按揉法等手法,重点是阿是穴、丘墟、悬钟、申脉、昆仑等,以缓解肿痛;然后在拔伸下配合做踝关节小幅度的内外翻、屈伸活动和左右摇动。

（2）外踝及周围部施以按揉法和擦法,擦外踝、足背和足底,以透热为度。

（3）病程较长者,扭伤处可施以韧带的弹拨手法。

【预防与调摄】

1. 踝关节扭伤推拿手法治疗后,配合适当的功能锻炼可较快康复。

2. 宜抬高患肢足部休息,以利于肿胀消退;注意局部保温。

3. 急性损伤患者应做踝部固定,特别是防止踝关节的背伸内翻活动。

4. 2 周后可练习踝关节各方向的主动活动,应该循序渐进,逐渐增大活动范围。

（李玉柱　江永桂　刘凌锋　于雪萍）

 复习思考题

扫一扫 测一测

1. 简述各型颈椎病的临床表现特点。

2. 椎动脉型和神经根型颈椎病应如何进行推拿治疗?

3. 简述腰椎间盘突出症的推拿治疗(包括治则、取穴、手法和基本操作)。

4. 试述肩关节周围炎的推拿治疗方法。

第七章

内 科 病 症

1. 内科常见病症的诊断及推拿治疗;
2. 内科常见病症的病因病机及鉴别诊断;
3. 内科常见病症的预防与调摄。

推拿治疗内科疾病已有数千年的历史,近几年来又有新的发展,尤其是"脊柱病因学"的提出,以及围绕这一学说开展的一系列临床和实验研究所取得的重大成果,为进一步认识用推拿方法治疗内科疾病的机制开辟了一个更为广阔的新空间。同时,传统的经络学说在指导用推拿方法治疗内科疾病方面仍然发挥着重要作用。此外,一些新提出的理论假说也被引入,如"反射区学说""生物全息律学说"等。随着研究的深入,将不断丰富内科疾病的治疗手段,进一步阐明推拿对内科疾病的确切治疗作用及临床价值,从而使古老的推拿疗法更好地造福于人类。

第一节 头 痛

头痛是临床常见症状之一,由多种原因引起,可单独出现,亦可兼见于各种急、慢性疾病中,其中外感头痛、内伤头痛及颈源性头痛、偏头痛等适宜推拿治疗,对于脑脓肿、脑血管疾病急性期、颅内占位性病变、脑挫裂伤、外伤性颅内血肿等颅内器质性疾病引起的头痛,不可用推拿治疗。因此,临床上要明确诊断,以防贻误病情,或造成意外。

【病因病机】

头痛之病因多端,但不外乎外感和内伤两大类。

1. **外感头痛** 多由起居不慎,坐卧当风,其感受外邪,以风为主,多夹寒、热、湿邪。风为阳邪,"伤于风者,上先受之",又风为"百病之长"、六淫之首,若夹寒者,寒为阴邪伤阳,清阳受阻,寒凝血滞,脉络不畅则失养,绌急而病;若夹热邪,风热上炎,犯于清窍,精血受伤,气血逆乱,经脉失荣而成;若夹湿邪,风伤于巅,湿困清阳,或中州失司,痰湿内生,清窍蔽蒙,脑髓、脉络失充而成。

2. **内伤头痛** 内伤头痛多与肝、脾、肾三脏有关。因于肝者,一是肝阴不足,肝阳失敛而上亢;二是郁怒而肝失疏泄,郁而化火,日久肝阴被耗,肝阳失敛而上亢,清窍受伤,脉络失养导致头痛。因于脾者,多因饮食所伤,劳逸失度,脾失健运,痰湿内生,致使清阳不升,浊阴不降,清窍痹阻,痰瘀互结,脑失清阳,精血失充,脉络失养而头痛。因于肾者,多因禀赋不足,肾精亏虚,或劳欲伤肾,阴精耗损,或中焦呆滞,化源不足,或肝郁疏泄失司,横乘于中,化源不足,终致脑髓失养,脉络失荣而头痛。此外,外伤跌仆,或久病入络则络行不畅,血瘀气滞,脉络失养亦易致头痛。

【诊断】

1. 外感头痛 有明显感受外邪史,起病较急,或头痛连及项背,或胀痛欲裂,或头痛如裹。伴有发热、恶寒或恶风、身困乏力、鼻塞、流涕、咽痛、咳嗽等感冒症状。可由风寒、风热、风湿等因素引起。

2. 内伤头痛 可因肝阳上亢、痰浊上扰、瘀血内阻、血虚不荣、肾虚失充等因素引起。其症状除头痛外,同时有肝阳上亢、痰浊、瘀血、血虚、肾虚等证候的临床表现。

3. 偏头痛 一侧或双侧头痛,反复发作,女性多于男性,发作前多有先兆,常因紧张、忧郁等诱发。

4. 颈源性头痛 是颈椎病引起的症状,患者有长时间低头伏案工作或落枕史,起病或急或缓,头痛连及颈项,伴有颈椎活动不利,或头晕、恶心、目胀、畏光等症,在患侧风池穴周围及上位颈椎关节突关节附近常触及明显的压痛和结节状物。

 知识链接

辨别头痛

1. 头痛同时伴剧烈呕吐者提示为颅内压增高。头痛在呕吐后减轻者可见于偏头痛。

2. 头痛伴眩晕者见于小脑肿瘤、椎—基底动脉供血不足。

3. 头痛伴发热者常见于全身性感染性疾病或颅内感染。

4. 慢性进行性头痛伴精神症状者应注意颅内肿瘤。

5. 慢性头痛突然加剧并有意识障碍者提示可能发生脑疝。

6. 头痛伴视力障碍者可见于青光眼或脑瘤。

7. 头痛伴脑膜刺激征者提示有脑膜炎或蛛网膜下腔出血。

8. 头痛伴癫痫发作者可见于脑血管畸形、脑内寄生虫病或脑肿瘤。

9. 头痛伴神经功能紊乱症状者可能是神经功能性头痛。

10. 丛集性头痛多见于中年男性,发作前无先兆症状,突发于夜间或睡眠时,疼痛剧烈呈密集性发作而迅速达到高峰,从一侧眼部周围或单侧面部开始而快速扩展,甚则波及同侧肩、颈部,呈跳痛或烧灼样痛,站立可减轻,伴同侧眼面潮红、流泪、鼻塞、流涕等,疼痛持续数10分钟~2小时,无明显神经系统阳性体征,必要时做组胺试验可协助诊断。

11. 鼻窦炎疼痛常位于前额及鼻根部,晨起加重,伴鼻塞、流脓涕等。部分患者因继发性肌肉收缩而出现颈部疼痛和后头痛。检查鼻腔可见有脓性分泌物,病变鼻窦部位压痛明显。

【推拿治疗】

1. 治法 疏通经络,行气活血,镇静止痛。风寒头痛者,治以祛风散寒;风热头痛者,治以疏风清热;风湿头痛者,治以祛风除湿;肝阳头痛者,治以平肝潜阳;血虚头痛者,治以养血调血;痰浊头痛者,治以化痰降逆;肾虚头痛者,治以养阴补肾;瘀血头痛者,治以活血化瘀。

2. 基础治疗

（1）头面部操作

部位和穴位：印堂、神庭、鱼腰、攒竹、头维、太阳、百会、四神聪,头面部六阳经及督脉循行部位。

手法：一指禅推法、分推法、按揉法、拿法、抹法、叩击法、扫散法等。

操作：患者坐位或仰卧位。指按、指揉印堂、攒竹、鱼腰、神庭、太阳、百会、四神聪等穴,每穴约1分钟;抹前额3~5遍;从前额发际处至风池穴处行五指拿法,反复3~5遍;行双手扫散法,约1分钟;指尖击前额至头顶,反复3~6遍。

（2）颈肩部操作

部位和穴位：风池、风府、肩井、大椎,颈肩部太阳经、少阳经及督脉循行部位。

手法：一指禅推法、揉法、推法、拨法、拿法、㨰法。

操作：患者取坐位或俯卧位。以一指禅推法沿项部膀胱经、督脉上下往返操作,揉、拨、推上述穴位,3~5分钟;拿风池、肩井及项部两侧肌群,各半分钟;在项、肩、上背部施㨰法,约2分钟。

3. 辨证加减

（1）颈源性头痛：在颈项、肩及上背部的阿是穴处施以指揉、指拨、指推法,用力由轻到重,以患侧为主,3~5分钟。必要时采用颈椎整复手法。

（2）偏头痛：在太阳、头维、角孙、率谷等穴行一指禅推法,用较重力量按揉风池穴3~5分钟。

（3）风寒头痛：在项背部施以㨰法,约3分钟;指按揉风门、肺俞,每穴约2分钟;直擦背部两侧膀胱经,以透热为度。

（4）风热头痛：指按揉大椎、肺俞、风门,每穴约1分钟;拿曲池、合谷,每穴约1分钟;拍击背部两侧膀胱经,以皮肤微红为度。

（5）风湿头痛：指按揉大椎、合谷,每穴约1分钟;提捏印堂及项部皮肤,以皮肤透红为度。

（6）肝阳头痛：指揉肝俞、阳陵泉、太冲、行间等穴,每穴约1分钟;推桥弓30次左右,两侧交替进行;行扫散法每侧20次。

（7）血虚头痛：指揉中脘、气海、关元、足三里、三阴交、膈俞等穴,每穴约1分钟;掌摩腹部5分钟左右;直擦背部督脉,以透热为度。

（8）痰浊头痛：用一指禅推法推中脘、天枢等穴,每穴约2分钟;摩腹部5分钟左右;指揉脾俞、胃俞、大肠俞、足三里、丰隆等穴,每穴约1分钟。

（9）肾虚头痛：指按揉肾俞、命门、腰阳关、气海、关元、太溪等穴,每穴1~2分钟;直擦背部督脉、横擦腰骶部,以透热为度。

（10）瘀血头痛：分抹前额1~2分钟;指揉攒竹、太阳等穴,每穴1~2分钟;指揉合谷、血海、太冲等穴,每穴约1分钟;擦前额,以透热为度。

【预防与调摄】

嘱患者适当参加体育锻炼,增强体质;注意平时保暖,保持心情舒畅,避免不良情绪刺激;饮食宜清淡,少食肥甘辛辣之品,戒烟酒;对头痛剧烈,或进行性加剧,同时伴有恶心、呕吐者,应考虑其他病变,须进一步检查。

第二节 失 眠

失眠又称不寐,是指以经常不能获得正常睡眠为特征的一种常见病症,轻者难以入寐,或时寐时醒,或睡中易醒,醒后不能再寐;重者彻夜不能入寐。本病可单独出现,亦可与头痛、健忘、眩晕、心悸等症同时出现。本病多见于现代医学的神经衰弱、更年期综合征等病症。

【病因病机】

失眠病位在心,由于心神失养或心神不安所致。其发病与肝郁、脾肾虚弱、胃失和降密切相关。其病机或由思虑劳倦过度,伤及心脾,心伤则阴血暗耗,脾伤则营血化源不足,血虚不能养心,导致心脾两虚,以致心神不安而不寐;或由禀赋不足,或病后体虚,或房劳过度,肾阴亏损,不能上济于心,心肾不交,水不制火,心火独亢,神志不宁,阴虚火旺而不寐;或由饮食不节,脾胃受伤,宿食停滞,运化失职,痰热内生,壅遏于中,扰乱心神,以致不寐;或由情志所伤,肝失条达,气郁不舒,郁而化火,火炎于上,扰动心神,心神不宁以致不寐。

【诊断】

1. 心脾两虚 多梦易醒,面色不华,头晕目眩,心悸健忘,神疲肢倦,饮食无味,舌质淡,苔薄,脉细弱。

2. 阴虚火旺 心烦不寐,头晕耳鸣,心悸健忘,颧红潮热,口干少津,手足心热,腰膝酸软,舌质红,少苔,脉细数。

3. 痰热内扰 不寐多梦,头重心烦,头晕目眩,口苦痰多,胸闷脘痞,不思饮食,舌质红,苔黄腻,脉滑或滑数。

4. 肝郁化火 心烦不能入寐,急躁易怒,头痛面红,目赤口苦,胸闷胁痛,不思饮食,口渴喜饮,便秘尿黄,舌质红,苔黄,脉弦数。

【推拿治疗】

1. 治法 宁心安神,平衡阴阳。心脾两虚者,治以补益心脾;阴虚火旺者,治以滋阴降火;肝郁化火者,治以疏肝泻火;痰热内扰者,治以化痰清热。

2. 基础治疗

(1)头面及颈肩部操作

部位和穴位:印堂、神庭、太阳、睛明、攒竹、鱼腰、角孙、百会、风池、安眠等穴;前额、头顶等部位。

手法:一指禅推法、抹法、按揉法、扫散法、拿法等。

操作:患者坐位或仰卧位。一指禅推、抹印堂—神庭线及两侧印堂—眉弓—太阳线;指按、指揉印堂、神庭、攒竹、睛明、鱼腰、太阳、角孙、百会等穴,每穴约1分钟;抹前额3~5遍;拿五经、拿风池、拿肩井,2~3分钟;行双手扫散法,约1分钟;指尖击前额至头顶,反复3~6遍。

(2)腹部操作

取穴:中脘、气海、关元。

手法:摩法、按揉法。

操作:患者仰卧位。医者用掌摩法先顺时针方向摩腹,再逆时针方向摩腹,时间约

3 分钟。指按揉中脘、气海、关元等穴,每穴 1~2 分钟。

(3)腰背部操作

部位和穴位:心俞、肝俞、脾俞、胃俞、肾俞、命门等穴,背部督脉、华佗夹脊等部位。

手法:滚法、捏法、掌推法。

操作:患者俯卧位。医者用滚法在患者背部、腰部施术,重点在心俞、肝俞、脾俞、胃俞、肾俞、命门等穴,时间约 5 分钟;捏脊 3~4 遍;掌推背部督脉 3~4 遍。

3. 辨证加减

(1)心脾两虚:指按揉神门、天枢、足三里、三阴交等穴,每穴 1~2 分钟;擦背部督脉,以透热为度。

(2)阴虚火旺:推桥弓,左右各 20 次;擦两涌泉穴,以透热为度。

(3)肝郁化火:指按揉肝俞、胆俞、期门、章门、太冲等穴,每穴 1~2 分钟;搓两胁约 1 分钟。

(4)痰热内扰:指按揉神门、内关、丰隆、足三里等穴,每穴 1~2 分钟;横擦脾俞、胃俞、八髎等穴,以透热为度。

【预防与调摄】

嘱患者睡前不要抽烟、饮酒、喝茶和咖啡,避免看刺激性的书和影视节目,每日用温水洗脚;适当参加体力劳动和体育锻炼,以增强体质;注意劳逸结合,节制房事;平时生活起居要有规律,早睡早起;嘱患者解除思想顾虑,消除烦恼,避免情绪波动,心情要开朗、乐观。

第三节 胃 脘 痛

胃脘痛是指以上腹部经常发生疼痛为主症的一种消化道病症。相当于现代医学的急慢性胃炎、胃十二指肠溃疡、胃神经官能症、胃痉挛等消化系统疾患。常因饮食不节或精神刺激而发病。

【病因病机】

胃脘痛的部位虽在胃,但与肝脾关系非常密切。本病的常见原因有情志、饮食、劳倦、受寒等,其发病机制不外乎两方面:一是气机阻滞,"不通则痛";二是胃失温煦或濡养,"不荣则痛"。

1. 病邪犯胃 多因外感寒邪,或过食生冷,寒客于胃,致气机凝滞,胃气不和,收引而痛。暴饮暴食亦致脾胃受伤,食滞中焦,气机不利而胃痛。

2. 肝气郁结 多因忧郁恼怒,情志不遂,肝气失于疏泄,横逆犯胃,胃失和降,而致胃痛。肝气郁结,日久不愈,既可化火伤阴,又可导致瘀血内结,则疼痛每多缠绵难愈。

3. 脾胃虚寒 多因素体不足,或劳倦过度,或饥饱失常,或久病不愈等,均可损伤脾胃,使中焦虚寒,胃络失于温煦而发生疼痛。

【诊断】

1. 病邪阻滞

(1)寒邪:多为急性疼痛,胃脘疼痛暴作,畏寒喜暖,局部热敷痛减,口不渴或喜热饮,苔白,脉紧。

（2）食滞：胃脘胀闷，甚则疼痛，嗳腐吞酸，呕吐不消化食物，吐后痛减，大便不爽，苔厚腻，脉滑。

2. 脏腑失调

（1）肝气犯胃：多为慢性疼痛，胃脘胀满，攻撑作痛，连及两胁，嗳气，大便不畅，苔多薄白，脉弦。

（2）脾胃虚寒：胃痛隐隐，泛吐清水，喜暖喜按，纳食减少，手足不温，大便溏薄，舌淡白，脉软弱或沉细。

【推拿治疗】

1. 治法　理气止痛。病邪阻滞者，辨其邪而祛之；肝气郁滞者，则疏肝理气；脾胃虚寒者，则温中祛寒。

2. 基础治疗

（1）胃脘部操作

部位和穴位：中脘、建里、天枢、气海、关元、足三里等穴；胃脘部。

手法：一指禅推法、摩法、揉法、按法。

操作：患者取仰卧位。医者坐于患者右侧，先用轻柔的一指禅推摩法在胃脘部治疗；重点按揉中脘、气海、天枢等穴；用一指禅推法结合按揉法在足三里穴操作。时间约 10 分钟。

（2）背部操作

部位和穴位：膈俞、肝俞、胆俞、脾俞、胃俞、三焦俞等穴；膀胱经循行部位。

手法：一指禅推法、按法、揉法、擦法。

操作：患者取俯卧位。医者立于患者左侧，用一指禅推法沿背部膀胱经自膈俞至三焦俞往返操作 5～10 遍，然后用较重的揉法于膈俞、肝俞、脾俞、胃俞、三焦俞等穴操作，时间约 5 分钟；膀胱经循行部位施以擦法，以透热为度。

（3）肩臂及胁部操作

部位和穴位：肩井、手三里、内关、合谷，肩部、上肢部、胁肋部。

手法：拿法、搓法、抹法、揉法、按法。

操作：患者取坐势，拿肩井循肘臂而下，在手三里、内关、合谷等穴行较强的揉按刺激；搓肩臂，搓抹两胁，由上而下，往返数次。

3. 辨证加减

（1）寒邪犯胃：用较重的点、按法在脾俞、胃俞施术，时间约 2 分钟；用擦法在左侧背部施术，以透热为度。

（2）食滞：按揉脾俞、胃俞、大肠俞、八髎、足三里等穴；顺时针方向摩腹，重点在中脘、天枢穴。

（3）肝气犯胃：用柔和的一指禅推法结合揉法，自天突穴向下至中脘穴施术，重点在膻中穴；然后轻柔地按揉两侧章门、期门穴，时间约 3 分钟；用较重的手法按揉背部肝俞、胆俞、膈俞等穴。

（4）脾胃虚寒：轻柔地按揉足三里、气海、关元等穴，每穴约 2 分钟，在气海穴时间可适当延长；直擦背部督脉、横擦左侧背部及腰部肾俞、命门穴，以透热为度。

（5）疼痛剧烈者，较重地点按背部脾俞、胃俞及附近压痛点，连续刺激 2 分钟左右，待疼痛缓解后，再予以辨证治疗；重按揉合谷、梁丘、足三里等穴，每穴 2～3 分钟。

【预防与调摄】

胃脘痛多与情志不遂、饮食不节有关,因此,要重视精神与饮食的调摄。患者要保持心情舒畅,切忌暴饮暴食,或饥饱不匀;可少食多餐,以清淡易消化的食物为宜;忌食烈酒及辛辣刺激性食物。胃痛持续不止者,应在一定时间内进流食或半流质食物。

第四节 高 血 压

高血压是指体循环在安静状态下持续性动脉血压增高(收缩压≥140mmHg,舒张压≥90mmHg)为主要表现的临床常见病症。可伴有心、脑、肾等器官的功能或器质性损害。本病是一种常见的慢性病,也是心脑血管病最主要的危险因素。

【病因病机】

1. 精神因素　长期精神紧张,或恼怒忧思,可使肝气内郁,郁久化火,耗损肝阴,阴不敛阳,肝阳上亢。

2. 饮食失节　过食肥甘厚味,或饮酒过度,以致湿浊内生,久蕴化热,灼津成痰,痰浊阻塞脉络,上扰清窍。

3. 内伤虚损　劳伤过度或年老肾亏,以致肾阴不足,肝失所养,肝阳偏亢,内风易动。

现代医学认为本病的病因病机至今尚未完全阐明,血压的形成是与心脏的收缩力、排血量、动脉管壁的弹性及血液黏稠性、全身各部细、小动脉的阻力等有关。以上任何环节的变化,都可导致血压的变动。目前一般认为与高级神经活动障碍有密切关系,由于外界所引起的某些强烈、反复的长期刺激,精神过度紧张以致大脑皮质功能紊乱,失去了对大脑皮质下血管调节中枢的正常调节作用,导致广泛的细小动脉痉挛,使周围血管阻力增高,血压升高。

【诊断】

1. 肝郁化火　头痛,眩晕,目胀畏光,急躁易怒,每因烦劳或情绪刺激而诱发或加剧,面红目赤,口苦咽干,大便秘结,小便黄赤,舌红,脉弦大或弦数。

2. 痰湿中阻　头昏头痛,沉重如蒙,胸闷脘痞,呕恶痰涎,食少多寐,体胖,肢体麻木或浮肿,舌苔厚腻或黄腻,脉濡滑或弦滑。

3. 阴虚阳亢　头晕胀痛,耳鸣,健忘,腰膝酸软,面热眼花,口燥咽干,舌红,脉弦细。

4. 阴阳两虚　头痛眩晕,面色不华,耳鸣,心悸,动则气急,失眠多梦,夜尿频繁,舌淡或红,脉弦细。

【推拿治疗】

1. 治法　平肝潜阳,滋阴降火,化痰健脾,平补阴阳。根据本病的发病原因和证候特点,宜区分标本缓急,属虚属实,分而治之。

2. 基础治疗

(1)头面部操作

部位和穴位:印堂、神庭、太阳、睛明、攒竹、桥弓、风池等穴;眼眶周围、前额、头顶等部位。

手法:一指禅推法、抹法、推法、按揉法、扫散法、拿法。

操作:患者坐位或仰卧位。医者沿眼眶周围施以轻柔的"∞"字一指禅推法,反复3~5遍;轻度指按、指揉印堂、攒竹、睛明、太阳、神庭,每穴1分钟;抹前额3~5遍;从前额发际处至风池穴处行五指拿法,反复3~5遍。轻推桥弓,每侧100~200遍;行双手扫散法,约1分钟;指尖击前额至头顶,反复3~6遍。

(2)腰背部操作

部位和穴位:心俞、厥阴俞、肝俞、胆俞、肾俞、命门,背部督脉、华佗夹脊等部位。

手法:滚法、捏法、掌推法。

操作:患者俯卧位。医者用滚法在患者背部、腰部操作,重点在心俞、厥阴俞、肝俞、胆俞、肾俞、命门等部位,时间约5分钟;捏脊3~4遍;自上而下掌推背部督脉3~4遍。

3. 辨证加减

(1)肝郁化火:重拿揉风池穴2~3分钟,掐太冲、行间穴各2~3分钟,按揉双侧太阳穴1分钟;一指禅推双侧期门穴1分钟,推天突至鸠尾任脉,往返5~10遍;点揉双侧太冲、阳陵泉、肝俞,每穴1分钟;在双侧头侧部施以扫散法1分钟。

(2)痰湿中阻:一指禅推中脘、期门穴,每穴1分钟;指按揉双侧足三里、三阴交、丰隆、解溪等穴,每穴1分钟;在双下肢外侧施以拿法往返20次,滚法2分钟;滚背部3~5分钟,重点在脾俞、胃俞;捏脊5~10遍。

(3)阴虚阳亢:一指禅推任脉,往返操作20次;一指禅推双侧期门穴1分钟;点揉双侧的太溪、三阴交、涌泉穴,每穴1分钟;在双下肢内侧用四指推法,往返20次;背部3~5分钟,重点在肝俞、肾俞;拿肩井1分钟;拿双上肢外侧,往返10次。

(4)阴阳两虚:一指禅推任脉,往返操作20次;一指禅推中脘、关元,每穴1分钟;顺逆时针摩腹5分钟;掌振气海穴5分钟;点揉双侧的太溪、三阴交、足三里穴,每穴1分钟;擦双侧涌泉,以透热为度;背部3~5分钟,重点在肝俞、肾俞、脾俞;擦背部膀胱经、督脉,以透热为度;拍背部、腰骶部。

另外,见有颈椎、胸椎棘突偏歪或某一棘突旁有明显压痛者,当施以整复手法;见心悸者加点揉内关、神门穴。

【预防与调摄】

避免过度紧张,保持性格开朗、乐观,保证睡眠充足;适当锻炼,防止超重与肥胖;戒烟酒,低脂、低盐、清淡饮食;对有高血压危象或中风先兆者当迅速采取综合治疗,并注意保持患者情绪稳定。

足部按摩对降血压有一定作用。可点推双脚的肾、肾上腺、输尿管、膀胱反射区,每区1~2分钟;点揉心脏、大脑、甲状腺、内耳迷路、三叉神经反射区,每区1分钟;点揉降压点1~2分钟。

(卢国清)

复习思考题

1. 如何用推拿的方法治疗头痛、失眠、胃脘痛、高血压等病症?

2. 说一说头痛、失眠、胃脘痛、高血压等病症的预防与调摄。

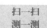

第八章

儿 科 病 症

 学习要点

1. 儿科常见病症的诊断及推拿治疗;
2. 儿科常见病症的病因病机及鉴别诊断;
3. 儿科常见病症的预防与调摄。

第一节 发 热

发热是指由于外感、内伤、饮食等因素导致的以体温异常升高为主要表现的临床病症,是小儿常见的一种病症。临床上常分为外感发热、肺胃实热、阴虚内热三种。外感发热,一般是指感冒而言,但某些急性传染病初起时也可见到,对于年幼体弱患儿,由于得病以后容易出现兼症,应予以注意。

【病因病机】

发热可见于多种急慢性疾病中,根据发热的原因,可分为外感和内伤两个方面,由于体质的不同,病情变化比较复杂,必须结合时令、气候和证候表现差异,加以辨别和处理。

1. 外感发热 小儿体质偏弱,抗邪能力不足,加之冷热不知调节,如果护理不当,易为外邪所犯,侵袭体表,卫阳被郁,邪正相争,营卫失和,阳气蒸越于外而发热。

2. 阴虚内热 小儿素体阴虚,或热病经久不愈,或滥用温热药物,以致阴液亏损,虚不制阳,阳气偏亢,虚热内生。

3. 肺胃实热 外感不愈,内伤于肺,或他脏有病传于肺,或乳食不节,损伤脾胃,以致肺胃壅实,郁而化热。

【诊断】

1. 外感发热 首先有外感病史,伴发热,头痛,怕冷,无汗,鼻塞,流清涕,苔薄白,脉浮紧,指纹鲜红者,为风寒;发热,微汗出,口干,咽喉红肿而痛,鼻流黄涕,苔薄黄,脉浮数,指纹红紫者,为风热。

2. 阴虚发热 多为低热,手足心热,午后发热,形瘦,盗汗,食欲减退,夜卧不宁,舌红少苔或无苔,脉细数,指纹淡紫。

3. 肺胃实热　高热,面红,气促,不思饮食,口臭便秘,排气臭不可闻,烦躁,渴而引饮,舌红苔黄燥,脉洪大,指纹深紫。

【推拿治疗】

1. 外感发热

治法:风寒者,祛风散寒,宣肺解表;风热者,疏风清热,宣肺解表。

处方:推攒竹,开天门,推坎宫,揉太阳,清天河水,清肺经。风寒者加推三关,掐揉二扇门,拿风池;风热者多清天河水,加退六腑,推脊,掐揉少商,拿合谷。

若兼咳嗽、痰鸣气急者加推揉膻中,揉肺俞,揉丰隆,运内八卦;兼见脘腹胀满、不思乳食、嗳酸呕吐者加揉中脘,推揉板门,分腹阴阳,推天柱骨;兼见烦躁不安、睡卧不宁、惊惕不安者加清肝经,掐揉小天心,掐揉五指节。

2. 阴虚发热

治法:滋阴清热。

处方:补脾经,补肺经,补肾经,揉二马,清天河水,揉涌泉,运内劳宫,按揉足三里。

若盗汗、自汗加揉肾顶;烦躁不安加清肝经,清心经,清小肠,按揉百会。

3. 肺胃实热

治法:清泻里热,理气消食。

处方:清肺经,清胃经,清大肠,揉板门,运内八卦,清天河水,水底捞明月,退六腑、揉天枢。

若腹胀便秘难以排出者加推下七节骨,顺时针摩腹,搓摩胁肋;小便短赤、烦躁不安者加清小肠,揉小天心。

【预防与调摄】

1. 加强护理,慎衣着,适寒热,避风邪,防外感。

2. 注意调节饮食,饮食宜清淡,富营养,固护脾胃。

3. 高热不退,可 1 天推拿 2~3 次。

第二节　咳　嗽

咳嗽是肺脏疾病的主要症状之一,是一种保护性的呼气动作,凡外感、内伤所致肺失宣肃、气机壅遏,均可发生咳嗽。其目的是排出气管及支气管内的分泌物或异物。肺为娇脏,小儿更为突出,故咳嗽一证,小儿尤为常见。多种疾病如感冒、肺炎等都可引起咳嗽。本文所述的咳嗽仅指小儿以咳嗽为主证的急、慢性支气管炎而言。

【病因病机】

1. 外感咳嗽　肺为娇脏,职司呼吸,开窍于鼻,外合皮毛,主一身之表,居脏腑之上,外感邪气,首当犯肺。小儿形气未充,腠理不密,卫外不固;加之寒温不能自调,衣着增减不能自理,最易为外邪所伤,故以外感咳嗽为多见。多由风热袭表,内郁肺气,壅遏不宣,逆而不降,发为咳嗽;或因风寒束表,肺气闭塞,外不能宣,内不能降;故外感咳嗽小儿以风寒、风热所致最为常见。

2. 内伤咳嗽　素体气虚,或久咳伤肺,气虚不敛,宣降无权,逆而不顺,散而不收,以致咳嗽;或素体阴虚,或邪热伤津,或久咳伤肺,肺阴不足,枯燥失润,宣降不利,而发咳嗽;或伤食感寒,脾胃虚寒,健运失司,痰湿内生,上壅于肺,肺失宣降,均可导致咳嗽。

【诊断】

1. 风寒咳嗽　感受风寒,咳嗽阵阵,咳声重浊,痰清稀色白,鼻塞流清涕,恶寒无汗,唇色淡红,苔薄白,脉浮紧,指纹淡红。

2. 风热咳嗽　咳嗽频频,咳声尖锐,痰黄黏稠,不易咳出,息粗气急,鼻流浊涕,发热,微汗,口渴,咽痛,小便黄,面赤唇红,舌尖红,苔薄黄,脉浮数,指纹鲜红或紫红。

3. 气虚咳嗽　咳嗽日久,咳而无力,痰白清稀,面白神倦,气短懒言,语声低微,自汗畏寒,唇舌淡白,苔白润,脉细无力,指纹淡红。

4. 阴虚咳嗽　咳声嘶哑,干咳无痰,或痰少而黏,或痰中带血,不易咯出,口渴,咽干,喉痒,颜面潮红,午后潮热或手足心热,舌红少苔或无苔,脉细数,指纹淡紫。

5. 痰湿咳嗽　咳嗽重浊而频,痰涎壅盛,喉间痰鸣,痰白而稀,或吐泡沫,胸闷腹胀,食少不饮,神疲困倦,舌淡红,苔白腻,脉滑,指纹淡红。

【推拿治疗】

1. 风寒咳嗽

治法:疏风散寒,宣肺止咳。

处方:推攒竹,推坎宫,揉太阳,揉耳后高骨,清肺经,揉肺俞,揉乳根,推揉膻中,推三关,运内八卦,揉一窝风,掐揉二扇门,黄蜂入洞,揉丰隆。

2. 风热咳嗽

治法:疏风清热,宣肺止咳。

处方:推攒竹,推坎宫,揉太阳,揉耳后高骨,清肺经,揉肺俞,揉乳根,推揉膻中,清天河水,清大肠,退六腑,运内八卦,推四横纹,推小横纹,揉掌小横纹。

3. 气虚咳嗽

治法:健脾补肺,收敛止咳。

处方:补肺经,补脾经,补胃经,补肾经,运内八卦,推四横纹,揉肾顶,揉二马,揉外劳宫,推三关,推揉膻中,揉肺俞,揉乳根。

4. 阴虚咳嗽

治法:养阴清热,润肺止咳。

处方:补肺经,补脾经,补肾经,揉肾顶,清天河水,揉内劳宫,揉二马,运内八卦,推四横纹,揉肺俞,揉乳根,揉丹田,捏脊。

5. 痰湿咳嗽

治法:健脾燥湿,化痰止咳。

处方:补脾经,清胃经,清肺经,揉板门,运内八卦,推揉膻中,摩中脘,揉脐,揉丹田,按揉足三里,揉丰隆,揉肺俞,揉乳根,按弦走搓摩。

【预防与调摄】

1. 经常到户外活动,加强体格锻炼,增强抗病能力。

2. 注意气候变化适时增减衣被,防止外邪侵袭。

3. 少食辛辣燥热及肥甘厚味食物,防止内伤乳食。

4. 避免与煤气、烟尘等接触,减少不良刺激。

第三节　婴幼儿腹泻

　　婴幼儿腹泻是以大便次数增多,粪质稀薄或水样,或夹有不消化的乳食残渣为主要临床表现的一种儿科常见病证。本病四季皆可发生,以夏、秋两季为多,好发于两岁半以内的婴幼儿,年龄越小,发病率越高。如治疗不及时,迁延日久可影响小儿的营养、生长和发育。重症患儿因下泻过度,可见气阴两伤,甚至阴竭阳脱,危及生命,故诊断上必须十分注意。推拿治疗本病初期,疗效显著。

　　【病因病机】
　　小儿腹泻发生的原因,以感受外邪,内伤乳食和脾胃虚弱为多见。其主要病变在脾胃,因胃主受纳腐熟水谷,脾主运化水湿和水谷精微,若脾胃受病,则乳食入胃之后,水谷不化,精微不布,水反为湿,谷反为滞,清浊不分,合污而下,致成泄泻。

　　1. 感受外邪　小儿脏腑娇嫩,肌肤薄弱,卫外不固,抗邪力弱,冷暖不知自调,易为外邪所侵。外感风、寒、暑、热诸邪常与湿邪相合而致泻。由于时令气候不同,长夏多湿,故外感泄泻以夏秋多见。

　　2. 内伤乳食　小儿脾常不足,运化力弱,饮食不知自节,若调护失宜,喂养不当,饮食失节或不洁,过食生冷、油腻或难以消化之物,导致脾胃损伤,运化失职,不能腐熟水谷而致腹泻。

　　3. 脾胃虚弱　小儿脏腑娇嫩,脾常不足,且小儿生机蓬勃,脾胃负担相对较重,一旦遇到外来因素的影响就能导致脾胃受损,运化失司,水湿滞留,下注肠道而为腹泻。

　　4. 脾肾阳虚　若先天禀赋不足,后天失养,加之久泻损伤脾肾,致脾肾阳虚,阳气不足,脾失温煦,阴寒内盛,水谷不化,并走肠间而致腹泻。

　　【诊断】
　　1. 寒湿泻　感受寒湿后,大便清稀,带有泡沫,臭气不甚,肠鸣腹痛,或伴恶寒发热,鼻流清涕,咳嗽,面唇淡白,口不渴,苔薄白或白腻,脉濡或浮紧,指纹淡红或青。

　　2. 湿热泻　腹痛即泻,量多次频,泻下稀薄或如水注,色黄褐热臭,或有黏液,肛门灼热而红,发热烦躁,口渴,小便短黄,舌质红,苔黄腻,脉滑数,指纹色紫。

　　3. 伤食泻　饱食之后,大便稀溏,夹有未消化之乳凝块或食物残渣,气味酸臭,或如败卵,脘腹胀满,便前哭闹,泻后痛减,腹痛拒按,口臭纳呆,或呕吐酸馊,夜卧不安,舌苔厚或垢腻微黄,脉滑实,指纹紫滞。

　　4. 脾虚泻　泄泻日久,时轻时重,食后即泻,大便稀溏,色白或淡黄,不臭,面色萎黄,形体消瘦,神疲倦怠,食少不饥,舌淡苔薄,脉缓弱,指纹淡红。

　　5. 脾肾阳虚泻　久泻不止,大便稀溏,完谷不化,或如水样,次数频多,或见脱肛,形寒肢冷,蜷卧神萎,面色苍白,睡卧露睛,舌淡,苔白,脉微弱无力,指纹色淡。

　　【推拿治疗】
　　1. 寒湿泻
　　治法:温中散寒,化湿止泻。
　　处方:补脾经,补大肠,推三关,揉外劳宫,揉脐,摩腹,捏脊,按揉脾俞、胃俞、大肠俞,揉龟尾,推上七节骨,按揉足三里。

2. 湿热泻

治法:清热利湿,调中止泻。

处方:清脾经,清胃经,清大肠,清小肠,退六腑,清天河水,揉天枢,揉龟尾,推下七节骨,掐揉小天心,按揉足三里,揉涌泉。

3. 伤食泻

治法:消食导滞,健脾和胃。

处方:清补脾经,清胃经,清大肠,清小肠,揉板门,运内八卦,推四横纹,揉中脘,揉天枢,分腹阴阳,摩腹,揉龟尾,按揉足三里,推下七节骨。

4. 脾虚泻

治法:健脾益气,升阳止泻。

处方:补脾经,补胃经,补大肠,推三关,板门推向横纹,摩腹,揉脐,揉气海,揉关元,运内八卦,推四横纹,捏脊,推上七节骨,揉龟尾,揉足三里。

5. 脾肾阳虚泻

治法:温补脾肾,固涩止泻。

处方:补脾经,补肾经,补肾顶,板门推向横纹,推三关,揉外劳宫,运内八卦,推四横纹,揉百会,揉二马,补大肠,推上七节骨,摩腹,揉脐,揉丹田,揉龟尾,按揉脾俞、肾俞、大肠俞、膀胱俞,掐揉足三里。

【预防与调摄】

1. 讲究卫生,培养良好的卫生习惯,饭前便后洗手,禁食不洁食物,防止病从口入。

2. 饮食有节,合理喂养,逐步添加辅食,泄泻期间,宜食清淡易消化食物,必要时可禁食6~12小时,可饮用淡盐水和糖水。

3. 泄泻期间要勤换尿布,多翻身,排便后用温水清洗臀部并擦干。

4. 病后注意营养,适当户外活动增强体质,注意天气变化,防止外邪入侵。

第四节 疳 积

疳积是疳证和积滞的总称,是指小儿脾胃虚损,运化失宜,消化吸收功能长期障碍,以致气液耗伤,脏腑失养,形体羸瘦,饮食营养不荣肌肤,而形成的慢性疾患,积滞与疳证有轻重程度的不同。积滞是指小儿伤于乳食,损伤脾胃,而致脾胃运化失司,积聚留滞于中;疳证是指气液干涸,身体羸瘦,往往是积滞的进一步发展,所以古人有"无积不成疳"的说法。小儿感染诸虫,也可转为疳证。

本病与现代医学所说的"小儿营养不良"的临床表现相似,小儿营养不良是摄取不足或摄入食物不能充分利用的结果。

【病因病机】

脾胃失调是形成疳积的主要原因,这与小儿时期"脾常不足"的生理特点有关。

1. 乳食不节,伤及脾胃 乳幼儿时期,脾胃运化功能薄弱,若乳食无度,饮食不节,过食肥甘生冷,伤及脾胃,运化失职,升降不调,酿成积滞。积滞日久,更伤脾胃,转化为疳。

2. 脾胃薄弱,气血两亏 脾胃虚寒薄弱,则乳食难于腐热,而使乳食停积、壅聚中焦,阻碍气机,时日渐久,脾胃运化失司,水谷精微不能吸收,脏腑百骸失于滋养,渐至形体羸瘦,气血亏虚,发育障碍。

乳食积滞与脾胃虚弱互为因果,积滞可伤脾胃,脾胃虚弱又易产生积滞,故临床上多互相兼杂为患。此外感染虫证和某些慢性疾病也常为本病的原因。

【诊断】

1. 积滞伤脾　既往有暴饮暴食史,形体消瘦,体重不增,腹部胀满,纳食不香,精神不振,夜眠不安,大便不调,常有恶臭,舌苔厚腻,脉弱,指纹淡红。

2. 气血两亏　面色萎黄无华,毛发枯黄稀疏,骨瘦如柴,精神萎靡或烦躁,睡卧不宁,啼声低小,四肢不温,发育障碍,腹部凹陷,大便溏泄,舌淡苔薄,脉细无力,指纹青淡。

【推拿治疗】

1. 积滞伤脾

治则:消积导滞,调理脾胃。

处方:补脾经,揉板门,推四横纹,运内八卦,揉中脘,揉天枢,分腹阴阳,摩腹,捏脊,按揉足三里。

2. 气血两亏

治则:温中健脾,补益气血。

处方:补脾经,推三关,揉外劳宫,运内八卦,掐揉四横纹,揉中脘,揉丹田,摩腹,按揉脾俞、胃俞,捏脊,按揉足三里。

【预防与调摄】

1. 注意饮食调节,合理喂养。进食要定时、定量,及时添加辅助食品,多吃含维生素丰富的水果、蔬菜,纠正挑食、偏食等不良习惯,提倡母乳喂养。

2. 经常到户外活动,呼吸新鲜空气,多晒太阳,增强体质。

3. 积极治疗并发症及原发慢性疾病。

第五节　夜　啼

夜啼是指小儿白天如常,入夜则啼哭不安,或每夜定时哭闹,甚则通宵达旦为特征的一种病症,民间俗称"夜哭郎"。患此病后,持续时间少则数日,多则经月,本病多见于半岁以内的婴幼儿。

【病因病机】

小儿夜啼以脾寒、心热、惊骇、食积等为发病原因。

1. 脾寒　多由先天不足,后天失调,脏腑受寒所致。孕妇素体虚寒,胎儿禀赋不足;或因其母贪凉饮冷;或护理小儿失慎,腹部中寒。脾常不足,至夜阴盛,脾为阴中之至阴,喜温恶寒,腹中有寒,寒冷凝滞,气机不利,不通则痛,故入夜腹痛而啼哭。

2. 心热　乳母孕期恣食辛辣肥甘动火之食物,或贪服性热之药,火伏热郁,积热上炎,内踞心经,胎儿在母腹中感受已偏,出生后又吮内有蕴热的母乳,心火过旺,或肝胆热盛,故内热上扰心神,心神不宁,不得安寐而啼哭。

3. 惊骇　心主血,藏神,小儿神气怯弱,智慧未充,若偶见异物,或乍闻异声,暴受惊恐,怵扰心神,则神志不宁而散乱,故夜间惊啼不眠。

4. 食积　婴儿乳食不节,内伤脾胃,运化失司,乳食积滞中焦而胃不和,胃不和则卧不安,故入夜啼哭。

夜啼并非皆因有病,首先应从生活护理上考虑,如白天或睡前游戏过度,兴奋紧张;或夜间不能按时睡眠,喜见灯光;或衣被过厚,尿布浸湿,包扎过紧;或饥饿、断乳等,这些只需给予相应的指导,加以纠正,哭闹可停止,不必治疗。

【诊断】

1. 脾寒　夜间啼哭,啼哭声低,睡喜伏卧,四肢欠温,神怯困倦,痛时缩腹,食少便溏,面色青白,唇舌淡白,苔薄白,脉沉细,指纹淡。

2. 心热　夜间啼哭、哭声粗壮,喜仰卧,见灯火则啼哭更剧,烦躁不安,小便短赤,大便秘结,面赤唇红,舌尖红,苔黄,脉数有力,指纹紫滞。

3. 惊骇　曾受惊吓或者独处黑暗,夜间啼哭,心神不宁,惊惕不安,睡中易醒,梦中啼哭,哭声尖锐,如见异物状,紧偎母怀,面色青灰,舌、脉多无异常变化,或夜间脉来弦数,指纹青紫。

4. 食积　饱食之后,夜间啼哭,厌食吐乳,嗳腐泛酸,脘腹胀满,睡卧不安,大便酸臭,舌苔厚腻,指纹紫滞。

【推拿治疗】

1. 脾脏虚寒

治则:温中健脾。

处方:补脾经,推三关,揉外劳宫,拿肚角,摩腹,揉中脘,揉小天心,揉百会,捏脊,按揉脾俞、足三里。

2. 心经积热

治则:清心导赤。

处方:清心经,清小肠,清肝经,清天河水,退六腑,揉总筋,揉内劳宫,揉神门,掐揉小天心,掐揉五指节。

3. 惊骇恐惧

治则:镇惊安神。

处方:按揉百会,摩囟门,推攒竹,清肝经,清心经,补脾经,补肾经,掐揉小天心,掐揉五指节。

4. 乳食积滞

治则:消食导滞。

处方:揉板门,补脾经,清胃经,清大肠,运内八卦,揉中脘,摩腹,揉脐,揉天枢,捏脊,揉龟尾,推下七节骨。

【预防与调摄】

1. 注意腹部保暖,避免受寒。

2. 避免异声异物惊吓。

3. 乳食有节,少吃生冷或辛辣食品,注意饮食卫生,避免暴饮暴食。

4. 养成良好的睡眠习惯,不可将婴儿抱在怀中睡眠,不通宵开启灯具。

5. 去除病因,有病早治。

第六节　小儿肌性斜颈

小儿肌性斜颈又称"先天性斜颈""原发性斜颈",以患儿头向患侧倾斜、前倾,颜面旋向健侧为其特点。临床上,斜颈除极个别因脊柱畸形引起的骨性斜颈,视力障碍的代偿姿势性斜颈和颈部肌肉麻痹导致的神经性斜颈外,一般系指一侧胸锁乳突肌发生纤维挛缩而形成的肌性斜颈。

【病因病机】

肌性斜颈的病理主要是患侧胸锁乳突肌发生纤维性挛缩,起初可见纤维细胞增生和肌纤维变性,最终全部为结缔组织所代替。其病因尚未完全肯定,目前主要有以下几种说法:

1. 多数认为与损伤有关。分娩时一侧胸锁乳突肌因受产道或产钳挤压受伤出血,血肿机化形成挛缩。

2. 认为分娩时胎儿头位不正,阻碍一侧胸锁乳突肌血运供给,引起该肌缺血性改变,肌纤维水肿、坏死及继发性纤维增生,最后引起肌肉挛缩。

3. 认为由于胎儿在子宫内头向一侧偏斜,阻碍一侧胸锁乳突肌血运供应,引起该肌缺血性改变所致,而与生产过程无关。

【诊断】

患儿在出生后 1~2 周内,颈部一侧可发现梭形肿物,呈椭圆形或条索状,底部稍可移动,以后患侧的胸锁乳突肌逐渐挛缩紧张,患儿头部向患侧倾斜而颜面部旋向健侧,当将患儿颈部向健侧转动时,肿块突出明显,头颈活动旋转受限。颈部伸直时出现患侧胸锁乳突肌紧张,少数患儿仅见患侧胸锁乳突肌在锁骨的附着点周围有骨疣样改变的硬块物。

若不及时治疗,患侧颜面的发育受到影响,进而健侧颜面部也相对产生适应性的改变,使颜面部的大小不对称。晚期还会产生继发的代偿性胸椎侧突畸形。

【推拿治疗】

1. 治则　舒筋活血,软坚消肿。

2. 处方及操作

(1)操作以局部为主,患儿取仰卧位,医者在患侧胸锁乳突肌施用推揉法。

(2)拿患侧胸锁乳突肌。

(3)医者一手扶住患侧肩部,另一手扶住患儿头顶,使患儿头部逐渐向健侧倾斜,逐渐拉长患侧胸锁乳突肌,反复进行数次。用此法时宜由轻到重,幅度由小到大,切不可超出正常生理范围。

(4)再在患侧胸锁乳突肌施用推揉法。

【预防与调摄】

1. 早期诊断,早期治疗。

2. 姿势矫正。要求家长在怀抱、喂奶、睡眠、垫枕时,采用正确的、与斜颈相反的方向,以矫正斜颈。

3. 孕母应注意孕期检查,及时纠正不良胎位,可降低发病率。

4. 注意不宜过早直抱小儿,以防发生姿势性肌性斜颈。

第七节　小儿多动症

小儿多动症,又叫"注意力缺陷多动症",亦称"轻微脑功能障碍综合征"或"注意力缺陷障碍",是一种儿童时期较常见的行为异常问题,临床以注意力不集中,自我控制差,情绪不稳,冲动任性,伴有学习困难,但智力正常或基本正常为主要特征。本病男孩多于女孩,男女之比约为5:1,多见于学龄期儿童,14岁以下儿童的患病率约为7%~9%。发病与遗传、环境、产伤等有一定关系。本病中医无相应病名,按其临床表现可归属于"躁动""失聪""健忘"等范畴。

【病因病机】

本病的病因主要为先天禀赋不足,或后天养护不当所致。

1. 肝肾阴虚　胎儿先天不足,肝肾亏虚,精血不足,脑髓失养,元神失藏。或肾阴不足,水不涵木,肝阳上亢,而致多动。

2. 心脾两虚　先天不足或病后失养,脏腑损伤,气血不足,心脾两虚,心神失养,阴阳失调。或小儿年幼,心脾不足,情绪未稳,若教育不当,溺爱过度,放任不羁,所欲不遂,则心神不定,脾意不藏。

3. 痰热内扰　后天护养不当,过食辛热,则心肝火炽,或过食肥甘厚味,则酿生湿热痰浊,痰热扰动,心神不宁。

【诊断】

1. 肝肾阴虚　经常熬夜,或发育相对较快,多动难静,急躁易怒,冲动任性,难于自控,神思涣散,注意力不集中,难以静坐,或有记忆力欠佳,学习成绩低下,或有遗尿,腰酸乏力,或有五心烦热,潮热盗汗,尿少便秘,舌红苔薄,脉细弦。

2. 心脾两虚　平素食少或者挑食,神思涣散,注意力不集中,神疲乏力,形瘦或虚胖,多动而不暴躁,言语冒失,做事有头无尾,睡眠不实,记忆力差,偏食纳少,自汗盗汗,面色无华,舌淡苔薄白,脉虚弱。

3. 痰热内扰　多动多语,烦躁不宁,冲动任性,难于制约,兴趣多变,注意力不集中,心烦失眠,食少口苦、口臭,便秘尿赤,舌红苔黄腻,脉滑数。

【推拿治疗】

1. 肝肾阴虚

治则:滋养肝肾,平肝潜阳。

处方:揉二马,揉丹田,揉肾顶,按百会,揉内关,按揉肝俞,按揉肾俞,按揉足三里。

2. 心脾两虚

治则:健脾益气,养心安神。

处方:补脾经,补心经,补肾经,推三关,退六腑,捏脊,摩揉丹田,揉中脘,按揉足三里。

3. 痰热内扰

治则:清心泻热,化痰宁神。

处方:清心经,清小肠,摩中脘,揉脐,推攒竹,运内八卦,按揉天突,推揉膻中,推下七节骨,按揉足三里。

【预防与调摄】

1. 本症是一个慢性的心理障碍问题,目前尚无特效的治疗药物和方法。家长必须对患儿进行长时间的观察,树立信心。

2. 提供适宜环境,减少不良刺激,引导患儿参加正当的文体活动,不做危险动作,防止受伤,克服冲动破坏行为。

3. 加强心理护理和教育,培养良好的生活习惯,循序渐进地培养注意力。

4. 家长与学校取得联系,不歧视患儿,共同教育管理,使患儿的行为得到控制。

5. 根据患儿的临床表现,寻找病因,去除致病因素,要进行个别耐心帮助教育,避免打骂、呵斥等不良刺激,多予鼓励,以提高患儿的自信心,增强克服缺点的决心。

(王光安)

 复习思考题

1. 小儿发热外感和肺胃实热两型的临床表现各有哪些? 推拿处方是什么?

2. 小儿咳嗽主要分哪几个证型,各型的主要临床表现有哪些? 治法是什么?

3. 婴幼儿腹泻的伤食泻和脾虚泻的临床表现如何鉴别? 其治法和处方各是什么?

4. 疳积的病因病机主要是什么? 如何预防调护?

5. 小儿肌性斜颈的推拿治疗方法是什么?

6. 小儿多动症应如何预防调护?

扫一扫
测一测

PPT 课件

扫一扫
知重点

第九章

康 复 病 症

第一节　中风后遗症

　　中风后遗症,又称偏瘫、半身不遂,是指患者同侧上下肢瘫痪无力、麻木不仁、口眼歪斜、舌强语涩等为主要临床表现的病证。大多是中风(西医称为脑血管意外或脑卒中)引起的后遗症,主要由西医的脑血管出血或缺血引起。前者主要是脑出血和蛛网膜下腔出血;后者主要是脑梗死,包括脑血栓形成、脑栓塞和腔隙性脑梗死。

　　中风是危害中老年人生命与健康的常见病、多发病,发病率随年龄增长而增高,城市的患病率和死亡率均明显高于农村,四季均可发病,但以冬春两季最为多见。据统计我国每年新发脑血管意外患者约 150 万,现存 600 万~700 万,存活者中约 75% 致残,15%~30% 会留下严重的残疾。推拿治疗对促进肢体功能的康复具有不同程度的效果,一般以早期治疗为宜。

　　【病因病机】

　　中风一般分为先兆期、卒中期、恢复期、后遗症期四期,中风后遗症主要是指后两期。当中风病进入恢复期(发病 2 周~6 个月)和后遗症期(6 个月后),患者脏腑亏虚,复加病程日久,所产生的邪气(风、火、痰、瘀等)停于体内,气血经筋受损所致。故本病的根本在于本虚标实,本虚为病性主导,主要为气虚、阴虚,其次为血虚、阳虚;标实则为兼夹标邪,标邪各有差异,要分清属风(内风、外风)、属火(心火、肝火、痰火)、属痰(风痰、湿痰)、属瘀(瘀血)的不同。

　　【诊断】

　　1. 病史　既往有高血压、心脏病及头痛、眩晕的病史。猝然仆倒不省人事,或静止状态下逐渐出现半身不遂、口眼歪斜、舌强语涩等症状。

　　2. 临床症状　初期单侧上下肢瘫痪无力,肌肤不仁,口眼歪斜,舌强语涩,时流口水。后期肢体逐渐痉挛僵硬,拘紧不张。久之,则产生肢体失用性强直、挛缩,导致肢体畸形和功能丧失。

3. 检查

(1)口眼歪斜:口角及鼻唇沟歪向健侧,鼓腮漏气,但能做皱额、蹙眉及闭眼等动作。

(2)半身不遂:患侧肢体初期软弱无力,知觉迟钝或稍有强硬,后期肌张力增高,关节挛缩畸形,感觉略减退,活动功能基本丧失,患侧上肢肱二头肌、肱三头肌腱反射亢进,下肢膝和踝反射亢进,健侧正常。

(3)血压:脑出血和脑血栓形成患者血压偏高,蛛网膜下腔出血患者一般正常,脑栓塞患者血压正常。

(4)脑脊液检验:脑出血和蛛网膜下腔出血的患者脑脊液为血性,而脑血栓形成和脑栓塞的患者正常。

【鉴别诊断】

1. 本病由于脑部病变情况不同,预后也不同,因此要加以鉴别,见表9-1。

表 9-1 脑血管意外鉴别诊断表

项目	脑出血	蛛网膜下腔出血	脑血栓形成	脑栓塞
有关病史	高血压及动脉硬化等	无特殊	动脉硬化、高血压	心脏病
发病情况	起病急骤,病情迅速进展	突然起病,多伴剧烈头痛	渐起,多有眩晕等前驱症状,夜间发病较多,病情渐演变	起病突然,神经系统体征迅速出现
昏迷	常有,且多为深昏迷	常有短暂的意识丧失	只有意识迟钝或轻微而短暂的昏迷	常有
头痛	常见	剧烈	少见而轻	少见而轻
呕吐	常见	常见	少见	少见
血压	甚高	一般正常	有的较高	正常
偏瘫	有	少见	有	有

2. 本病还需与其他疾病引起的半身不遂相鉴别

(1)脑肿瘤:发病一般较缓慢,症状进行性加重,见同侧眼睑下垂、眼球外视、不能内转,瞳孔散大及对光反射消失,伴有发作性头痛,后期则可见全身或局限性癫痫发作。

(2)脑外伤:有脑外伤史。

【推拿治疗】

1. 治则 平肝息风、行气活血、舒筋通络、滑利关节。以早期治疗为主,一般在中风2周,血压稳定后即可推拿治疗。

2. 部位和穴位 肩井、臂臑、曲池、手三里、合谷、大椎、天宗、膈俞、肝俞、肾俞、居髎、环跳、承扶、殷门、委中、承山、昆仑、血海、足三里、阳陵泉、风市、伏兔、梁丘、丘墟、解溪、太冲等穴;背腰部、患侧上、下肢为主。

3. 手法　擦法、揉法、按法、一指禅推法、拿法、捻法等,配合患肢关节的被动运动。

4. 基本操作

(1)患者取俯卧位,医者先以擦法施术于背腰部两侧及下肢后侧,配合腰部后伸被动运动及髋部被动运动;然后在上述部位施以按揉法,重点在大椎、膈俞、肾俞、命门、大肠俞、环跳、委中、承山诸穴,以酸胀为度,擦腰骶部,透热为度。

(2)患者取侧卧位,医者施擦法于居髎、风市、阳陵泉3分钟,并按揉上述穴位,以酸胀为度;

(3)患者取仰卧位,医者施擦法于患侧下肢部,并对患侧膝关节做极度屈曲活动,然后按揉伏兔、梁丘、膝眼、足三里、丘墟、解溪、太冲诸穴,拿委中、承山、昆仑、太溪等,以有酸胀麻的感觉为佳。

(4)患者取仰卧位或坐位,医者于肩部至上肢部施以擦法,在肩前缘时结合肩关节外展、上举的被动运动,腕部时结合腕关节屈伸被动运动;按揉肩内陵穴以酸胀为度;拿曲池、合谷穴以酸胀为度;摇掌指关节,捻手指关节,最后搓肩部及上肢。

(5)患者仰卧位或坐位,医者施一指禅推法于下关、颊车、地仓、人中、承浆穴,拿两侧风池、肩井穴,结束治疗。

【注意事项】

1. 早期推拿治疗应轻柔,后期可逐渐加大手法力量。肢体施术从近端关节向远端关节为顺序。

2. 患者应保持情绪稳定,生活要有规律,禁忌烟酒、辛辣刺激性食物和脂肪过多的食品;保持身体清洁,勤翻身、换洗,防止压疮发生。

3. 治疗主张配合针灸、中药、理疗、药膳等方法,综合施治以加强整体治疗效果。

4. 本病病程的长短与康复效果有直接的关系,所以尽早进行康复治疗是十分重要的。推拿治疗一般在中风后两星期,病情基本稳定便可尽早进行推拿治疗。病程在1年以上则推拿效果较差。

5. 在医师指导下,进行适当的患侧肢体功能锻炼,如握健身圈、拉滑轮、体后拉肩、蹬空增力、搓滚舒筋等,促进肢体功能恢复,但不可过量。

附　面瘫

面瘫,又称口眼㖞斜、口僻、面神经麻痹,俗称"歪嘴巴",是以口眼歪斜为主症的一种临床常见病症。本病可发生于任何年龄,但以20~40岁为多见,男性多于女性,通常为单侧发病,有中枢型和周围型两类。周围型面瘫相当于西医的面神经麻痹;中枢型面瘫为中风后遗症,主要由颅内病变引起缺血或出血所致。本节主要讨论周围性面瘫。

【病因病机】

中医认为本病是由于人体气血不足,经络空虚,风寒或风热之邪乘虚侵袭面部导致经络阻滞,筋脉失养而发病。

西医认为引起周围性面瘫的原因很多,但不外乎炎症、外伤、肿瘤及畸形等方面。

1. 感受风寒之邪,引起局部血管痉挛,产生面神经局部组织缺血、水肿,压迫面神经致病。

2. 非特异性面神经炎,如茎乳孔内骨膜炎,产生肿胀,血循环障碍而致。

3. 病毒感染，侵犯骨性管腔全程，如疱疹病毒性面神经炎、中耳炎并发面神经管炎。

4. 外伤、肿瘤、畸形 ①产钳损伤、颞骨骨折、手术等；②肿瘤晚期，如中耳瘤、听神经瘤等累及面神经而面瘫；③先天性耳畸形可伴面神经发育不全。

【诊断】

周围性面瘫发病突然，多在睡眠醒来时，发现一侧面部板滞、麻木、瘫痪，出现脸部一侧额纹消失、闭目不全、鼻唇沟变浅、嘴巴歪向健侧、鼓腮漏气、口角流涎，进食时食物常嵌在齿颊间。

中枢型面瘫仅限于脸一侧的下半部的肌肉瘫痪，故皱额、蹙眉皆无障碍，但有一侧上下肢体瘫痪。

【推拿治疗】

1. 治则 舒筋通络，活血化瘀。

2. 部位和穴位 印堂、阳白、太阳、睛明、四白、迎香、颧髎、地仓、牵正、下关、颊车、听宫、承浆、翳风、风池、合谷；面部前额及颊部、项部等。

3. 手法 一指禅推法、抹法、按法、揉法、拿法、擦法。

4. 基本操作 以患侧颜面部为主，健侧作辅助治疗。

（1）患者取坐位或仰卧位，医者在患侧，用一指禅推法、按法或揉法在印堂、阳白、太阳、睛明、四白、迎香、颧髎、下关、颊车、地仓等穴往返施术5~6遍；抹印堂—神庭线，分抹印堂—太阳线、上下眼眶线、睛明—颧骨—听宫线及迎香—颧骨—听宫线，治疗约6分钟；指按揉牵正、承浆、翳风穴，每穴约1分钟；大鱼际揉面部前额及颊部3分钟左右；向眼方向擦患侧颜面部，以透热为度。

（2）患者取坐位，医师站于患者背后，用一指禅推法施于风池及项部，随后拿风池、合谷穴结束治疗。

【注意事项】

推拿治疗本病疗效显著；早期手法要轻柔，力度逐渐增大；注意面部保暖，避免寒冷刺激；闭目不全者可配合滴眼药水或涂眼膏，预防眼部感染；嘱患者平时多用湿毛巾（或热水袋）热敷于患侧耳下方；当神经功能恢复后，嘱患者尽早对镜练习瘫痪面肌的随意运动，以缩短疗程。

第二节 脑性瘫痪

脑性瘫痪，又称小儿脑性瘫痪，简称小儿脑瘫或脑瘫。是指由于各种原因引起的小儿出生前至出生后1个月内的非进行性脑损伤，主要表现为运动障碍和姿势异常，常伴有智力低下、视听觉障碍、语言障碍、行为异常等多种脑部症状的疾病。是目前儿童致残的主要疾病之一，脑瘫，病位在脑，表现为瘫。根据小儿脑瘫的病理特征，中医归属于"五迟""五软""五硬""痿证"范畴。五迟指立迟、行迟、齿迟、发迟、语迟，泛指各种运动发育迟缓；五软指头软、项软、口软、手足软、肌肉软，泛指肢体软弱无力；五硬指头项硬、胸膈硬、手硬、脚硬、四肢硬，泛指肢体紧张，活动不灵活。

【病因病机】

本病的病因复杂，任何引起脑损伤和脑发育不全的因素都可导致脑瘫的发生。通常将致病因素分为妊娠期、围生期、新生儿期三期。

1. 妊娠期　主要由于母亲智力低下、多胎、孕期营养不良、母妊娠期受外伤、抽烟、嗜酒、糖尿病、频繁接触放射线、妊娠毒血症、精神受刺激、妊娠高血压综合征、胎儿先天脑发育畸形、宫内感染、胎盘异常等因素导致胎儿缺血缺氧而引起脑损害。

2. 围生期　主要有早产、过期产、窒息缺氧、核黄疸、低体重儿、产钳所伤、羊水栓塞、胎粪吸入、脐带绕颈、胎盘早期剥离、胎盘前置等均可导致颅内缺氧引起脑损伤。

3. 新生儿期　主要有新生儿各种全身感染所致中毒性脑病、颅脑外伤、颅内出血、新生儿核黄疸、新生儿惊厥、呼吸窘迫综合征等。

脑组织对缺氧极为敏感,其中以锥体束最为明显,所以肢体运动障碍发病率最高。由于病变的部位及损伤的严重程度不同,临床上可出现不同类型的症状。

中医认为,脑瘫的主要病机为髓海不满,脑发育障碍。

【诊断】

1. 临床表现　由于病因、病理不同,脑瘫的临床表现也各异,但都具有如下基本表现:

(1)肌张力异常:患儿的肌张力因临床类型不同而异,既可表现为肌张力增高,也可表现为肌张力低下或肌张力不全。

(2)反射异常:患儿出现多种原始反射延迟或消失,如觅食反射、吸吮反射、握持反射、拥抱反射等。

(3)姿势异常:患儿表现为四肢和躯干的非对称性姿势和非正常体位。

(4)运动发育迟缓:患儿的运动发育不能达到同龄正常小儿的水平。主要表现在粗大运动(如坐、站、走或抬头)与精细运动两个方面。

脑瘫按临床表现不同主要分为:

(1)痉挛型:最常见,占 50%～60%,锥体系受损为主。表现为双上肢外展困难,拇指内收,手紧握呈拳状,动作笨拙,不协调;下肢内收交叉呈剪刀腿、足下垂和足内翻。

(2)手足徐动型:锥体外系受损为主,不随意运动增多,表现有手足徐动、舞蹈样动作、震颤等。

(3)肌张力低下型:瘫痪肢体活动松软无力,容易发生呼吸道堵塞,随着年龄增长,大多转变为其他类型。

(4)强直型:锥体外系受损为主,表现为全身肌张力显著增高。

(5)共济失调型:临床少见,以小脑受损为主,表现为稳定性、协调性差,步态不稳,平衡能力差。

(6)混合型:患儿同时具有以上两种或以上类型。

2. 诊断要点

(1)小儿出生后出现的脑损伤为非进行性的中枢性运动障碍。

(2)常合并智力低下、癫痫、视听障碍、语言障碍等。

(3)有脑损伤的早期症状和神经学异常。

(4)妊娠期、围生期及新生儿期有导致脑损伤的高危因素。

(5)小儿具有脑瘫的四个基本表现。

3. 辅助检查

(1)神经系统检查出现异常反射。

(2)颅脑影像(CT、MRI)检查,1/2～2/3 的患儿显示脑萎缩、脑室扩大、脑回变窄、脑沟增宽。需结合脑电图、脑超声、神经诱发电位等辅助检查进行诊断。但这些检查不能作为诊断的主要依据,可作为诊断的重要参考。

【鉴别诊断】

1. 智力低下　即所谓的"弱智',指个体 18 岁以前,运动、认知、语言等能力发育普遍落后于同龄,在婴儿早期易被误诊为脑瘫,但其智力落后较为突出,可伴有肌张力偏低,但无姿势异常及病理反射。

2. 进行性肌营养不良　遗传性肌肉变性疾病,患儿 1 岁前运动发育基本正常,3 岁后症状开始明显,进行性加重的对称性肌无力、肌萎缩。而肌张力低下型脑瘫 1 岁前即有非进行性肌无力。

【推拿治疗】

1. 治则　健脑益智,舒筋通络。

2. 部位和穴位　天门、坎宫、太阳、印堂、百会、风池、风府、背部膀胱经及督脉穴、肩井、肩髃、肩髎、曲池、手三里、合谷、环跳、居髎、髀关、伏兔、委中、阳陵泉、足三里、绝骨、承山、解溪、昆仑等穴;头面部、背腰部、上肢部、下肢部。

3. 手法　按法、揉法、运法、推法、摩法、抹法、拿法、擦法、捏脊法、扫散法及关节活动法等。

4. 基本操作

(1)头面部操作:患儿仰卧位或抱坐位,医者推囟门 50~100 次、摩囟门 2~3 分钟(囟门闭合,则百会代之);开天门、推坎宫、揉太阳各 50~100 次;拿风池、振按风府各 2~3 分钟、扫散头之两侧 5 遍。

(2)背腰部操作:患儿俯卧位,医者用掌沿两侧膀胱经和正中督脉走向进行按揉、推、摩各往返 3~5 遍;拇指点按督脉各穴、两拇指同时点按两侧膀胱经各穴,重点点按命门、腰阳关、肝俞、脾俞、肾俞;捏脊 5~10 遍;擦热督脉、两侧膀胱经第一侧线和肾俞、命门一线。

(3)上肢部操作:患儿仰卧位或侧卧位,医者一手握其腕,另一手在其上肢施拿法、擦法和揉法,上下往返 3~5 遍;点按肩井、肩髃、臂臑、曲池、手三里、外关、合谷等穴,每穴约 1 分钟;依次摇和被动运动肩、肘、腕、掌指、指间关节;搓上肢 5 遍;抖上肢 1~2 分钟;拔伸和理五指结束。

(4)下肢部操作:患儿仰卧或俯卧,医者对其下肢四个侧面施拿法、擦法和揉法各 3~5 遍;点按环跳、髀关、伏兔、梁丘、阳陵泉、足三里、承山、昆仑、解溪等穴,每穴约 1 分钟;摇、扳髋、膝、踝和趾间关节,重点作踝背伸,以预防足下垂;拍、击下肢往返各 3~5 遍;从上到下搓揉下肢 3 遍;抖下肢 1~2 分钟结束。

5. 辨证加减

(1)肝肾不足者:加揉肝俞、肾俞、太溪、悬钟、二马各 1~2 分钟。

(2)脾气虚者:加补脾经、揉外劳宫、推三关 300~500 次,摩腹 3 分钟,按揉足三里、脾俞、胃俞各 100 次。

【注意事项】

1. 本病宜早发现,早治疗,年龄越小疗效越好。推拿尤其适用于 6 岁以内的患儿;6 岁以上的患儿除推拿外还应配合矫形手法。

2. 本病应与现代康复方法、针灸疗法及心理治疗等结合开展。

3. 本病预防尤其重要。孕妇要定期产检、避免烟酒、注意营养、远离有毒物质,做好孕期保健;预防早产、难产;新生儿期要加强护理、合理喂养。

4. 医生指导和家庭训练相结合,家长在日常生活中要持之以恒地指导患儿进行功能锻炼,纠正异常姿势和运动。

第三节 脊髓损伤后遗症

脊髓损伤后遗症是指由于各种致病因素引起的脊髓结构、功能的损害,造成并遗留损伤平面以下运动、感觉、自主神经功能障碍的一种病症。其中,颈段脊髓损伤引起上下肢均瘫痪者称为四肢瘫,胸段以下脊髓损伤造成躯干及下肢瘫痪而未累及上肢者称为截瘫。中医多属"痿病"等病证范畴。

脊髓损伤是脊柱骨折和脱位的严重并发症,统计显示以青壮年为主,年龄在 40 岁以下者约占 80%,男性为女性的 4 倍左右。推拿对脊髓损伤后遗症的治疗,主要是促进肢体功能康复,缓解不适症状,提高患者生活质量。

【病因病机】

1. 病因

(1)外伤性因素:是造成脊髓损伤的主要原因,以高处坠落、交通事故、重物砸伤、暴力损伤、体育意外、自然灾害或椎间盘突出等引起脊柱骨折或脱位,椎体移位或碎骨片突入椎管内,使脊髓或马尾神经损伤所致。

(2)非外伤性因素:主要由血管性(如动脉炎、动静脉炎、脊髓血栓性静脉炎)、感染性(如横断性脊髓炎、脊髓前角灰质炎)、退行性(如脊髓空洞、脊柱肌肉萎缩)、肿瘤占位性病变等原因所致。

2. 病理机制 根据脊髓损伤的程度,可分为脊髓休克、不完全性脊髓损伤、完全性脊髓损伤三种改变。

(1)脊髓休克:脊髓受暴力影响后发生超限抑制,无形态学改变,在组织学上无可见的病理变化,仅表现为功能上暂时性传导中断,在损伤平面以下出现运动、感觉、反射和内脏功能不完全障碍,一般在 2~3 周后可完全或大部分恢复,不留任何器质性病变后遗症。

(2)不完全性脊髓损伤:伤后 3 小时灰质内出血较少,白质无改变,病变呈非进行性、可逆;伤后 6~10 小时,出血灶扩大,神经组织水肿,24~48 小时后逐渐消退。

(3)完全性脊髓损伤:伤后 3 小时脊髓灰质内多灶性出血,白质尚正常;伤后 6 小时灰质内出血增多,白质水肿;12 小时后白质内出现出血灶,神经轴索开始变性,灰质中神经细胞退变坏死;24 小时后灰质中心出现坏死,白质内多处轴索退变。总之,完全性脊髓损伤脊髓内的病变呈进行性加重,所以脊髓损伤后 6 小时内是抢救的黄金时期。

中医认为,脊髓损伤后遗症的发生与肝肾肺胃有关。肝伤则筋骨拘挛,肾伤则精髓不足,肺与胃虚则难以濡养筋脉。

【诊断】

1. 有脊柱严重的外伤史或其他脊柱病史。

2. 临床表现

（1）脊髓损伤的共同临床特征：由于损伤部位与损伤程度的不同，脊髓损伤的临床表现也各不相同，但大多具有如下共同点：

1）运动功能障碍：颈段脊髓损伤表现为四肢瘫痪，胸段以下脊髓损伤表现为躯干及下肢瘫痪。脊髓休克期过后，完全性脊髓损伤者损伤节段以下运动功能仍然完全消失，但肌张力逐渐增高，腱反射亢进，呈痉挛性瘫痪。不完全性脊髓损伤者在脊髓休克期过后，可逐渐出现肌肉的自主运动，但相当于损害节段神经所支配的肌群表现为肌张力下降、肌肉萎缩、腱反射消失等。

2）感觉功能障碍：脊髓完全性损伤者，损伤平面以下各种感觉均消失；脊髓不完全损伤者，待脊髓休克期恢复后，感觉才能逐渐出现。

3）膀胱功能障碍：脊髓损伤造成脊髓反射中枢与大脑皮质高级中枢的联系障碍，从而出现尿潴留或尿失禁。

4）直肠功能障碍：脊髓休克期主要表现为大便失禁；脊髓休克期后，脊髓腰段以上的完全性损伤主要表现为便秘。

5）生理反射障碍：痉挛性瘫痪者生理反射亢进；弛缓性瘫痪者损伤平面以下的生理反射消失。

6）性功能障碍：脊髓损伤患者多有不同程度的性功能和生育功能障碍。

7）其他并发症：脊髓损伤可出现关节挛缩、肌肉萎缩、骨质疏松、压疮、直立性低血压、深静脉血栓形成、疼痛和心理障碍等并发症。

（2）不完全性损伤：损伤平面以下的运动、感觉功能仍有部分保留，具体分为以下类型：

1）颈脊髓血管损伤：血管损伤时，脊髓中央先开始发生损害，再向外周扩散。上肢的运动神经偏于脊髓的中央，而下肢的运动神经偏于脊髓的外周，造成上肢神经受累重于下肢，因此上肢障碍比下肢明显。患者有可能可以步行，但上肢部分或完全麻痹。

2）只损伤脊髓半侧（半切综合征）：由于痛温觉神经在脊髓发生交叉，因此造成损伤同侧肢体本体感觉和运动丧失，对侧痛温觉丧失。

3）脊髓前部损伤：损伤平面以下的运动和痛温觉丧失，而本体感觉存在。

4）脊髓后部损伤：损伤平面以下的本体感觉丧失，而运动和痛温觉存在。

5）脊髓圆锥损伤：会阴部（鞍区）皮肤感觉缺失，括约肌功能丧失导致大小便失控和性功能障碍，双下肢的感觉和运动仍保留正常。

6）马尾神经损伤：损伤平面以下弛缓性瘫痪，运动和感觉功能障碍，肌张力降低，腱反射消失，没有病理性锥体束征。

7）脊髓震荡：指暂时性和可逆性脊髓或马尾神经生理功能丧失，可见于只有单纯性压缩性骨折，甚至放射线检查阴性的患者。脊髓并没有受到机械性压迫，也没有解剖上的损害。患者可见反射亢进但没有肌肉痉挛。

（3）完全性脊髓损伤：损伤平面以下的运动、感觉功能完全丧失。是否为完全性脊髓损伤，应以最低骶段（$S_4 \sim S_5$）的感觉和运动功能有无来判断。骶段的感觉功能包括肛周感觉及肛门深感觉，运动功能是指肛门外括约肌有无自主收缩。

3. 脊柱影像学检查

（1）X线片、CT检查：是怀疑脊髓损伤后最常规的影像学检查，可发现损伤部位的脊柱骨折或脱位。

（2）MRI 检查:能显示脊髓的损害变化,具体了解脊髓受压程度、脊髓信号强度、脊髓信号改变的范围以及脊髓萎缩等情况。

【推拿治疗】

1. 治则　舒筋通络,行气活血,补益肝肾。推拿可以改善患者肢体血流,促进肢体的感觉和运动功能恢复,防治脊髓损伤的诸多并发症。同时尽早施治尤为重要。

2. 部位和穴位　根据《素问·痿论》"治痿独取阳明"的理论,取穴以上、下肢阳明经为主,配合选取脊柱损伤部位的督脉穴、膀胱经背俞穴及华佗夹脊穴,适当选取阴经穴的原则。上肢可选肩井、肩髃、肩贞、臂臑、曲池、手三里、合谷等;下肢可选环跳、委中、承扶、承山、阳陵泉、足三里、三阴交、太溪、昆仑等;腹部可选中脘、天枢、气海、关元等;背部的督脉穴(如大椎、命门、腰阳关等)、膀胱经背俞穴及华佗夹脊穴,以脊柱损伤部位的穴位为主。

治疗部位以脊柱及瘫痪肢体关节、软组织为重点,兼顾全身。

3. 手法　滚法、揉法、拿法、推法、按法、点法、擦法、摇法、摩法、拍法及关节的各方向被动运动等。

4. 基本操作

（1）仰卧位操作法

1）上肢部

①医者站于一侧,拿揉患者上肢,从肩至腕,力量由轻到重,反复 5~10 遍,重点拿揉各肌腱的起止处;然后用滚法作用于上肢的内外两侧数遍,以缓解痉挛。

②按揉肩井、肩髃、肩贞、臂臑、曲池、手三里、外关、阳溪、后溪、合谷等穴各约 1 分钟,以产生酸、麻、胀感觉为度,然后弹拨腋神经(极泉)、尺神经沟(小海)、桡神经(曲池、手三里)。

③分别推擦上肢内、外侧,以透热为度,再依次摇、扳肩、肘、腕及手的各个关节;拔伸并抖上肢,理五指结束。

2）下肢部

①医者站于一侧,分别依次拿揉患者下肢大腿的前、内、外侧肌肉 3~5 遍,再拿揉小腿数遍;然后在上述部位来回施以滚法 3~5 遍。

②依次按揉足阳明胃经的髀关、伏兔、梁丘、阳陵泉、足三里、条口、解溪;足太阴脾经的箕门、血海、阴陵泉、漏谷、三阴交等穴,均以酸胀为度。

③推擦大腿外侧、前侧和小腿前外侧,使下肢透热为佳。

④做髋、膝、踝等关节的各方向被动运动。

⑤双手掌根有节奏地从上而下对击下肢数遍,再施以拍法。

⑥用掌分别推搓足背、足底,捻和拔伸足趾。

（2）俯卧位操作法

①患者取俯卧位,医生用手掌或拇指,从颈部开始,自上而下直推和分推脊柱损伤部位督脉、两侧夹脊穴和膀胱经,反复操作 3~5 遍。

②在损伤节段两侧膀胱经线路上及双下肢后侧施以滚法、掌揉法,反复操作 2~3 遍。然后,捏脊 5~10 遍。

③用双拇指同时按揉损伤节段两侧的夹脊穴、膀胱经俞穴,每穴半分钟,再用拇指点揉损伤节段的督脉 3~5 遍。

④按揉下肢后侧的环跳、承扶、委中、阳陵泉、承山等穴各半分钟。然后对髋、膝、踝关节做摇、扳法。最后轻快拍打和叩击背腰及下肢2~3遍。

⑤以损伤节段为中心，横擦损伤节段，纵擦督脉、膀胱经，以透热为度。

5. 对症操作　如患者大小便失常，患者取仰卧位，在其腹部用掌摩法顺时针摩腹3~5分钟，然后点揉中脘、天枢、气海、关元等穴，每穴1分钟。

【注意事项】

1. 有脊椎不稳定者操作时禁用扳法，以免引起新的损伤。

2. 加强护理，防止压疮、泌尿系统感染和便秘发生。

3. 推拿治疗可促进肢体功能的恢复，尽早治疗尤其重要，同时指导患者进行功能锻炼来提高疗效。

4. 对痉挛性瘫痪的肌肉，手法要轻柔，时间宜长。

5. 背部推拿应在不影响脊柱稳定性的前提下进行。

第四节　周围神经病损

周围神经病损分为周围神经损伤和周围神经病两大类。周围神经损伤是指周围神经丛、神经干或其分支由于外伤、感染、血管病变等原因引起的损伤，受损伤神经的解剖分布区出现运动障碍、感觉障碍和自主神经功能障碍的病症。周围神经病是周围神经的某些部位，因缺血、营养缺乏、炎症、中毒、代谢障碍等所致的病变，也称神经炎。

周围神经由神经节、神经丛、神经干、神经末梢组成，多为混合神经，含有运动纤维、感觉纤维和自主神经纤维。分为脊神经、脑神经和内脏神经。

临床上周围神经损伤十分常见，虽不危及生命，但能引起严重的功能障碍，因此推拿对周围神经损伤的康复治疗是本节的主要内容；对周围神经病的康复，推拿应用仍然广泛，相关内容见伤科疾病。

【病因病机】

周围神经损伤大多因挤压伤、牵拉伤、撕裂伤、火器伤、切割伤、医源性损伤等导致。根据其损伤的程度分为：

1. 神经失用　多由挤压或药物损害引起，神经轴突和神经膜均完整，传导功能暂时丧失。

2. 神经轴索断裂　多为挤压或牵拉伤所致，神经轴突在鞘内部分或完全断裂，神经鞘膜保存完好，该神经分布区运动和感觉功能部分或完全丧失。

3. 神经断裂　多为严重拉伤或切割伤造成神经束或神经干断裂，导致运动和感觉功能完全丧失。

常见的周围神经病损有臂丛神经损伤、正中神经损伤、桡神经损伤、尺神经损伤、坐骨神经损伤、胫神经损伤、腓总神经损伤、腕管综合征、糖尿病性周围神经病、特发性面神经麻痹、三叉神经痛、肋间神经痛、坐骨神经痛等。上肢神经损伤较下肢神经损伤多见，占四肢神经损伤的60%~70%。

【诊断】

1. 共同的临床表现

（1）运动障碍：神经损伤后其支配的肌肉呈弛缓性瘫痪，肌张力低下，肌肉萎缩。

（2）感觉障碍：皮肤感觉有痛觉、触觉和温度觉。部分神经损伤的感觉障碍表现为减退、过敏；神经断裂则表现为皮肤感觉消失。主观有麻木感、自发疼痛等。

（3）反射障碍：腱反射减弱或消失。

（4）自主神经功能障碍：以交感神经功能障碍为主，早期因血管扩张、汗腺分泌停止，表现为皮肤发红、皮温增高、干燥无汗。后期因血管收缩而表现为苍白、皮温降低、自觉寒冷，皮纹变光滑，指（趾）甲粗糙变脆等。

2. 常见神经损伤的不同表现

（1）臂丛神经损伤：臂丛神经损伤是指臂丛神经受到外伤后，在神经分布区出现感觉和运动障碍。多因手臂受过度牵拉所致，常见于交通事故、高处坠落、重物压伤颈肩部、机器绞榨伤或小儿产伤等。可分为全臂丛神经、上臂丛神经（$C_5 \sim C_7$）或下臂丛神经（$C_8 \sim T_1$）损伤。

1）上臂丛神经损伤：肩关节处于内收内旋位，外展、外旋障碍；肘关节伸直位，屈曲障碍；腕关节能屈伸，但无力；前臂处于旋前位，不能旋后；手指活动尚可。肩部和上臂肌肉萎缩，上肢外侧感觉大部分消失。

2）下臂丛神经损伤：又称前臂型瘫痪，尺神经、部分正中神经及桡神经麻痹，表现为手的运动功能障碍，即手指不能屈伸，而肩、肘、腕关节活动尚好。手内侧肌全部萎缩，有"爪形手"及"扁平手"畸形；上臂、前臂内侧和手的尺侧皮肤感觉障碍。

3）全臂丛神经损伤：整个上肢肌呈弛缓性麻痹，各关节不能主动运动，晚期上肢被动活动受限。整个上肢感觉障碍，腱反射全部消失、肌肉萎缩、自主神经功能障碍。

（2）桡神经损伤：桡神经来自臂丛后束，主要支配上臂和前臂的伸肌群，第1~2掌骨间手背皮肤为其绝对支配区。

由于其上段紧贴于肱骨中段背侧的桡神经沟，桡神经损伤是臂丛诸神经中最常见的。桡神经损伤常见的原因有外伤、手术、骨折、深睡或酒醉时上肢姿势不当、极度疲劳后不良的睡姿史等。

1）肘下损伤：伸拇、伸指（掌指关节）障碍而无垂腕，感觉可有可无。

2）肘上损伤：伸腕、伸拇、伸指、前臂旋后障碍，腕下垂（垂腕）是其最典型的畸形；拇指及手背第1~2掌骨间皮肤感觉障碍。

3）高位损伤：指在腋下桡神经发出肱三头肌分支以上部位受损，上肢各伸肌瘫痪，除具有上述肘上损伤的功能障碍外，还加上伸肘障碍；肱三头肌反射减弱或消失；肘关节、上臂和前臂后面、手背桡侧部位感觉障碍。

（3）正中神经损伤：正中神经位置较深，一般不易损伤。如损伤多因腕部切割伤和儿童肱骨髁上骨折引起，损伤部位以腕部和前臂多见。

损伤后表现为拇指不能对掌、手掌桡侧三个半手指感觉障碍，尤其是食、中指远节感觉消失。大鱼际萎缩，拇指与手掌形成平坦状态，呈"猿手"畸形。

（4）尺神经损伤：尺神经在肱骨内上髁与尺骨鹰嘴之间的尺神经沟处最为表浅，肘部骨折、脱位等外伤最容易受损。

尺神经损伤表现为手指不能做内收外展动作，夹纸试验阳性；小鱼际肌和骨间肌萎缩；小指、无名指的掌指关节过伸、指间关节屈曲，呈"爪形手"畸形；手的尺侧半感觉消失。

（5）坐骨神经损伤：主要病因为坐骨神经在其通路上受周围组织或病变的压迫所

致,可分为完全性或部分性损伤。表现为股后部、小腿和足部所有肌肉全部瘫痪,导致膝不能屈曲、踝与足趾运动功能丧失,呈足下垂。小腿后外侧和足部感觉消失。踝反射减弱或消失。

(6)腓总神经损伤:腓总神经损伤在下肢神经损伤中最多见。腓总神经损伤后,导致小腿前外侧伸肌麻痹,出现足和足趾不能背伸;足外翻功能障碍,呈足内翻下垂畸形。小腿前外侧与足背皮肤感觉障碍。

(7)胫神经损伤:胫神经位置较深,外伤性损伤不多见。胫神经支配小腿后侧屈肌群、足跟和足底的皮肤。其损伤后,踝不能跖屈、内翻,足趾不能跖屈和内收外展活动;小腿后侧、足跟和足底感觉障碍;踝反射减弱或消失。

【推拿治疗】

1. 治则 推拿治疗能舒筋通络、消肿止痛,从西医来讲,能增强血液循环,防止粘连、改善神经兴奋性,促进神经修复、受累肢体运动功能和感觉功能恢复。

以受损局部治疗为主,总体手法宜轻柔,尤其外力能直接作用的易触及的神经部位;但对感觉迟钝、肌张力降低、瘫痪、肌肉萎缩的部位,宜采用较重的手法。

2. 部位和穴位 选取穴位,主要在损伤神经分布的区域进行。上肢主要有缺盆、肩井、天宗、肩贞、极泉、臂臑、曲池、手三里、小海、郄门、外关、内关、合谷、鱼际等;下肢主要有环跳、承扶、委中、承山、昆仑、太溪、髀关、冲门、阳陵泉、绝骨、解溪、三阴交。施术部位为受累上肢、下肢。

3. 基本操作 对上肢神经损伤,病人取坐位;对下肢神经损伤,病人取卧位。

(1)在患肢四周施㨰法,从近端到远端来回5~7遍,力度适中,重点在损伤神经侧;

(2)双掌对称抱揉患肢,往返操作3~5遍;

(3)在患肢四周施拿法,由近至远,来回循序操作3~5遍;

(4)双拇指由近端向远端交替按压损伤神经路线数遍;

(5)双手交替沿患肢四面由近端推至远端15~20遍,重点在伤侧;

(6)用单手或双手拇指,按揉患肢穴位6~10个,每穴1~2分钟;

(7)用单手或双手拇指沿患肢神经、肌肉的走向,力量适中地循序来回拨动3~5遍;

(8)对患肢各关节做各个轴向的被动运动,重点针对功能受限关节的受限活动;

(9)双手用侧捶或俯捶交替叩击患肢,来回移动操作3~5遍;

(10)捻五指或五趾3~5遍;

(11)擦热患肢,尤其是损伤神经易触及的部位。

【注意事项】

1. 推拿治疗主要适合于闭合性神经损伤和神经修复术后。

2. 对神经完全断裂或肯定不能恢复的神经损伤,应放弃推拿治疗,尽早手术。

3. 推拿治疗可以缩短病程,预防或减轻并发症,提高生活质量。

4. 如周围神经受损程度较轻,能主动运动的要尽早开展主动运动。

5. 配合运用中医的针灸、中药,西医康复的运动疗法、作业疗法、物理疗法、心理疗法,选用神经营养药物,促进神经修复和功能恢复。

(杨 淳)

扫一扫
测一测

复习思考题

1. 请叙述中风后遗症的推拿治疗。
2. 简述周围性面瘫的推拿治疗。
3. 简述小儿脑瘫的病因病机。
4. 周围神经病损的主要临床表现是什么？
5. 脊髓损伤的临床特征有哪些？

第十章

其 他 病 症

 学习要点

1. 其他病症的诊断及推拿治疗；
2. 其他病症的病因病机及鉴别诊断；
3. 其他病症的预防与调摄。

第一节 乳 痈

乳痈是发生于妇女乳房部的急性化脓性疾病，同时伴有发热、恶寒、头痛等全身症状，日久化脓溃烂。乳痈发于妊娠期称内吹乳痈，发于哺乳期称外吹乳痈。多数病人是哺乳期的妇女，发病率占产妇的1%，以初产妇为多见，好发于产后第3~4周。西医称之为急性乳腺炎，大多数由金黄色葡萄球菌感染引起。乳痈的主要发病机制是乳汁瘀滞，乳络不畅，败乳蓄久成脓。

【病因病机】

1. **肝郁气滞** 乳头属足厥阴肝经，肝主疏泄，能调节乳汁的分泌。若情志内伤，肝气不舒，厥阴之气失于疏泄，使乳汁发生壅滞而结块；郁久化热，热盛肉腐则成脓。

2. **胃热壅滞** 乳房属足阳明胃经，乳汁为气血所化生，产后恣食肥甘厚味而致阳明积热，胃热壅盛，导致气血凝滞，乳络阻塞而发生痈肿。

3. **乳汁瘀滞** 乳头破损或凹陷，影响哺乳，致乳汁排出不畅，或乳汁多而婴儿不能吸空，造成余乳积存，致使乳络闭阻，乳汁瘀滞，日久败乳蓄积，化热而成痈肿。

【诊断】

1. **症状** 哺乳期妇女乳部焮红肿痛，同时伴有发热、恶寒。

郁乳期：恶寒、发热、骨节酸痛、胸闷、呕吐、口渴。

酿脓期：若高热不退，有持续性搏动性疼痛，此为化脓征象；发热、疼痛连续10余天不见减轻，硬块中央渐软，按之有波动感。

溃脓期：一般体温正常，肿痛消减，伤口逐渐愈合。

2. **体征**

郁乳期：乳房部肿胀触痛，乳汁排泄不畅。

酿脓期:肿块逐渐增大,硬结明显,继而皮肤焮红。

溃脓期:破溃出脓。

3. 鉴别 乳痈需与乳发鉴别。乳发病变范围较乳痈大,局部焮红漫肿疼痛,很快皮肉腐烂,病情较重。

【治疗】

1. 治则 乳痈的治疗一般分初期、脓成和已溃等阶段,分别施以消散、托里、排脓等法。推拿治疗一般在乳痈初起尚未成脓时为好。

2. 处方 摩法、揉法、按法、拿法作用于患侧胸部及背部,以及天溪、食窦、屋翳、膺窗、乳根、中脘等穴。

3. 基本操作

(1)患者仰卧位,医者施揉法、摩法于患乳周围的乳根、天溪、食窦、屋翳、膺窗等穴,约8分钟,再摩揉腹部,重点在中脘、天枢、气海穴,时间约4分钟。

(2)患者正坐位,医者用按揉法施于肝俞、脾俞、胃俞以患者感觉酸胀为度,最后拿风池,肩井结束治疗,时间为3~5分钟。

【预防与调摄】

1. 乳痈发生后,不仅妨碍母乳健康,也影响哺乳,以致有碍婴儿健康,故应积极预防。

2. 妊娠期5个月后应经常用75%酒精棉球擦乳头。

3. 哺乳或推拿时宜避免乳头当风,注意胸部保暖,哺乳后应轻揉乳房。

4. 每日按时哺乳,养成良好习惯,注意婴儿口腔清洁,不可含乳而睡。

5. 断乳时应逐渐减少哺乳时间,再行断乳。

第二节 痛 经

妇女在行经前后,或行经期间,小腹及腰部疼痛,甚至剧痛难忍,常伴有面色苍白、头面冷汗淋漓,手足厥冷,泛恶呕吐等症,并随月经周期发作,称为"痛经",亦称"经行腹痛"。如仅感小腹或腰部轻微胀痛不适,属正常现象,不作痛经而论。本病是妇科常见病之一,尤以青年妇女较为多见。

现代医学认为,原发性痛经多见于青年妇女,自初潮起即有痛经,与自主神经功能紊乱、子宫痉挛收缩有关。亦可由于子宫发育不良、子宫颈狭窄、子宫过度屈曲等因素影响经血畅行而致。继发性痛经常继发于生殖器官器质性病变,如炎症、子宫肌瘤或子宫内膜异位症等。

【病因病机】

1. 气滞血瘀 素多抑郁,或所欲不遂,均可使肝气郁结,郁则气滞,气为血帅,气滞则血不畅行,经血滞于胞中而作痛。

2. 寒湿凝滞 多因久居阴湿之地,或经期冒雨、涉水、游泳或月经将行贪食生冷,以致风冷寒湿或从外感,或由内伤,寒湿客于冲任、胞宫,导致经血滞凝、运行不畅,发生痛经。

3. 气血虚弱 多因脾胃素弱,化源不足,或大病久病之后,气血俱虚,冲任气血虚少,行经后血海更虚,不能濡养冲任、胞脉而致痛经,或体虚阳气不振,不能运血,经行滞而不畅,亦可导致痛经。

4. 肝肾虚损　多因先天禀赋虚弱,肝肾本虚,或因多产房劳,损及肝肾,或久病及肾,肾精亏耗,肝血亦虚,以致精亏血少,冲任不足,胞脉失养,于经行之后,精血更虚,冲任胞脉失于濡养,而致痛经。

【诊断】

本病的特点是经行小腹疼痛,并随月经周期而发作。根据疼痛发生的时间、疼痛的性质,辨其寒热虚实。一般以经前、经期痛者属实,经后痛者属虚;痛时拒按属实,喜按属虚;得热痛减为寒,得热痛剧为热;痛甚于胀,血块排出痛减者为血瘀;胀甚于痛为气滞;绞痛、冷痛属寒,刺痛属热;绵绵作痛或隐痛为虚。

1. 气滞血瘀　经期或经前小腹胀痛,行经量少,淋漓不畅,血色紫黯有瘀块,块下则疼痛减轻,胸胁乳房作胀,舌质紫黯或见瘀点,脉沉弦。

2. 寒湿凝滞　经前或经期小腹冷痛,甚则牵连腰脊疼痛,得热则舒,经行量少,色黯有血块,畏寒便溏,苔白腻,脉沉紧。

3. 气血虚弱　经期或经净后,小腹绵绵作痛,按之痛减,经色淡,质清稀,面色苍白,精神倦怠,纳少便溏,舌淡苔薄,脉细弱。

4. 肝肾虚损　经后一两日内小腹绵绵作痛,腰部酸胀,经血黯淡、量少质稀,或有耳鸣、头晕、眼花,或腰骶酸痛,小腹空坠不温,或潮热颧红,舌淡,苔薄白或薄黄,脉沉细。

【推拿治疗】

1. 治则　治以通调气血为主。如因气血虚弱者,宜补气益血止痛;因气滞血滞者,宜理气活血化瘀;因寒湿凝滞者,宜温经散寒祛湿;因肝肾虚损者,宜益肝养肾,填精补血。一般在月经来潮前1周治疗2次,6次为1个疗程,连续治疗3个月。

2. 基础治疗

部位和穴位:章门、期门、气海、关元、足三里、膈俞、肝俞、脾俞、胃俞、肾俞、八髎等穴;小腹部、腰骶部等。

手法:一指禅推法、摩法、揉法、按法、擦法。

操作:患者仰卧位,医师坐于右侧,用摩法按顺时针方向在小腹部施术,约5~6分钟;然后用一指禅推法或揉法在气海、关元等穴施术,每穴约2分钟;患者俯卧位,用一指禅推法或擦法在腰部脊柱两旁及骶部施术4~5分钟;然后用按法于肾俞、八髎等穴施术,酸胀为度,再用擦法于八髎施术,使之有温热感。

3. 辨证加减

(1)气滞血瘀:按揉章门、期门、肝俞、膈俞,每穴约半分钟,并拿血海、三阴交,以酸胀为度。

(2)寒湿凝滞:直擦背部督脉,横擦腰部肾俞、命门,以透热为度;按揉血海、三阴交,每穴约1分钟。

(3)气血虚弱:直擦背部督脉,横擦右侧背部,以透热为度;摩腹时加揉中脘2~3分钟;按揉足三里、脾俞、胃俞,每穴约1分钟。

(4)肝肾虚损:直擦背部督脉,横擦腰部肾俞、命门,以透热为度;按揉照海、太溪、肝俞、肾俞、涌泉等穴,每穴约半分钟。

【预防与调摄】

本病要注意预防。在经期注意保暖,避免受寒;注意经期调理饮食,忌食寒凉生冷食品;注意经期卫生,经期禁止房事;适当休息,避免剧烈运动,不要过度疲劳;情绪要稳定,避免暴怒、忧郁、恐惧、焦虑等精神因素的刺激;生活要有规律,保证适当的营养和充足的睡眠;加强身体锻炼,以增强体质,如伴有全身性疾病,应予以及时治疗。

知识链接

痛经的自我推拿

1. 仰卧位,用双手食、中、无名三指沿腹正中线,由脐向下擦至中极穴约 5 分钟;按揉双侧天枢、归来、子宫等穴,每穴 2 分钟;再用手掌揉小腹部 10 分钟。

2. 端坐位,双手紧贴于腰骶部,由腰擦至尾部,以透热为度。

自我推拿一般在每次月经前 7 天开始治疗,每天 2 次,至经净后 3 天停止治疗。

第三节　月 经 不 调

月经不调是指月经周期、经期、经量、经色、经质等发生改变,并伴有其他症状的一种妇科疾病。常见的有经行先期、经行后期、经行先后无定期、月经过多、月经过少等。本节主要讨论经行先期、经行后期、经行先后无定期三种。

现代医学认为,体内雌激素分泌失调、自主神经功能紊乱、精神刺激、寒冷、疲劳和某些全身性疾病等,都可以导致此病的发生。

【病因病机】

一般月经周期的变异与脏腑功能的紊乱有关,经量多少与气血虚实有关。

1. 经行先期　多因忧思郁结,久郁化火或热蕴胞宫,以致血热妄行而经期超前。

2. 经行后期　因寒邪滞留胞宫,或阳虚血衰,影响冲脉,经血不能应期来潮。

3. 经行不定期　因生育过多,房室劳倦,或长期患有失血疾病,或脾胃素弱等损及肝肾,以致冲任失职,均可导致经行错乱而无定期。

【诊断】

1. 经行先期　月经先期而至,甚至每月经行 2 次。若量多,色紫黏稠,心胸烦闷,舌苔薄黄,脉浮数者为实热;量少,色红,颧赤,手心热,舌红苔黄,脉细数者为阴虚血热;若夹瘀块,胸胁、乳房、小腹胀痛,烦躁易怒,脉弦者为肝郁化热;若量少,色淡、质清稀,神疲气短,心悸,小腹空坠感,舌质淡,苔薄,脉虚者为气虚。

2. 经行后期　月经周期延后,甚至四五十天 1 次。若量少,色黯红,小腹绞痛,得热痛减,面青肢冷,舌苔薄白,脉沉紧者为实寒;量少,色淡,腹痛,喜温喜按,面色苍白,舌淡苔白,脉沉迟无力者为虚寒;若量少,小腹胀痛,精神郁闷,胸痞不舒,嗳气稍减,苔黄,脉弦涩者为气郁;若小腹空痛,面色萎黄,皮肤不润,眼花,心悸,舌淡,苔薄,脉虚细者为血虚。

3. 经行无定期　经来先后无定期。若行而不畅,胸胁、乳房、小腹胀痛,精神抑郁,胸闷不舒,常叹息,脉弦者为肝郁;若量少,色淡,质清稀,面色晦黯,头晕耳鸣,腰膝酸软,夜尿多,舌淡,苔薄,脉沉弱者为肾虚。

【推拿治疗】

1. 治则　以调和气血为主。血热者,辅以清热凉血;气虚者,辅以培补元气;血虚者辅以养血调经;肾虚者辅以补肾调经;寒凝者,辅以温经散寒;气滞者,辅以疏肝理气。

2. 基础治疗

部位和穴位:章门、期门、中脘、神阙、气海、关元、中极、大椎、肝俞、脾俞、肾俞、命门、八髎、曲池、神门、足三里、血海、三阴交、涌泉等穴;小腹部。

手法:一指禅推法、摩法、按法、揉法、拿法、擦法。

操作:取仰卧位,以一指禅推法、揉法于中脘、关元、气海、中极穴施术,每穴1分钟,以得气为度;顺时针摩小腹部6~8分钟;取俯卧位,以一指禅推法在肝俞、脾俞、肾俞穴往返施术5分钟,并按揉命门、八髎穴,以酸胀感为度;拿揉足三里、三阴交、血海、阴陵泉穴。

3. 辨证加减

(1)血热型:按揉、擦大椎穴,以透热为度;点按曲池、神门穴各1分钟;擦涌泉穴1分钟。

(2)气血虚型:顺时针摩全腹5分钟,掌振关元穴1~3分钟。

(3)寒凝型:拿肩井穴5~10次;以掌分推腹部,透热为度;用掌按神阙穴,持续按压3~5分钟,使患者下腹部出现发热感;掌擦背部督脉和肾俞、命门部位1~2分钟,以透热为度。

(4)气滞型:按揉肝俞、膈俞穴3~5分钟;点按膻中穴1分钟;按揉章门、期门穴1分钟;搓擦两胁肋。

(5)肾虚:掌按关元穴3~5分钟,以热深透下腹为度;用拇指按揉双侧涌泉穴1分钟;擦足底,以透热为度;擦背部督脉和足太阳膀胱经两侧5~7遍;擦肾俞、命门穴,以透热为度。

【预防与调摄】

注意气候环境的变化,不要着凉,亦不宜过热;注意调节饮食,避免暴饮暴食及过食肥甘厚味、生冷寒凉、辛辣之品;保持心情舒畅,避免情志过极;注意休息,不宜过度疲劳或剧烈运动;避免房劳过度;注意避孕,避免流产损伤。

第四节 近 视

在不使用调节器的情况下,5m外的平行光线在视网膜前聚集成焦点,而视网膜上的物像模糊不清,这一屈光状态称为近视眼。可分为轴性近视、屈光性近视和假性近视。按近视程度又可分为轻度近视、中度近视和高度近视。中医称本病为"能近怯远证"。

【病因病机】

形成近视的原因很多,外因以不良用眼习惯,如阅读、书写、近距离工作、照明不足,光线强烈,姿势不正,持续时间过久,使眼过度疲劳为主要因素;内因与禀赋不足,先天遗传有关。

1. 肝肾亏虚 肝藏血,开窍于目,目得血而能视;肾藏精,精生髓,久视伤目或过劳伤肾,髓海空虚,目失所养。

2. 脾虚气弱 脾主运化而统血,为气血生化之源。脾失健运,则化源不足,影响升清输布,而发本病。

3. 心阳不足 心主血脉,内寓君火,心阳衰弱,目窍失去温养,神光不得发越于远处,故视远模糊。

【诊断】

1. 肝肾亏虚 目视昏暗,眼易疲劳,视力减退,进展期则表现为双目疼痛,伴腰酸乏力,头晕耳鸣等症,舌红,脉沉细。

2. 脾胃虚弱 视物模糊,双目疲劳,眼痛,前额痛,视力下降,神疲乏力,手足欠温,纳食减少,大便溏薄,舌质淡,脉软弱。

3. 心阳不足 视近清楚,视远模糊,瞳仁无神,视力减退,面色无华,可伴心悸不宁、失眠心烦、气短乏力,舌尖红少苔,脉微弱或兼结代。

现代诊断中,远看不清楚,喜欢把书报置于眼前阅读。-3.0屈光度以下的轻度近视,眼底与玻璃体可正常;中度近视和高度近视常并发玻璃体变性、液化、混浊,患者眼前呈黑影飘动,状如蚊蝇,故名飞蚊症。近视眼的前后轴延长,可呈现眼球突出的外貌。近视眼如不戴眼镜,在近距离工作或阅读时,易产生肌性视疲劳,出现视物双影、眼胀痛、头痛、恶心等症。

凡近视力正常,远视力明显减退,或视力表检查低于1.0(5.0对数视力表),并用凹透镜能加以矫正的,即可诊断为近视。临床上把-3.0屈光度以内者,称为轻度近视;-3.0~-6.0屈光度者,称为中度近视;-6.0屈光度以上,并导致眼底改变者,称为高度近视。

本病应与假性近视相鉴别,若使用睫状肌麻痹药或做雾视后,即能使近视消失,呈正视或远视者为假性近视。

【推拿治疗】

1. 治则 通经活络,解痉明目。肝肾亏虚者,治以滋补肝肾;脾胃虚弱者,治以补益脾胃;心气不足者,治以养心安神。

2. 基础治疗

部位和穴位:太阳、阳白、印堂、睛明、攒竹、鱼腰、丝竹空、四白、养老、光明等穴;上下眼眶。

手法:一指禅推法、揉法、抹法。

操作:患者仰卧位,双目微闭,医者坐在患者右侧。医者用一指禅推法在左右太阳、阳白之间往返操作5~6遍;用双手拇指端或中指端轻揉双侧睛明、攒竹、鱼腰、丝竹空、太阳等穴,每穴1~2分钟;用双手拇指指腹分抹上下眼眶,从内向外反复分抹3分钟左右;用拇指指端按揉养老、光明穴,每穴1~2分钟。

3. 辨证加减

(1)肝肾亏虚:拿风池穴3分钟左右;指按揉肝俞、肾俞各1~2分钟;横擦肾俞、命门,以透热为度。

(2)脾胃虚弱:指按揉脾俞、胃俞、中脘各1~2分钟;点按足三里、三阴交各1~2分钟,以酸胀为度。

(3)心气不足:指按揉心俞、膈俞1~2分钟;点按神门、内关各1~2分钟,以酸胀为度。

【预防与调摄】

嘱患者坚持做眼保健操,并保持良好的用眼卫生习惯,尽可能不看电视、小说,更不可在暗淡的光线下或连续较长时间地看书学习,以免眼肌过度疲劳。

（卢国清）

 复习思考题

1. 如何用推拿的方法治疗乳痈、痛经、月经不调、近视等病症?

2. 说一说乳痈、痛经、月经不调、近视的预防与调摄。

附篇

保 健 篇

附一

自我保健推拿法

🔍 **学习要点**

自我保健推拿的方法；自我保健推拿的基本操作技能。

　　自我保健推拿即操作者自己运用推拿手法对自己进行操作，以达到强身健体目的的一种推拿方式。常结合推拿功法、导引锻炼，为历代医家所推崇。对于年老、小儿不能自行推拿者，亦可借助一些器械，或采取他人保健推拿方法。由于具有操作方便、适应证广、疗效明显、经济安全、容易推广等优点，因此在中医养生保健学中占有重要的地位。

　　目前，保健养生学家们在继承中医养生康复精华的基础上，结合现代养生之法，形成了多种多样的自我保健推拿操作术式，以下几种，可供参考。

第一节　固肾益精法

【概述】

　　肾在人体中是极为重要的脏器，中医学称之为"先天之本"，是人体生命动力源泉。固肾益精法能加强和巩固肾脏功能，并在一定程度上对中医肾系病证有较好的防治作用。

【操作程序】

　　1. 搓擦涌泉　盘膝而坐，把手掌搓热，先从三阴交过踝关节至足大趾跟一线往返推擦至透热，然后左右手分别搓擦涌泉穴至发热为度。

　　2. 摩肾俞　双手掌置于肾俞穴，双手同时做环形转动抚摩，共 32 次。如有肾虚腰痛诸症者，可适当增加次数。

　　3. 揉命门　以两手的食、中两指点按在命门穴上，稍用力做环形揉动，顺、逆方向各 32 次。

　　4. 擦腰骶　身体微向前倾，屈肘，两手掌置于两侧腰部，以全掌或小鱼际着力，做快速的往返擦动至尾骶部，以透热为度。

　　5. 摩关元　仰卧位，用单掌以关元为中心，做顺、逆时针方向的摩动各 32 次，配合呼吸，呼气时向内向下按压关元穴 1 分钟。

6. 擦少腹　双手掌分别置于两肋下,同时用力斜向少腹部推擦至耻骨结合部,往返操作,以透热为度。

7. 捣双耳　用双手食、中指分别夹住两耳并作上下推擦 32 次,然后将两中指插入耳孔,作快速振颤数次后拔出,重复操作 9 次。

8. 缩二阴　全身放松,做腹式呼吸(吸气时隆起腹部,呼气时收缩腹部),并在呼气时稍用力收缩前后二阴,吸气时放松,重复 32 次。

第二节　健脾益胃法

【概述】

脾胃是营卫气血的发源地,五脏六腑四肢百骸营养均依靠胃所受纳的水谷精微的供养,中医学中有"脾胃为后天之本"说。健脾益胃法对脾胃系病证有良好的防治作用。

【操作程序】

1. 搅沧海　口唇轻闭,用舌在齿唇之间用力卷抹,右转、左转各 10 次,产生津液分 3 口缓缓咽下。

2. 分阴阳　仰卧位,以任脉为中心,两手掌先置于剑突下,稍用力沿肋弓由内向外向胁肋处分推,逐渐向小腹部移动,往返 5~8 遍。

3. 按中脘　左手或右手四指并拢置于中脘穴上,采用腹式呼吸,吸气时稍用力下按,呼气时做轻柔的环形揉动,如此操作 2 分钟。

4. 揉天枢　用双手食、中指同时按揉天枢穴,顺、逆时针各 1 分钟。

5. 摩脘腹　用左手或右手掌置于腹部,分别以中脘穴和脐为中心,各顺、逆时针方向摩运脘腹部 2 分钟。

6. 按揉足三里　取坐位,双手拇指或食、中指置于足三里穴上,稍用力按揉,以出现酸胀感为度。

第三节　疏肝利胆法

【概述】

肝脏主要具有疏泄的功能,表现在能调畅全身气机,使经络和利,并促进各脏腑器官的生理活动发挥正常,更能推动全身气血和津液的运行及增强脾胃的运化功能。疏肝利胆法,对肝胆系病证有很好的防治作用。

【操作程序】

1. 疏肋间　取坐位或仰卧位,先用左手掌横置于胸骨正中,手指分开,指距与肋间隙等宽,从胸骨正中向右侧腋下分推疏理肋间,然后用右手向左疏理肋间,两手交替分推至胁肋,从上至下往返 3~5 遍。注意手掌应紧贴肋间,用力平稳,动作轻快柔和。

2. 摩膻中　用左手或右手的四指并拢置于膻中穴,顺、逆时针方向摩运膻中穴各 1 分钟。

3. 按揉章门、期门　用两手掌掌根或中指端分别置于两侧的章门、期门穴上,稍用力按揉各 1 分钟。

4. 擦胁肋　两手五指并拢置于胸前乳下,沿胁肋方向搓擦并逐渐下移至浮肋,往返操作,以胁肋部有温热感为宜。

5. 理三焦 坐或卧位,两手四指相交叉,横置按于膻中穴,两掌根按置两乳内侧,配合呼吸,呼气时自上而下,稍用力推至腹尽处,吸气时双手上移至膻中穴,反复操作20次。

6. 运双眼 端坐凝神,头正腰直,两眼球先顺时针方向缓缓转动32次,然后再逆时针方向转动32次。

7. 拨阳陵泉 两手拇指或中指分别置于两侧的阳陵泉穴(人体之筋会)上,余四指辅助,先按揉1分钟,再用力横向弹拨该处肌腱5~8次,以出现酸胀感为度。

8. 掐太冲 用两手拇指的指尖分别置于两侧的太冲穴上,稍用力按揉1分钟,以出现酸胀感为度。

第四节 宣肺通气法

【概述】

肺的主要生理功能是"主气、司呼吸",调节着气的升降出入运动,从而保证了人体新陈代谢的正常运行。肺还有"宣发、肃降、通调水道"的作用。宣肺通气法,对肺系各种病证有良好的防治作用。

【操作程序】

1. 疏气会 坐或卧位,双手手掌相叠,置于膻中穴(人体之气会)上,上下往返推擦2分钟,以局部有温热感为度。

2. 理肺经 右掌先置于左乳上方,环摩至热后,以掌沿着肩前、上臂内侧前上方,经前臂桡侧至腕、拇、食指背侧(肺经循行路线),上、下往返推擦32次,然后换左手操作右侧。

3. 拿合谷 坐位,右手拇、食指相对拿按、揉动左侧合谷穴1分钟,然后换手操作。

4. 揉天突 用中指或食指端置于天突穴处,向下向内勾揉1分钟。

5. 揉中府 坐位,两手臂交叉抱于胸前,用两手中指指端置于两侧中府穴上,稍用力顺、逆时针方向按揉各32次。

6. 理三焦 坐或卧位,两手四指相交叉,横按于膻中穴,两掌根置于两乳内侧,配合呼吸,呼气时自上而下,稍用力推至腹尽处,吸气时双手上移至膻中穴,反复操作20次。

7. 擦迎香 用双手中指指腹分别置于鼻旁迎香穴上,上、下快速推擦各32次,以局部有温热感为度。

第五节 宁心安神法

【概述】

心的主要生理功能是主血脉,藏神,为人体生命活动的关键所在。宁心安神法对心系各种病证有较好的防治作用。

【操作程序】

1. 振心脉 站立位,两足分开与肩同宽,身体自然放松,两手掌自然伸开,以腰左右转动带动手臂前后摆动,到体前时,用手掌面拍击对侧胸前区,到体后时,以掌背拍击对侧背心区,各拍击 32 次。初做时,拍击力量宜轻,若无不适反应,力量可适当加重。

2. 摩胸膛　右掌按置于两乳之间,指尖斜向前下方,先从左乳下环形推摩心前区,复原,再以掌根在前,沿右乳下环形推摩,如此连续呈"∞"形操作 32 次。

3. 点极泉　先以右手四指置左侧胸大肌外侧,拇指置按胸大肌内侧,其时食、中指自然点按在腋下极泉穴,边做捏拿胸大肌,边以食、中指点揉极泉穴,操作 10 次。然后换手同法操作右侧 10 次。

4. 拿心经　右手拇指置于左侧腋下,余四指置于上肢内侧,边拿捏边按揉,沿上臂内侧渐次向下操作至腕部神门穴,如次往返操作 5~8 遍,再换手操作右侧。

5. 按内关　用右手拇指按压在左手内关穴上,余四指在腕背辅助,拇指稍用力按揉内关穴 1 分钟,再换手操作右侧。

6. 揉神门　右手握住左手腕背,中指置于左腕尺侧神门穴处,以中指端稍用力向内向上按揉神门穴 1 分钟,然后换手操作右侧。

第六节　消除疲劳法

【概述】

疲劳是过量的体力或脑力劳动消耗超过了机体的承受能力,导致身体各组织器官血液供应不足,淋巴液回流不畅等,出现身体酸痛不适、头晕乏力等一系列功能低下的症状。采取柔和有效的保健按摩方法,可改善血液循环,增强心脏的舒缩功能和淋巴液的回流,促进各组织器官的良性调节,较快地排出体内积聚的有害物质,进一步使肌肉、肌腱、韧带等组织的张力和弹性迅速恢复,从而消除疲劳、改善机体功能,使之处于良好状态。

【操作程序】

1. 捏颈项　坐位,用手掌大鱼际或者大拇指与其余四指对合用力由上向下反复提捏颈项部 1 分钟。

2. 揉风池　坐位,双手拇指或单手拇、食指分别置于脑后风池穴,稍用力作向内向上按揉 32 次,以局部有酸胀感为度。

3. 揉百会　坐位,闭目静息,用单手中指指腹或指端按揉头顶百会穴 1 分钟,以出现酸胀感为度。

4. 拿五经　坐位,单手五指微屈置于头前发际,用五指指腹或指端分别置于督脉、足太阳经及足少阳经,稍用力向上一紧一松挤捏头皮,渐次移动过头顶向下至后枕部,往返操作 5~8 遍或多多益善。

5. 击头部　坐位,双手十指分开微屈,以指端由前发际叩击至后发际,叩击时需连续不断,腕关节放松,用力不要太大,约叩 30 次。

6. 拿委中、承山　坐位,两下肢屈曲,拿腓肠肌数次后,用双手拇指与中指相对用力拿委中、承山穴各 1 分钟。

7. 揉跟腱　坐位,先将右下肢屈曲置于左大腿上,用左手拇指与食指相对用力揉捏小腿跟腱,并按揉踝关节两侧的昆仑穴和太溪穴半分钟,然后顺、逆时针摇动踝关节各 16 次,再换脚操作左下肢跟腱,方法相同。

8. 捶腰背　坐位或站立位,双手握拳,反手至背后,用拳眼或拳背捶击腰背部,往返 32 次。

9. 展胸腰　站立位,双手十指交叉,同时翻掌向上撑至头顶最大限度,然后深吸气,同时身体随之后仰;呼气时上身前俯,并将交叉之双手下按至最低点(最好按到地)。整个过程中,膝关节需挺直,两腿并拢且要踏稳,重复操作 8 次。

第七节　振奋精神法

【概述】

振奋精神法,可使全身感到轻松舒适,精神愉快、振奋。

【操作程序】

1. 分前额　坐位,两手食指屈曲,拇指按于太阳穴上,用屈曲的食指桡侧缘置于前额正中,由内向外沿眉弓上方分推至眉梢处止,反复操作 32 次。

2. 推太阳　坐位,用两手中指指端置于太阳穴处,稍用力做顺、逆时针方向的按揉各 1 分钟,然后再用力向上向耳后推挤太阳穴至缺盆,以局部有酸胀感为度。

3. 击百会　坐位,两目平视,牙齿咬紧,单掌掌根在头顶百会穴处做有节律的、轻重适宜的拍击 16 次。

4. 挤风池　坐位,两手掌分置于后枕部两侧,拇指分别按于两侧风池穴、余四指自然分开置于头之两侧,用拇指先按揉风池穴 1 分钟,然后用力向前挤压,同时四指指腹与拇指相对用力拿头的后侧部,反复操作 32 次。

5. 揉腰眼　站立,两手握拳,屈肘,将拳置于腰眼处,做顺、逆时针方向的按揉 32 次,以局部有酸胀感为度。

6. 晃腰脊　站立位,两脚分开与肩同宽,双手虎口叉腰,然后做腰部的顺、逆时针方向的摇晃各 32 次,亦可同时进行腰部的仰俯活动。

7. 拍打法　站立位,按顺序以虚掌左右交替拍击肩、上肢到手;单掌拍击膻中穴;双掌拍击腰臀部;双掌拍击下肢,均 20 次。

知识链接

《寿亲养老新书》有云:“日夕之间,常以两足赤肉更次用一手握指,一手摩擦。数目多时,觉足心热,即将脚趾略略转动,倦则少歇。或令人擦之亦得,终不若自擦为佳。”《尊生类缉》云:“延年却病以按摩导引为先。”《备急千金要方·养性》亦云:“非但老人须知服食,将息、节度,极须知调节按摩,摇动肢节,导引行气,行气之道,礼拜一日勿往,不得安于其处以致壅滞,故流水不腐,户枢不朽,亦在斯也矣。”

附

一、老子按摩法

载于孙思邈《备急千金要方》。

其文曰：两手捺髀，左右捩身二七遍；两手捻髀，左右纽肩二七遍；两手抱头，左右扭腰二七遍；左右挑头二七遍；一手抱头，一手托膝三折，左右同；两手托头，三举之；一手托头，一手托膝，从下向上三遍，左右同；两手攀头向下，三顿足；两手相捉头上过，左右三遍；两手相叉，托心前推却挽三遍；两手相叉，著心三遍；曲腕筑肋挽肘，左右亦三遍；左右挽，前后拔，各三遍；舒手挽项，左右三遍；反手著膝，手挽肘，覆手著膝上，左右亦三遍；手摸肩，从上至下使遍，左右同；两手空拳筑三遍；外振手三遍，内振三遍，覆手振亦三遍；两手相叉反复搅，各七遍；摩纽指三遍；两手反摇三遍；两手反叉，上下纽肘无数，单用十呼；两手上耸三遍；两手下顿三遍；两手相叉头上过，左右申肋十遍；两手拳反背上，掘脊上下亦三遍（掘，揩之也）；两手反捉，上下直脊三遍；覆掌搦腕，内外振三遍；覆掌前耸三遍；覆掌两手相叉，交横三遍；覆手横直，即耸三遍；若有手患冷，从上打至下，得热便休；舒左脚，右手承之，左手捺脚，耸上至下，直脚三遍，右手捺脚亦尔；前后捩足三遍；左捩足，右捩足，各三遍；前后却捩足三遍；直脚三遍；纽髀三遍；内外振脚三遍，若有脚患冷者，打热便休；纽髀以意多少，顿脚三遍；却直脚三遍；虎据，左右纽肩三遍；推天托地，左右三遍；左右排山、负山、拔木各三遍；舒手直前，顿申手三遍；舒两手、两膝，亦各三遍；舒脚直反，顿申手三遍；捩内脊、外脊各三遍。

二、《巢氏病源》强颈健骨法

　　根据隋代巢元方《诸病源候论》中的"宣导法"组编而成，共七节。

　　1. 预备势　立正姿势站立，脚跟靠拢，脚尖左右分开约45°，呈外八字形，两腿并立；两手自然垂于体侧，沉肩、虚腋、含掌、舒指；头身正直，两眼平视前方，唇轻闭，舌尖轻舔上腭。时间以自然呼吸频率计，7息或14息。微守下丹田，保持思想安静，松静自然。

　　2. 转颈顾盼　接前势，转颈向左，至两眼看到左肩时折回，并顺势右转，至两眼看到右肩时折回复正。如此左右顾盼，反复7~14次。继之，转颈向左，至两眼看到左肩时继续左转，极目反望身后远处的自然景观，如树木、花草、山水等；稍停片刻折回，并顺势右转，要求同左，如此回首反顾，反复7~14次。

　　3. 捉颏旋颈　接前势，右手移至腹前，掌心向内，沿任脉缓缓上提，至下颌下方时以虎口托住下颌；与此同时，左臂向左侧举至水平位置，掌心向上。右手稍稍用力上托，使颈椎背伸约45°，接着右手左推，使颈椎左转，至两眼看到左掌时回拉，复正。此为1次，反复做7~14次。最后一次复正后恢复预备姿势，左右手交换，做颈椎右转，要求同上。

　　4. 耸肩运颈　接前势，两肩上耸，颈椎分别做前屈、后伸、左侧屈、右侧屈动作，然后复正，两肩复原。此为1次，反复7~14次。

　　5. 托颏旋颈　接前势，右手移至腹前，掌心向内，沿任脉缓缓上提，至下颌下方时以虎口托住下颌；与此同时，左手变仰掌向后下方斜伸，五指自然分开。然后颈椎主动背伸约45°，接着颈椎先右转、再左转，复正。此为1次，反复做7~14次。最后一次复正后恢复预备姿势，左右手交换，先做颈椎左转、再右转，要求同上。

　　6. 揉按风池　接前势，两掌自体侧上举，过头顶十指交叉，合于百会，顺势下移至后项，依次进行以下操作。两掌向前用力，颈项向后用力，如此争力7~14次；以前臂运动带动两掌，掌根部着力，撞击项部两侧7~14次；以两掌大小鱼际交替按揉风池穴,顺时针和逆时针方向各 7~14 次;松开交叉的十指,以左手拉住右掌根,两手协同用力,按压右风池 7~14 次,左右手交替,按压左风池 7~14 次。恢复预备姿势。

7. 搓腰揉肾　接前势,两掌后提,掌心向前,托按于腰骶部。以指腹着力,自长强开始沿督脉向上,边按边移;至极限位后改用掌根着力,沿膀胱经第一侧线边按边向下移动,至尾骶部。此为 1 次,反复 14~28 次。恢复预备姿势。

三、陶弘景保健按摩法

载于梁代陶弘景《养性延命录·导引按摩篇》。

其文曰:常每旦啄齿三十六通,能至三百弥佳,令人齿坚不痛;次则以舌搅漱口中津液,满口咽之,三过止;次摩指少阳令热,以熨目,满二七止,令人目明。每旦初起,以两手叉两耳,极上下热挼之,二七止,令人耳不聋;次又啄齿,漱玉泉三咽,缩鼻闭气,右手从头上引左耳二七,复以左手从头上引右耳二七止,令人延年不聋;次又引两鬓发,举之一七,则总取发,两手向上,极势抬上一七,令人血气通,头不白;又法摩手令热,以摩面,从上至下,去邪气,令人面上有光彩;又法摩手令热,揩摩身体,从上至下,名曰干浴,令人胜风寒、时气、热、头痛,百病皆除。夜欲卧时,常以两手揩摩身体,名曰干浴,辟风邪。峻坐,以左手托头仰,右手向上尽势托,以身并手振动三,右手托头振动亦三,除人睡闷。平旦日未出前,面向南峻坐,两手托腔,尽势振动三,令人面有光泽。平旦起未梳洗前峻坐,以左手握右手于左胜上,前却尽势,捩左胜三,又以右手握左手于右胜上,前却捩右胜亦三;次又叉两手向前,尽势推三;次又叉两手向胸前,以两肘向前尽势三;次直引左臂,拳曲右臂,如挽一斛五斗弓势,尽力为之,右手挽弓势亦然,次以右手托地,左手仰托天尽势,右亦如然;次拳两手向前筑,各三七;次拳左手尽势,向背上握指三,右手亦如之,疗背膊臂肘劳气,数为之弥佳。平旦便转讫,以一长柱杖策腋,垂左脚于床前,徐峻尽势,掣左脚五七,右亦如之,疗脚气疼闷、腰肾间冷气、冷痹及膝冷、脚冷并主之,日夕三掣弥佳。勿大饱及忍小便,掣如无杖,但遣所掣脚不著地,手扶一物亦得。晨夕以梳梳头满一千梳,大去头风,令人发不白。梳讫,以盐花及生麻油搓头顶上弥佳。如有神明膏,搓之甚佳。旦欲梳洗时,叩齿一百六十,随有津液便咽之,讫,以水漱口,又更以盐末揩齿,即含取微醋清浆半小合许熟漱,取盐汤吐洗两目讫,闭目以冷水洗面,必不得遣冷水入眼中。此法齿得坚净,目明无泪,永无蜃齿。平旦洗面时,漱口讫,咽一两咽冷水,令人心明净,去胸臆中热。

(郭　翔)

扫一扫
测一测

❓复习思考题

1. 自我保健推拿法的特点是什么?
2. 自我保健推拿法在保健养生中的地位和作用是什么?
3. 试述健脾益胃的常用操作方法。
4. 试述消除疲劳的常用操作方法。

保健推拿法

学习要点

全身保健推拿法、足部保健推拿法、美容推拿法的方法;全身保健推拿、足部保健按摩、美容推拿法的操作技能。

由专业按摩技师操作而进行的保健推拿方法,多为套路化操作,又称"他人保健推拿法",目前通常所指的保健推拿法即指此类保健方法。

下面介绍几种常用的保健推拿方法。

第一节　全身保健推拿法

全身保健推拿是通过对全身各部的推拿,达到调节精神、放松肌体、解除劳累,恢复体能、改善肌肉的弹性、促进新陈代谢、帮助慢性疾病康复等目的的一种常用保健方法。包括目前俗称的"保健按摩""沐浴按摩""旅游按摩"等。

以下将分部位对全身保健推拿进行描述。

一、头面部推拿

头面部推拿具有缓解疲劳、调节神志、治疗或缓解头部症状和治疗眼疾等作用。

1. 体位　受术者仰卧位,施术者坐在受术者头前。

2. 操作步骤

(1)开天门、分阴阳、揉太阳法:术者以中指指面揉按印堂穴 10~20 次,然后以双手拇指指面开天门(从印堂穴直推至神庭穴),分阴阳(沿眉弓从攒竹穴推至太阳穴),反复操作 5~10 次,分阴阳时,顺势在太阳穴上按揉数次,力量不宜过重。

(2)揉按、分推前额法:术者以双手拇指、中指指面或大鱼际按揉前额,小鱼际摖前额各半分钟,然后以双手拇指桡侧缘沿前额经耳后推至缺盆 3~5 次。

(3)分抹眼周、揉七穴法:术者以双手拇指桡侧缘分抹上下眼眶及鱼尾纹,反复操作 5~10 次,再以双手拇指或中指指面按揉眼眶七穴(睛明、攒竹、鱼腰、丝竹空、承泣、四白、瞳子髎),每穴各半分钟。

(4)按迎香、推擦鼻翼法:术者以一手食指、中指置于鼻旁,上下反复推擦 5~10次,然后用双手中指或拇指指面按揉迎香、鼻通穴各半分钟。

(5)捏面颊三线、按揉诸穴法:术者以双手拇指与食、中指相对用力捏面部三线(迎香—耳门;地仓—听宫;承浆—听会),然后以双手中指指面按揉巨髎、颧髎、下关、承浆、地仓、大迎至颊车,每穴按揉半分钟。

(6)拍前额及面颊法:以五指指面轻拍前额及面颊部 3~5 遍。

(7)搓掌浴面法术者以两手掌相搓至热,迅速置于面部,由额面部向下,经眉、目、鼻、颧、口等,掌摩面部 10~20 次。

(8)揉耳郭、擦耳根法:术者用双手拇指与食、中指相对用力揉捏耳郭至发红,再以中指指面按揉耳前三穴(耳门、听宫、听会)、角孙、翳风,然后以拇、食指推擦耳背降压沟、外耳道、食、中指夹住耳郭,推擦耳根,各操作 3~5 次。

(9)按五经、振百会法:术者以双手拇指指面按压头部五经(督脉及头部两侧的膀胱经、胆经)3~5 遍,然后掌振百会穴 1~2 分钟。

(10)击头部、拉头皮法:术者双手十指微微分开,手指微屈,以十指端交替叩击整个头部,连续叩击 10~20 次,然后双手十指夹头发,轻拉头皮,各操作 3~5 遍,手法力度宜适中。

(11)干洗头法:术者双手十指略分开,自然屈曲以指端及指腹着力于头部两侧耳上的发际处,对称进行挠抓搓动,由头两侧缓慢移到头顶正中线,双手十指交叉搓动,如洗头状,搓而不滞,动而不浮,反复操作数次。

(12)揉风池、拿颈项法:术者以双手中指端勾揉风池穴半分钟,然后以一手拇指与其余四指对称拿捏颈肌,上下往返 3~5 遍,拿揉肩井 3~5 次。

二、上肢部推拿

上肢部推拿具有缓解疲劳、解除部分症状、改善运动功能和改善末梢血液循环等作用。

1. 体位　受术者仰卧位,施术者站其一侧。

2. 操作步骤

(1)按揉肩及上肢法:受术者上肢自然外展置于按摩床上,掌心朝下,术者以掌按揉肩部及上肢,肩部按揉半分钟,上肢往返操作 3~5 次。再以拇指按揉肩髃、臂臑、曲池、手三里、内关、神门、合谷、内劳宫等穴,每穴约 30 秒。

(2)擦或拿揉肩及上肢法:术者擦或拿揉肩及上肢的前、外、后侧,往返操作 3~5 遍。

(3)按压极泉法:将受术者手上举,术者用小鱼际按压腋下极泉 1 分钟,然后缓慢放开,使受术者感觉上肢有一股热流流向手指端。

(4)摇关节、抖上肢法:摇肩、肘、腕关节,顺、逆各 3~5 圈。然后抖上肢 0.5~1分钟。

(5)推按手掌及捻、拔指关节法:推按手掌,按揉手背各半分钟,推按时由掌根向手指方向推。捻搓、摇扳、拔伸手指各 1~3 遍。

(6)拍打、搓上肢法:术者用双掌或双拳由肩部到手部往返拍打,然后双掌相对往返搓上肢,各操作 3~5 遍。

同法操作另一侧上肢。

三、胸腹部推拿

胸腹部推拿具有宽胸理气、调理脾胃、疏肝理气和温暖下元等作用。

1. 体位　受术者仰卧位,施术者站其一侧。

2. 操作步骤

(1)按膻中、分推胸廓法:术者以拇指或中指按揉膻中穴 30 秒,双手大鱼际或双手拇指指腹或双手五指沿肋间隙由胸骨柄向两侧腋中线分推,自上而下,反复分推 3~5 遍。

(2)按压双肩及缺盆法:术者以双手掌根同时按压双肩 3~5 次,再以双手中指按压双侧缺盆穴 30 秒。

(3)按揉胸胁法:术者以单手或双手全掌按揉胸胁部,自上而下,由内向外各 3~5 遍。

(4)分推、揉腹法:受术者双下肢微屈,腹部放松,术者两手拇指和大鱼际从腹部正中线沿肋弓向两侧分推,时间大约 1 分钟;然后以双手叠掌轻揉腹部,先揉脐周,然后顺时针揉全腹,操作约 2~3 分钟。

(5)按揉腹部诸穴法:以拇指按揉腹部中脘、梁门、神阙、天枢、气海、关元、归来等穴,操作时宜随着受术者的腹式呼吸来进行操作,即呼气时随腹部的凹陷进行按揉,吸气时手指随腹部的隆起而放松按压,每穴按揉 30 秒。

(6)摩腹法:术者以掌心先置于脐部,以脐为中心,然后缓慢至全腹,先顺时针后逆进针方向旋转轻摩腹部 30 次,或以腹部发热内透为度。

(7)提拿腹直肌法:术者用拇指与其余四指相对用力自上而下提拿腹直肌 3~5 次。

(8)振腹法:以脐为中心掌振 1~2 分钟。

四、下肢前、内、外侧推拿

下肢部推拿具有缓解疲劳、加快静脉血液回流速度、改善远端血液循环和缓解不适症状等作用。

1. 体位　受术者仰卧位,术者站其一侧。

2. 操作步骤

(1)推下肢法:术者以单手手掌由大腿根部直推至踝关节 3~5 遍;或者用双手手掌以膝关节为中心,分别向大腿根部及踝关节进行分推 3~5 遍。

(2)点按揉、滚下肢法:术者以手掌按揉、滚下肢大腿前侧、内侧、外侧及小腿外侧,上下往返 3~5 遍。再以拇指按揉血海、梁丘、膝眼、足三里、三阴交、解溪等穴,每穴按揉 30 秒。

(3)拿揉下肢法:术者以双手拿揉大腿的前、内、外侧及小腿外侧,上下往返 3~5 遍。

(4)按压腹股沟法:将受术者下肢外展,术者以小鱼际按压腹股沟处动脉 1 分钟,然后放松,使受术者感觉一股热流流向小腿。

(5)搓下肢、摇髋法:术者以双手掌搓下肢,上下往返 3~5 遍,然后一手扶住受术者膝前;另一手托起足跟(或握住踝关节),先使受术者屈髋屈膝,之后顺、逆时针环转摇髋关节各 3~5 遍。

(6)伸下肢、摇踝法:术者一手托足跟,一手握足掌,顺摇髋势将受术者屈髋屈膝,然后迅速拔伸,使膝关节伸直,如此反复操作 3~5 遍;再托起踝关节顺、逆时针环转摇踝关节各 3~5 遍。

(7)揉捏牵伸足趾法:术者用拇指和其余四指依次揉捏其足趾,揉捏的顺序为大趾→第 2 趾→第 3 趾→第 4 趾→第 5 趾。然后再以此顺序牵伸足趾一遍。亦可在揉捏完某一个足趾后接着牵伸某一足趾,然后再同法作用于每一个足趾。

(8)叩击下肢法:术者以双手手掌及小鱼际叩击大腿前、内、外侧及小腿外侧,上下往返 3~5 遍。

同法操作另一侧下肢。

五、腰背部推拿

腰背部推拿具有解除疲劳、缓解与预防腰背肌的劳损、强腰壮肾、调节脏腑功能和缓解妇科病症状等作用。

1. **体位** 受术者俯卧位,术者站其一侧。

2. **操作步骤**

(1)推背部法:术者用掌根或全掌或大、小鱼际分别推背部督脉、两侧夹脊线、足太阳膀胱经的第一、二侧线,每条线推 3~5 遍,再以督脉为中心,两手拇指指腹分置脊椎两旁的大杼穴平高处,余指置其两侧,自内向外下方沿背部肋间隙,分推至左右腋中线止。自上而下分推背部。推法操作时着力部宜紧贴皮肤,推动时宜轻而不浮,重而不滞。

(2)揉腰背法:术者以单手或双手全掌或掌根揉腰背部脊柱两侧的腰背肌,自上而下,反复 1~3 遍。

(3)按揉背部诸穴法:术者以双手拇指按揉肩中俞、肩外俞、天宗等及督脉和两侧膀胱经上的穴位,每穴 30 秒。然后可叠掌按压脊柱正中,自上而下 1~2 遍,在胸背部按压时宜嘱受术者张口呼吸。

(4)滚背部法:术者滚背部脊柱两侧膀胱经,上下往返操作 3~5 遍。

(5)弹拨竖脊肌法:术者以双手拇指从肩部开始按压竖脊肌外侧,由外向内弹拨竖脊肌至腰骶部 3~5 遍,弹拨后轻揉弹拨部 1~2 遍。

(6)捏脊法:术者用双手沿膀胱经第一侧线从尾骶部至大椎穴水平进行捏脊,反复操作 1~3 遍,可采用捏三提一法,然后拿捏肩井 30 秒。

(7)擦腰背法:以全掌或大、小鱼际先直擦腰背部脊柱、华佗夹脊及膀胱经的第一、二侧线,然后横擦腰骶部,以被擦的部位发热为度。

(8)拍打腰背法:以双手空拳或虚掌叩击、拍打腰背部 1~2 分钟,拍击的力度宜由轻到重。叩击或拍打至胸背部时嘱受术者张口呼吸。

六、臀及下肢后侧推拿

推拿作用同下肢前、内、外侧的推拿作用。

1. **体位** 受术者俯卧位,术者站其一侧。

2. 操作步骤

（1）推下肢后侧法：术者用掌推法施术于下肢的后侧 1~3 遍。

（2）拿揉臀部及下肢后侧法：以双手拇指与四指相合拿揉臀部及下肢后侧，上下往返 3~5 遍。

（3）按揉臀及下肢后侧诸穴法：以拇指按揉环跳、承扶、殷门、委中、承山、太溪、昆仑、涌泉等穴，每穴按揉 30 秒。

（4）搓臀部及下肢后侧：以掌背搓臀部及下肢后侧，上下往返 3~5 遍。

（5）击打臀部及下肢后侧：以双手小鱼际击打臀部及下肢后侧，上下往返 3~5 遍。同法操作另一侧下肢。

以上操作手法仅为人体各部保健的基本手法，施用时应根据具体情况对重点部位、重点手法以及手法的力量、速度、幅度进行调整。手法的力量、作用时间可作为一般保健时的参考。一般说来，治病时操作力量应大，且时间亦长；防病保健时操作力量不宜太大，时间也不宜太长。

第二节　足部保健推拿法

足对人体的保健作用是因为足病不仅涉及人体局部的健康，而且还关系到整个人体的健康。医学典籍记载："人之有脚，犹似树之有根，树枯根先竭，人老脚先衰。"因此人们都应重视对双脚的保养和足部推拿。

足部保健推拿法是运用物理手法（如手指、按摩工具）在人体双足部相应的反射区上施以按、压、刮等手法，调节人体各脏腑器官的生理功能，从而达到诊断疾病、治疗疾病、自我保健目的的一种物理疗法。又称"足反射疗法""脚部反射区病理按摩法""脚部反射带刺激疗法""足底按摩""足部按摩""足道养生"等。

所谓"反射"，并不是指神经学说的反射，而是指将人的整体缩小、投影"反射"到人的足部，是以局部反映整体的一种理论，人体的双足合起来恰似人体的整体缩影，人体的各组织器官在人体双足都有其对应的解剖部位，其所相配的部位称为"反射区"（图附二-1~图附二-5）。

足部保健推拿法具有简单易行，操作方便等特点，一般不需要任何器械，只要加以学习、练习就能掌握，现已作为治疗、保健和辅助诊断的一种方法，备受全世界各国人们的广泛关注，并已在世界各国广泛运用。本篇主要介绍其在足部保健推拿方面的有关知识。

一、足部保健推拿须知

足部保健推拿虽然是一种安全、简便、行之有效的治疗保健方法，但在操作过程中为了杜绝意外事故的发生，掌握本法应用后的反应、操作时间、足部推拿禁忌证和注意事项仍是十分重要的。

（一）推拿后的反应

在足部推拿 10~20 次后，有些受术者会产生一些反应，大部分属正常反应或是一种好的征兆，在短时间内会自行消失，仍可继续推拿，可能出现的反应常见的有：

1. 肿胀　如踝部出现肿胀，淋巴回流有障碍者更易出现；或曲张的静脉肿得更明显，这是机体循环增强的正常反应。

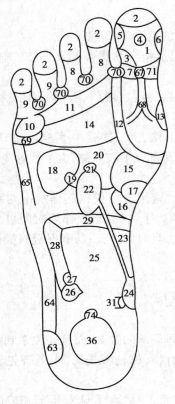

图附二-1 右足底反射区图

1 头（大脑） 2 额窦 3 小脑·脑干 4 脑垂体 5 三叉神经·颞叶 6 鼻 7 颈 8 目 9 耳 10 肩 11 斜方肌 12 甲状腺 13 甲状旁腺 14 肺·支气管 15 胃 16 十二指肠 17 胰腺 18 肝脏 19 胆囊 20 腹腔神经丛 21 肾上腺 22 肾脏 23 输尿管 24 膀胱 25 小肠 26 盲肠·阑尾 27 回盲瓣 28 升结肠 29 横结肠 31 直肠 36 生殖腺（睾丸·卵巢） 63 臀部 64 股部 65 臂部 67 血压点 68 食管·气管 69 腋腔（腋窝） 70 头·颈淋巴腺 71 舌·口腔 74 失眠

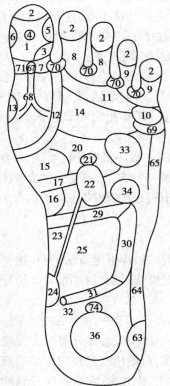

图附二-2 左足底反射区图

1 头（大脑） 2 额窦 3 小脑·脑干 4 脑垂体 5 三叉神经·颞叶 6 鼻 7 颈 8 目 9 耳 10 肩 11 斜方肌 12 甲状腺 13 甲状旁腺 14 肺·支气管 15 胃 16 十二指肠 17 胰腺 20 腹腔神经丛 21 肾上腺 22 肾脏 23 输尿管 24 膀胱 25 小肠 29 横结肠 30 降结肠 31 乙状结肠·直肠 32 肛门 33 心脏 34 脾脏 36 生殖腺（睾丸·卵巢） 63 臀部 64 股部 65 臂部 67 血压点 68 食管·气管 69 腋腔（腋窝） 70 头·颈淋巴腺 71 舌·口腔 74 失眠

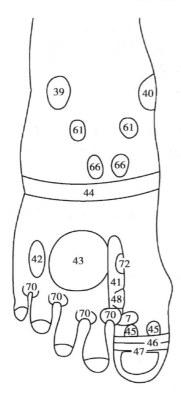

图附二-3 足背反射区图
7 颈　39 上身淋巴腺　40 下身淋巴腺
41 胸部淋巴腺　42 平衡器官　43 胸
44 横膈膜　45 扁桃体　46 下颌　47 上
颌　48 咽喉·气管　61 肋骨　66 腰
70 头·颈淋巴腺　72 声带

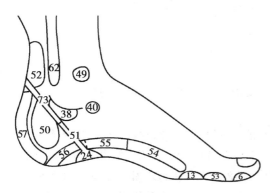

图附二-4 足内侧反射区图
6 鼻　13 甲状旁腺　24 膀胱　38 髋关节
40 下身淋巴腺　49 腹股沟　50 前列腺·子
宫　51 尿道·阴道·阴茎　52 直肠·肛门
（痔疾）53 颈椎　54 胸椎　55 腰椎　56 骶
骨　57 内尾骨　62 坐骨神经　73 子宫颈

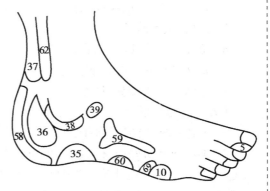

图附二-5 足外侧反射区图
5 三叉神经·颞叶　10 肩　35 膝　36 生殖
腺（睾丸·卵巢）　37 下腹部　38 髋关节
39 上身淋巴腺　58 外尾骨　59 肩胛骨
60 肘关节　62 坐骨神经　69 腋腔（腋窝）

　　2. 睡眠增加或睡眠时间延长　这是机体得到休整的表现,少数人会出现睡眠时常做梦,均无需担心。

　　3. 分泌物增加　如出汗增多;鼻腔、咽喉、气管分泌物增加;排尿量增加,小便变黄且臭,有时可出现絮状物,肾病患者短时间内可能出现黑色或红色尿;女性白带增多,或有异味。这些均是机体功能得到改善,代谢增强,毒物排出的表现。

4. 发热　这是机体与病邪抗争,消除潜在炎症,增强机体免疫力的表现。

5. 痛觉迟钝　长期接受足底按摩的患者,双脚常出现痛觉迟钝现象。用盐水浸泡双脚半小时,可使痛觉敏感度增强,治疗效果可以提高。

（二）推拿操作时间

根据受术者体质或病症确定推拿时间。一般足部反射区保健推拿时间为 45 分钟左右。单一反射区推拿 3~5 分钟,对肾上腺、肾、输尿管和膀胱反射区各推拿 5 分钟,以利于体内物质排出体外。对严重心脏病患者,在心脏反射区推拿 1 分钟即可,加上其他反射区,总时间不超过 10 分钟。

每天推拿 1~2 次均可,或每天一次或隔天一次,每天推拿时间可在上午、下午或晚上。10 次为一疗程,疗程之间不用间歇。

（三）足部推拿禁忌证

足部保健推拿虽然已广泛应用,无副作用,但对有些病症是不宜使用的。以下禁忌证不宜采取足部保健推拿疗法。

1. 足部严重溃烂、出血及传染性皮肤病等,宜先行治疗,病愈后方可推拿。

2. 各种急性传染病。

3. 各种其他严重出血性疾病。

4. 急性高热病症。

5. 急性中毒。

6. 急性腹膜炎、肠穿孔、急性阑尾炎等外科疾病。

7. 骨折、关节脱位。

8. 急性心肌梗死、严重肾衰、心衰等。

9. 妇女月经期及妊娠期。

10. 空腹、暴饮暴食、洗澡后 1 小时内,以及极度疲劳均不宜做足部推拿。

（四）注意事项

1. 术者在施术前应详细了解受术者的全身情况,排除禁忌证,制订合适的推拿方案。

2. 操作前宜做好推拿的各项准备工作,包括术者的个人卫生,修剪指甲等;在推拿足反射区前,先将受术者的双足用热水浸泡、清洗,然后在施术部位上涂以按摩膏或医用凡士林等润滑剂,以减轻操作时造成的疼痛,防止对受术者和术者造成损伤。足部皮肤有轻度外伤、溃疡时,推拿时应避开患处,对患有脚气病者,应用其他疗法将脚气病治愈后,再行足部推拿操作。按摩室要空气新鲜,温度适宜,避免受术者受风着凉。夏天按摩时不可用风扇吹受术者双足。

3. 施术时,必须先探查心脏反射区,并按轻、中、重 3 种手法力度进行。在了解心脏是否正常的情况下,再决定按摩力度及施术方案,以免发生意外。操作中宜集中精力,随时观察受术者的反应,及时调整力度或手法,以防出现意外。若手法施力不当造成局部红肿、瘀血应停止推拿操作,对症处理。

4. 推拿后半小时内,尽量多饮温开水,水量宜在 300~500ml 以上,有利于代谢废物排出体外。严重肾脏病患者,喝水不能超过 150ml。

5. 如推拿后有不良反应,应查明原因,及时处理。

二、足部保健推拿手法

足部推拿手法的基本操作要领同手法学部分所述,但由于足部的面积相对较小,足部肌肉组织坚实松软程度不一,操作上有其特点,常用手法也与传统的推拿手法不尽相同,故在此将特殊的足部推拿手法作一简单介绍。

1. 单食指叩拳法　着力点在食指第1指间关节背面。操作时食指第1.2指间关节弯曲扣紧,其余四指握拳,以中指及拇指为基垫于食指的第2指间关节处固定之。

适用反射区:头、额窦、脑下垂体、眼、耳、斜方肌、肺、胃、十二指肠、胰腺、肝脏、胆囊、腹腔神经丛、输尿管、膀胱、大肠、心脏、脾脏、生殖腺等反射区。

2. 拇指推掌法　着力点在拇指指腹处。操作时拇指与四指分开约60°(视反射区而定)。

适用反射区:横膈膜、肩胛骨、内外侧肋骨等反射区。

3. 扣指法　着力点在拇指指尖。操作时拇指与四指分开成圆弧状,四指为固定点。

适用反射区:小脑、三叉神经、鼻、颈项、扁桃体、上腭、下腭等反射区。

4. 捏指法　着力点在拇指指腹。操作时拇指伸直与四指分开固定。

适用反射区:髋关节、腹股沟、内侧肋骨、脊椎等反射区。

5. 双指钳法　着力点为食、中指第2节指骨尺、桡侧缘。操作时食指、中指弯曲成钳状着力于足部反射区钳夹捏拿或做均匀滑动,拇指指腹辅助加压。

适用反射区:副甲状腺、颈椎等反射区。

6. 握足扣指法　着力点为食指第2指关节。操作时食指第1、2节弯曲,四指握拳如单食指叩拳法,另一手拇指伸入食指中,其余四指为握足之固定点。

适用反射区:肾上腺、肾脏等反射区。

7. 单食指钩掌法　着力点为食指桡侧缘。操作时食指、拇指张开,拇指固定,其余三指成半握拳状辅助手掌用力。

适用反射区:甲状腺、内耳迷路、胸部淋巴结、喉头(气管)、内尾骨、外尾骨、卵巢、睾丸等反射区。

8. 拇食指叩拳法　着力点为食指第2节关节处。操作时双手拇指、食指张开,食指第1.2节弯曲,拇指固定,另三指握拳。

适用反射区:上身淋巴结、下身淋巴结、横膈膜等反射区。

9. 双掌握推法　着力点为拇指的指腹。操作时主手(施力之手)四指与拇指张开,四指扣紧,辅助之手紧握脚掌,主手以施力方向顺手上推。

适用反射区:卵巢、睾丸、下腹部、子宫、尿道、直肠、内外侧坐骨神经等反射区。

10. 双指拳法　着力点为中指、食指之凸出关节。操作时手握拳,中指、食指弯曲,均以第1指间关节凸出,拇指与其余二指握拳固定。

适用反射区:小肠、胸、脑、结肠、直肠等反射区。

11. 双拇指扣掌法　着力点为拇指重叠处的指腹。操作时双手张开成掌,拇指与四指分开,两拇指相互重叠,并以四指紧扣脚掌。

适用反射区:肩、肘、子宫、前列腺等反射区。

12. 推掌加压法　着力点为拇指指腹。操作时一手拇指与四指分开,余四指为其支点,另一手掌加压其拇指上。

适用反射区:胸椎、腰椎、骶骨、尾骨、内外侧坐骨神经、尿道等反射区。

三、足部反射区的位置

双脚并拢一起,从后上方向下看,就像看到一个屈膝盘坐并向前俯伏的投影人形,脚的蹬趾,形似人的头部;脚底的前半部,形似人的胸部(有肺及心脏);脚底的外侧,自上而下是肩、肘、膝等部位;脚底的中部,形似人的腹部,有胃、肠、胰、肝、胆(右侧)、脾(左侧)、肾等器官;脚跟部位,有生殖器官(子宫、卵巢、前列腺等)、膀胱、尿道及阴道、肛门等;脚的内侧,构成足弓的一条线,形似人的脊椎(颈椎—胸椎—腰椎—骶椎)。

为便于集中掌握、查阅足部反射区的定位、主治功效和临床适应证,特列表如下(表附二-1)。

表附二-1 足部反射区定位、功效表

反射区	定位	功效	适应证
头(脑)	位于双足蹬趾腹全部。左半球大脑的反射区在右足,右半球的大脑反射区在左足	平肝潜阳、镇静明目、宁心安神、舒筋通络、提高智商	高血压、低血压、中风、脑震荡、眩晕、头痛、失眠、老年痴呆症、脑外伤后遗症
额窦	位于双足十个足趾顶端。右边额窦在左足,左边额窦在右足	清热疏风,消炎止痛、通络宁神	中风、头痛、头晕、失眠、鼻窦炎、发热及眼、耳、鼻、口腔等疾患
脑干、小脑	位于双蹬趾根部靠近第二节趾骨处,右半部小脑及脑干的反射区在左足,左半部小脑及脑干的反射区在右足	调节身体平衡、舒筋通络、镇静止痛、解除紧张	小脑疾病、脑震荡、脑肿瘤、高血压、失眠、眩晕、头痛、各种原因引起的肌肉紧张及肌腱关节疾患
脑垂体	双蹬趾趾腹中央隆起部位	调节内分泌、抗衰老	甲状腺功能亢进、肾病性高血压、小儿发育不良、糖尿病,以及其他内分泌疾患、遗尿、更年期综合征、抗衰老、预防和治疗中风等
三叉神经	位于双足蹬趾近第二趾的外侧经反射区在右足。右侧三叉神经反射区在左足,左侧三叉神经反射区在右足	消炎止痛、祛风清热、舒筋通络	三叉神经痛、牙痛、偏头痛、面神经炎、腮腺炎、失眠、牙龈炎、头面部及眼、耳、鼻疾患
鼻	位于双蹬趾关节趾骨内侧、自趾腹边缘延伸到蹬趾甲根部呈"L"形。鼻中隔左侧的反射区在右足,鼻中隔右侧反射区在左足	消炎止痛、疏风清热、通利鼻窍	各种鼻炎、鼻窦炎及上呼吸道感染、鼻塞、流涕、鼻渊等

反射区	定位	功效	适应证
颈项	位于双足踇趾根部横纹处。左侧颈项反射区在右足,右侧颈项反射区在左足	活血祛瘀、舒筋通络、解痉镇痛、恢复平衡	颈椎病、颈部酸痛、颈部僵硬、颈椎骨质增生、高血压、颈部软组织损伤等颈部疾患
眼	位于双足第二、三趾根部,包括六个面五个点。左眼反射区在右足,右眼反射区在左足	清肝明目、消炎止痛、养肝荣目	青少年近视、远视、结膜炎、角膜炎、老花眼、青光眼、白内障、眼底出血等
耳	位于双足第四趾与第五趾额窦反射区至趾骨根部,包括足底和足背五面四点。右耳反射区在左足,左耳反射区在右足	补肾充耳、通窍止痛	耳鸣、耳聋、中耳炎、重听、梅尼埃病及鼻咽癌等
肩	位于双足足底外侧第五跖趾关节后方凹陷中	活血通络、消炎止痛、祛风除湿	肩周炎、颈椎病、肩背酸痛、手臂无力、手臂麻木、风湿性关节炎等
斜方肌	位于双足眼、耳反射区的近心端,呈一横指宽的带状区	疏通经络、镇静止痛	颈椎病、落枕、斜方肌综合征、肩背劳损、手臂无力等
甲状腺	位于双足足底第一跖骨与第二跖骨之间,呈"L"形	平衡阴阳、调节激素分泌、消炎止痛	甲状腺功能亢进或低下,甲状腺炎、甲状腺肿大及肥胖症、糖尿病
甲状旁腺	位于双足第一跖趾关节内侧	补肾益肝、强筋壮骨	甲状腺功能低下引起缺钙症,如筋骨酸痛、手足抽搐、麻痹或痉挛、指甲脆弱、白内障、癫痫、骨质疏松;加强胃肠功能
肺及支气管	位于双足斜方肌反射区的近心端,自甲状腺反射区向外到第四跖骨头处约一横指宽的带状区。支气管敏感带自肺反射区向第三趾中节趾骨延伸	补肺益气、消炎清热	肺部及支气管疾患,如肺炎、支气管炎、哮喘、咳嗽、肺结核、肺气肿、胸闷等
胃	位于双足足掌第一跖趾关节后方与甲状腺反射区之间约一横指宽	益气和胃、降逆止呕,消炎止痛	恶心、呕吐、胃痛、胃胀、消化不良、胃酸过多,急、慢性胃炎、胃溃疡、胃下垂
十二指肠	位于双足足底第一跖骨底处,胰反射区的下方	健脾益胃,消食化积	消化不良、腹痛、腹胀、十二指肠溃疡、食欲不振、食物中毒等
胰	位于双足足底内侧胃反射区与十二指肠反射区之间	降糖消炎,促进胰岛素的分泌	消化系统及胰脏本身疾患,消化不良、糖尿病、胰腺炎等

续表

反射区	定位	功效	适应证
肝	位于右足底第四五跖骨头外侧，在肺反射区的后方，即足跟方向	平肝潜阳、补益肝血、柔肝利胆、清热解毒	甲型肝炎、乙型肝炎、肝硬化、肝肿大、门脉高压、胆道蛔虫、胆石症等
胆	位于右足底第三、四跖骨间，在肝反射区的内下方	消炎止痛、疏肝利胆	胆囊炎、胆石症、黄疸性肝炎、胆道蛔虫等
腹腔神经丛	位于双足足底第三、四跖骨体处，分布在肾反射区与胃反射区附近的椭圆形区域	解痉止痛，和胃降逆，涩肠止泻	胃痉挛、腹胀、腹痛、胸闷、呃气泛酸、腹泻等
肾上腺	位于双足掌第一跖骨与趾骨关节所形成的"人"字形交叉点稍外侧	补肾填精，活血祛风、抗休克、抗过敏、宁心安神	腰膝酸软、下肢无力、阳痿早泄、遗精、昏厥、休克、高血压、低血压、过敏、发热、风湿症、关节炎、保健
肾	位于双足掌第一跖骨与趾骨关节所形成的"人"字形交叉后方中央凹陷处	补肾填精、温经通脉、清热利湿、利便通淋、醒神开窍	阳痿、遗精、早泄、不育、不孕、性欲冷淡、小便不畅、肾结石、前列腺炎、水肿、风湿症、关节炎、高血压、保健
输尿管	位于双足底自肾脏反射区斜向内后方至足舟状骨内下方，呈弧形带状区	泻火解毒、清热利湿、通淋排石	输尿管结石、急慢性前列腺炎、排尿困难、泌尿系感染、各种药物中毒、保健
膀胱	位于内踝前下方双足掌内侧足舟状骨下方、踇展肌内侧缘处	清热利湿、通利小便、泻火解毒	泌尿系结石、膀胱炎、尿急、尿频、尿痛、小便不利、尿潴留、食物及药物中毒
小肠	位于双足足底中部凹入区域，被升结肠、横结肠、降结肠、乙状结肠及直肠等反射区所包围	行气健脾、消食导滞、消炎止痛	腹胀、腹痛、腹泻、便秘、肠扭转、肠套叠、急慢性肠炎等
盲肠（及阑尾）	位于右足足底跟骨前缘靠近外侧，与小肠及升结肠反射区连接	消炎止痛	腹胀、阑尾炎
回盲瓣	位于右足足底跟骨前缘靠近外侧，在盲肠反射区上方	健脾和胃、增强回盲瓣的功能	消化系统吸收障碍性疾病，增强回盲瓣的功能
升结肠	位于右足足底从跟骨前缘，沿骰骨外侧至第五跖骨底部，在小肠反射区的外侧与足外侧平行的带状区域	行气导滞、消食和胃、涩肠止痛	消化系统疾病如腹胀、泄泻、便秘、腹痛、肠炎等
横结肠	位于双足足底一至五跖骨底部与一至三楔骨、骰骨交界处，横越足底中部的带状区	行气导滞、润肠通便、涩肠止泻	消化系统疾患如腹泻、腹痛、便秘、肠炎等

反射区	定位	功效	适应证
降结肠	位于左足足底中部第五跖骨底沿骰骨外缘至跟骨前缘,与足外侧平行的竖条状区	行气导滞、润肠通便、涩肠止泻	消化系统疾患如腹胀、便秘、腹痛、腹泻等
乙状结肠及直肠	位于双足足底跟骨前缘呈一横带状区	清热通便、益气补虚、消痔止痛	腹泻、便秘、便血、痔疮、直肠息肉、直肠癌
肛门	位于左足足底跟骨前缘乙状结肠及直肠反射区的末端	消痔止痛、通便止脱	痔疮、肛门脓肿、肛瘘、便秘、脱肛等
心	位于左足底第四趾骨头外侧,在肺反射区后方即向足跟方向	宁心安神、益气养血	冠心病、风心病、肺心病;高血压性心脏病、心律不齐、早搏、阵发性心动过速、心动过缓、心绞痛、心力衰竭
脾	位于左足足掌第四、五趾骨之间,心脏反射区下方约一横指处	健脾益气,和胃化湿,增强机体免疫能力	消化不良、食欲不振、贫血、皮肤病、发热、防治癌症
膝关节	位于双足外侧骰骨与跟骨前缘所形成的凹陷处	活血通络、祛风除湿、消炎止痛	坐骨神经痛、膝关节炎、膝关节骨质增生、风湿性关节炎等
生殖腺(卵巢、睾丸)	位于双足足底跟骨中央处	补肾填精	阳痿、遗精、性功能低下、不孕症、月经不调、痛经、更年期综合征等
下腹部	位于双腿腓骨外侧后方,自足踝骨后方向上延伸四横指的带状区域	补肾益精、消炎止痛	痛经、月经不调、性交后腹痛、附件炎、盆腔炎、性冷淡等
髋关节	位于双足内踝下缘及外侧外踝下缘呈弧形区域	舒筋通络、活血止痛	髋关节痛、梨状肌损伤、坐骨神经痛、风湿性关节炎、股外侧皮神经炎等
胸部淋巴结	位于双足足背第一跖骨及第二跖骨间缝处	消炎止痛、扶助正气、增强机体免疫能力	各种炎症、发热、白细胞减少、白细胞增多、再障性贫血、各种癌症、免疫功能低下
上身淋巴结	位于双足足背外侧踝骨前,由距骨外踝构成的凹陷处	消炎止痛、增强机体免疫功能	各种炎症、发热、囊肿、肌纤维瘤、蜂窝织炎、增强免疫抗癌能力
下身淋巴结	位于双足足背内侧足踝骨前,由距骨、内踝间构成的凹陷处	消炎止痛、增强机体免疫能力	各种炎症、水肿发热、囊肿、纤维肌瘤、蜂窝织炎、增强机体抗癌能力

续表

反射区	定位	功效	适应证
内耳迷路	位于双足足背第四跖骨和第五跖骨骨缝的前端,止于第四、五跖趾关节	平衡阴阳、补肾益肝	头晕、目眩、眼花、高血压、耳鸣、耳聋、晕车、晕船、低血压、昏迷、平衡障碍
胸(乳房)	位于双足足背第二、三、四跖骨所形成的区域	清热解毒、消炎止痛、抗癌护胸	急性乳腺炎、乳腺癌、乳腺结核、乳腺增生、乳腺纤维瘤、乳房下坠、胸部肌肉损伤、食管疾患等
膈	位于双足足背跖骨、楔骨、骰骨关节处、横跨足背形成一带状区域	宽胸理气、降逆止呕、和胃止痛	胸闷、膈肌痉挛、呃逆、横膈膜疝气、恶心、呕吐、腹胀、腹痛
扁桃体	位于双足足背踇趾第二节上,肌腱左右两边	消炎止痛、增强免疫能力、抗感染	上呼吸道感染、扁桃体炎症(扁桃体肿大、化脓、肥大等)、易感冒、机体抗病能力低下
上颌	位于双足足背踇趾趾间关节横纹前方出一条横带状区域	消炎止痛、活血化瘀	牙周炎、口腔炎、牙痛、牙龈炎、味觉障碍、打鼾、颞颌关节紊乱综合征,三叉神经痛
下颌	位于双足足背踇趾关节横纹后方一条横带状区域	消炎止痛、活血化瘀	牙周炎、牙龈炎、口腔溃疡、牙痛、三叉神经痛、味觉障碍、打鼾、颞颌关节紊乱综合征
咽喉、气管及食管	位于双足足背第一、第二跖趾关节处	宣肺泻火、消炎止痛	咳嗽、气喘、支气管炎、咽炎、喉痛、上呼吸道感染、声音嘶哑、食管疾患等
腹股沟	位于内踝尖上方二横指胫骨内侧凹陷处	补肾填精、壮阳回疝	遗精、早泄、阳痿、性交后腹痛、不育、痛经、月经不调、性冷淡、子宫脱垂、闭经、疝气等
前列腺、子宫	位于双足足跟骨内侧,内踝后下方的似三角形区域	补肾填精、活血养宫	急慢性前列腺炎、阳痿、早泄、遗精、滑精、不育症、痛经、月经不调、子宫肌瘤、子宫脱垂、性欲冷淡、不孕症及更年期综合征
阴茎、阴道、尿道	位于双足足跟内侧,自膀胱反射区向上斜穿前列腺及子宫反射区的一条带状反射区	清热解毒、消炎止痛、通淋利尿	尿路感染、尿急、尿频、尿痛、阴道炎、排尿困难、白带增多、遗尿、前列腺炎、尿路结石等
直肠、肛门	位于双足胫骨内侧后方,趾长屈肌腱间,从踝骨后方向上延伸四横指的一带状区域	清热解毒、润肠通便、消痔止血	脱肛、肛门红肿疼痛、肛裂、痔疮、肛门脓肿、直肠息肉、直肠肿瘤、便秘
颈椎	位于双足踇趾根部内侧横纹尽头	舒筋通络、活血止痛	颈椎病、颈项酸痛、颈项僵硬、头痛、上肢麻木、骨质增生

续表

反射区	定位	功效	适应证
胸椎	位于双足足弓内侧缘第一跖骨头下方到第一楔骨前	舒筋通络、活血止痛	肩背酸痛、腰胸椎骨质增生、腰椎间盘突出症、腰肌劳损、急性腰扭伤等
腰椎	位于双足足弓内侧缘第一楔骨至舟骨前接胸椎反射区,后连骶骨反射区	舒筋通络、活血祛瘀、镇静止痛	急性腰扭伤、慢性腰肌劳损、腰椎骨质增生、腰椎间盘突出症、腰部肌筋膜损伤等
骶椎	位于双足足弓内侧缘,起于舟状骨后方,距骨下方到跟骨前缘	舒筋通络、活血祛瘀、镇静止痛	腰5骶1椎间盘突出、坐骨神经痛、腰部慢性劳损、梨状肌损伤等
尾骨内侧	位于双足跟内侧,沿跟骨结节、后内侧呈L形区域	活血通络、消痔止痛	梨状肌损伤、坐骨神经痛、痔疮、足跟骨质增生、头痛、失眠等
尾骨外侧	位于双足外侧、沿跟骨结节后方外侧的一带状区域	消痔止痛、活血通络	痔疮、头痛、足跟痛、坐骨神经痛
坐骨神经	位于双腿内踝关节后上方起、沿胫骨后缘上行至胫骨内侧下,称内侧坐骨神经。位于双腿外踝前缘沿腓骨前侧上至腓骨小头处,称外侧坐骨神经	舒筋通络、活血化瘀、消炎止痛	坐骨神经痛、腰椎间盘突出、腰椎管狭窄、急性腰扭伤、末梢神经炎、静脉炎、下肢肌肉萎缩、坐骨神经炎、中风后遗症等
肩胛骨	位于双足足背沿第四跖骨与第五跖骨之间延伸到骰骨的一带状区域	舒筋通络、消炎止痛	肩周炎、颈椎病、肩背酸痛、肩臂酸胀麻木
肘关节	位于双足外侧第五跖骨粗隆凸起的前后两侧	祛风除湿、消炎止痛、活血通络	风湿性关节炎、肘关节炎、网球肘、肘关节酸痛、肩周炎等
肋骨	位于双足足背,内侧肋骨反射区足背第一楔骨与舟骨间。外侧肋骨反射区位于骰骨、舟骨和距骨间	平肝育阴、消炎止痛	肋骨各种病变、胸闷、胸膜炎、肋间神经痛
失眠	位于双足足底跟骨中央的前方,生殖腺反射区上方向	宁心安神、镇静止痛	失眠、头痛、眩晕、三叉神经痛等
降压区	位于双足足底第一跖骨上端,颈项反射区下方,甲状旁腺反射区外侧	平肝潜阳、降压止痛	高血压、头痛、眩晕、失眠等

四、足部保健推拿的操作顺序

1. **整体程序**　泡脚→擦抹按摩膏→活动足部→检查心脏→基本反射区→一般反

189

射区→基本反射区→放松疏理足部→结束。

2. 足部程序　先心脏反射区→足排泄系统(肾、输尿管、膀胱反射区)→足底(从足趾到足跟)→足内侧→足外侧→足背→足排泄系统,最后放松双足及腿部,先左足后右足。

五、足部保健推拿的操作方法

受术者取坐位或半仰卧位。

足部推拿前,先用药水或热水泡脚 10～15 分钟,待足泡软后进行足反射区推拿。反射区具体操作顺序及方法如下:

(一) 左足顺序

1. 用拇指指腹或单食指叩拳以轻、中、重 3 种不同力度在心脏反射区处定点向足趾方向推按,定点按压 3~5 次,用于检查心脏功能。

2. 用拇指指尖或单食指叩拳在肾上腺反射区处定点向足趾方向按压 5~7 次。

3. 用单食指叩拳在肾反射区处定点按压并由前向后推按 5~7 次。

4. 用单食指叩拳在输尿管反射区开始端深压并从肾脏反射区推至膀胱反射区 5~7 次。

5. 用单食指叩拳在膀胱反射区处定点按压并由前向后推按 5~7 次。

6. 用单食指叩拳在足大趾额窦反射区由内向外推压 5~7 次,其余的趾额窦反射区由前向后推压 5~7 次。

7. 用拇指或单食指叩拳在鼻反射区推压 5~7 次

8. 用拇指指腹或拇指指间关节背侧屈曲在三叉神经反射区处,由趾端向趾根部方向推按 5~7 次。

9. 用拇指指腹或单食指叩拳在大脑反射区由前向后推压 5~7 次。

10. 用拇指指端或单食指叩拳在小脑反射区定点按压,再由前向后推压 5~7 次。

11. 用双指钳法在颈项反射区由外向内推压 5~7 次。

12. 用拇指指端在颈项反射区由外向内推压 5~7 次。

13. 用单食指叩拳在眼、耳反射区定点按压 5~7 次,或由趾端向趾根方向推压 5~7 次。

14. 用单食指叩拳在斜方肌反射区由内向外压刮 5~7 次。

15. 用单食指叩拳在肺反射区由外向内压刮 5~7 次。

16. 用拇指桡侧在甲状腺反射区由后向前推按 5~7 次。

17. 用单食指叩拳在食道反射区由前向后推压 5~7 次。

18. 用单食指叩拳在肾脏、胰脏、十二指肠反射区定点按压或由前向后推按 5~7 次。

19. 用单食指叩拳或拇指指腹在横结肠、降结肠、乙状结肠及直肠反射区压刮 5~7 次。

20. 用单食指叩拳在肛门反射区定点按压 5~7 次。

21. 用双食指叩拳在小肠反射区定点按压并前向后刮压 5~7 次。

22. 用单食指叩拳在生殖腺反射区定点按压 5~7 次。

23. 用单食指桡侧在前列腺或子宫反射区由后上向前下方刮推或用单拇指指推

压 5~7 次。

24. 用拇指指腹或拇指指端在胸椎、腰椎、骶椎反射区由前向后推压 5~7 次。

25. 用双食指桡侧在横膈反射区由反射区中点向两侧同时刮推 5~7 次。

26. 用单食指叩拳在上身淋巴结反射区定点按压 5~7 次。

27. 用双食指桡侧在生殖腺（输卵管）反射区由反射区中点向两侧同时刮推 5~7 次。

28. 用单食指叩拳在下身淋巴结反射区定点按压 5~7 次。

29. 用食指桡侧在尾骨（外侧）反射区由上而下再向前刮、点、推压 5~7 次。

30. 用单食指叩拳在膝关节反射区定点按压并环绕反射区半月形周边压刮 5~7 次。

31. 用单食指叩拳或双食指叩拳在肘关节反射区第五趾骨基底部从前、后各向中部按压 5~7 次。

32. 用单食指叩拳在肩关节反射区分侧、背、底 3 个部位由前向后各压刮 5~7 次或双指钳夹肩关节反射区的底部 5~7 次。

33. 用拇指指端在躯体淋巴反射区背面点状反射区定点按压和用单食指叩拳在底面状反射区定点按压各 5~7 次。

34. 用双拇指指端或双食指指端在扁桃体反射区同时定点向中点挤按 5~7 次。

35. 用拇指指端或食指指端在喉和气管反射区定点按压或按揉 5~7 次。

36. 用双拇指指腹在胸部反射区由前向后推按，双拇指平推 1 次，单拇指补推 1 次，各做 5~7 次。

37. 用单食指桡侧在内耳迷路反射区由后向前刮压 5~7 次。

38. 用拇指指腹在坐骨神经反射区（内、外侧）由下向上推按 5~7 次。

39. 重复肾脏、输尿管、膀胱 3 个反射区手法操作 3~5 次。

（二）右足顺序

右足与左足有相同的反射区，也有不同的反射区。相同反射区的按摩方法同左足，不同反射区的按摩方法如下：

1. 用单食指叩拳在肝脏反射区由后向前刮 5~7 次。

2. 用单食指叩拳在胆囊反射区定点深压 5~7 次。

3. 用单食指叩拳在盲肠及阑尾、回盲瓣反射区定点按压 5~7 次。

4. 用单食指叩拳或拇指指腹在升结肠反射区由后向前推按 5~7 次。

实际施术中，可将几个反射区作为一组，一次操作完成。如：肾上腺、肾脏、输尿管、膀胱反射区为一组；胃、胰脏、十二指肠反射区为一组；横结肠、降结肠、乙状结肠及直肠反射区为一组；胸椎、腰椎、骶椎反射区为一组；上身淋巴结反射区、下身淋巴结反射区为一组。

足部完毕，可配合做下肢的捏拿、击拍，运动髋、膝、踝关节。

第三节　美容推拿法

美容是根据物理、化学和医学原理，用科学的方法保持或恢复身体各部位的生理功能，达到健与美的统一。美容有狭义和广义之分，狭义的美容是指面部五官容貌的美化;广义的美容则泛指人的身心健康,形体优美,精力充沛,保持朝气蓬勃的健康美,自然美、协调美,包括化妆美容、护肤美容和医学美容。推拿美容是医学美容的一个重要组成部分,是指运用推拿手法作用于人体体表的部位或穴位,以清洁养护颜面、须发、五官和皮肤,提高其生理功能、延缓衰老进程为目的的一种美容方法。

随着医学科学的发展和人们生活水平、文明程度的不断提高,人们对美的追求也越来越强烈,美容已成为人们日常生活中不可缺少的一部分。随着美容推拿的不断发展,人们已认识到推拿的确具有良好的美容效果,且没有任何副作用。大量临床实践证明,美容推拿具有广阔的发展前景。

一、皮肤的特征

皮肤对于人的美丑是至关重要的,了解皮肤特性,才能有针对性地运用美容方法,改善皮肤的湿润度、弹性,使皮肤能得到更多的营养,迅速消除皮肤疲劳等。目前一般将皮肤分为 5 大类,其特征分别如下:

1. 中性肤质　质地及肤色均匀;皮肤洁净、柔嫩;没有油光或干裂;油脂和水分的分泌平衡;很少或没有皮肤瑕疵;毛孔细小;很少或没有皱纹。

2. 干性肤质　肤质细腻;毛孔细小;面部呈现干燥;缺乏光泽;容易出现细纹、色斑;皮脂分泌不足且缺乏水分;容易有干裂、脱皮现象。

3. 油性肤质　毛孔粗大,皮肤一般油腻光亮,肤色偏深,含水量充足弹性较好,较粗糙;易出现白头、黑头粉刺、暗疮,不易出皱纹,一旦长皱纹则会较深刻;易沾染灰尘、易长痘。

4. 混合性肤质　T 形区域(额头、鼻子、人中、下巴)呈现油性皮肤特征,两颊部位呈中性或干性特征。

5. 敏感肤质　表皮层较薄,可以轻易看到皮下的毛细血管(红血丝);比较白,因而缺少适当的黑色素保护;干燥,常会有刺痒的感觉,并且总是红红的。

二、美容推拿的作用

美容推拿是通过手在人体皮肤上做一定的技巧性动作,对皮肤产生良性刺激,从而改善皮肤的湿润度、弹性,使皮肤能得到更多的营养,迅速消除皮肤疲劳等的一个重要方法。美容推拿的作用是:

1. 加快局部血液循环,给皮肤输送充足的营养,使皮肤细胞的分裂得到足够的能量,从而使皮肤光泽红润,保持青春的活力。

2. 促进淋巴液的流通,淋巴液流动的活跃一方面可以帮助血液循环,同时也能给皮肤提供更充足的水分,使皮肤保持弹性和光亮。

3. 解除皮肤和肌肉的疲劳,使皮肤免于因过度疲劳而导致老化。

4. 增强皮下脂肪的吸收,起到抑制发胖的作用。因此,为肥胖而苦恼的人,坚持推拿会有明显的减肥效果。

三、美容推拿基本手法

美容推拿手法具有与其他推拿手法不同的操作特点,多使用手指末节的指腹,常称指腹推拿。为了避免损伤皮肤,忌用插、抓、拧等手法,多以抚摩、推揉、轻擦等手法为主,以避免皮下组织受强力牵拉而变松弛。下面,从手法的操作方法、动作要求及作用等介绍几种常用美容推拿手法。

1. 擦法

操作方法:用手指或手掌在皮肤表面往返摩擦。根据着力部位不同,可分为指擦、掌根擦、大鱼际擦、小鱼际擦法。

动作要求:动作要缓慢,不要过分用力,要有节奏地进行,切不可忽快忽慢,要做到均匀适度,防止擦破皮肤。

作用:舒筋活络,提高皮肤的温度;清洁皮肤,使皮肤富有光泽;改善汗腺与皮脂腺功能,散去多余的皮下脂肪,以达到减肥目的。

2. 抹法

操作方法:用大拇指的指腹或手掌、鱼际紧贴所选的穴位或部位上,做上下左右或弧形曲线往返推动。此手法常与摩法、擦法并用,主要适用于头面部。

动作要求:抹时不得中间停顿,作用力可浅在皮肤,深及筋肉。双手操作施力应对称,动作要协调一致。

作用:开窍镇静,平肝降火,清醒头脑,促进血液循环。

3. 推法

操作方法:用指或掌着力于人体一定部位或穴位上,做单方向的直线或弧形运动。

动作要求:推法操作时,一定要紧贴皮肤做平行直线运动,始缓终轻,切不可用蛮力,以防损伤皮肤。

作用:疏通经络,调和营卫,和血行气,发汗清热,化瘀消滞,健脾和胃。

4. 摩法

操作方法:用食、中、环指指面或手掌面附着在体表的一定部位上,做环形而有节奏的抚摩。

动作要求:动作柔和,肘关节微屈,腕部放松,压力要均匀。

作用:和中理气,消积导滞。常用于胸腹部、头面部。

5. 揉法

操作方法:用手掌大鱼际、掌根部或手指螺纹面吸定于一定部位或穴位上,做轻柔缓和的回旋揉动,带动该处的皮下组织。

动作要求:揉法属于轻手法,动作要柔和,操作时着力部要吸定于某一部位或穴位,并能带动该处皮下组织,切不可揉破皮肤。

作用:行气活血,散瘀消肿。

6. 拿法

操作方法:以拇指与食、中指相对,捏住某一部位或穴位,逐渐用力内收,并做持续的揉捏动作,拿法可分三指拿、四指拿、五指拿。

动作要求:腕部放松,指面着力,揉捏动作要连绵不断,用力要由轻到重,再由重到轻。

作用:疏通经络,解表发汗,镇静止痛,开窍提神。

7. 捏法

操作方法:用拇、食两指或拇、食、中三指提捏某一部位。

动作要求:动作一定要轻快、柔和而连贯。

作用:调和阴阳,健脾和胃,疏通经络,行气活血。

8. 挤法

操作方法:双手抓起一块肌肉用力挤向一处,然后一层一层向前推移。

动作要求:按照一定方向施加较慢压力,向前移动推进。

作用:排出淋巴管中所集结的废物,起到化瘀、消肿和改善气血循环作用。

9. 扼法

操作方法:术者用两手交替握住受术者的某一部位,然后停留片刻。

动作要求:用重手法,力度要均匀,重力放在虎口与五指间,扼的方向一般都是从上往下,要有节奏地进行。

作用:扼止气血过盛,属泻法。

10. 按法

操作方法:用单手或双手食指指腹重叠在中指指甲上,中指指腹用力垂直向下按压,有节奏地起落,也可在某一穴位上按住不动,稍停片刻做轻微的颤动,以增强刺激强度。

动作要求:手法要随着呼吸起伏进行按压,吸按呼抬,力量不能太重,要根据受术者的体质强弱情况,灵活运用。

作用:通经活络,开导闭塞,化滞镇痛。其中轻按为补,重按为泻。

11. 点法

操作方法:点法是从按法演化而来的,因着力点比按法要小,故刺激较强。点法的操作可以用拇指端、拇指或食指的第一指间关节屈曲后的突起部着力。

动作要求:用力由轻到重,得气后慢慢收回。

作用:宣通气血,镇静止痛。

12. 掐法

操作方法:用指甲按压穴位,又称爪法或切法。

动作要求:掐法属重而强刺激手法,穴位得气感明显,故力量不应过猛、过急,掐的强度以有酸胀感为宜,掐后应轻揉患部,以解除强刺激引起的不适。

作用:开窍镇惊,发汗退热,通络镇痛。

13. 拍法

操作方法:五指并拢,用虚掌或指腹平拍一定部位。

动作要求:动作要平稳而有节奏,腕部放松,要用腕力而不能用臂力。

作用:舒筋通络,行气活血。

14. 叩法

操作方法:双手五指屈成空心拳,用小鱼际或四指着力,上下交替而有节奏地叩打所选择的部位,既可以双手叩打,也可以单手叩打。

动作要求:用力要轻重适度,切勿用实拳捶打,以受术者感觉舒适为宜。

作用:行气通络,疏松肌肉,兴奋神经,消除酸胀麻木。

15. 击法

操作方法:击法是用力较重、刺激较强的一种击打法,主要有拳击和掌击之分,如用特制的桑枝棒击打,则称为棒击法。

动作要求:同叩法,但力量较叩法为重。

作用:镇静安神,消除肌肉疲劳,兴奋提神,增强肌肉弹性。

16. 啄法

操作方法:两手五指微屈分开成爪形或聚拢成梅花形,交替上下轻击一定部位,要以腕关节活动为主,操作时像鸡啄米或啄木鸟食虫状。

动作要求:啄法全靠腕力,两手指尖触击被操作处,施力不可过重,要有节奏地进行。着力点要均匀,手指要有反弹力,以受术者舒适为宜。

作用:安神醒脑,疏通气血。

17. 搓法

操作方法:用两手掌面夹住肢体的一定部位,相对用力做方向相反的来回快速搓揉。

动作要求:受术者上肢放松,术者夹持的肢体松紧适宜,搓动的速度快,上下移动宜缓慢。

作用:疏通经络,行气活血,放松肌肉。

18. 抖法

操作方法:用双手或单手握住受术者肢体远端,微用力做上下连续颤动,使关节有松动感。

动作要求:被抖动的肢体自然伸直,肌肉放松,抖动的幅度小,频率快。

作用:滑利关节,舒展肌腱,松弛肌肉,消除疲劳。

19. 摇法

操作方法:术者一手握住或夹住关节近端肢体,另一手握住关节远端肢体,做缓和回旋转动。

动作要求:摇法操作时施力要协调、稳定,幅度在人体关节生理活动范围之内,应由小到大,不可突然快速摇转。

作用:滑利关节,松解粘连,增强关节活动功能。

四、面部按摩操

美容按摩操首先在按摩部位涂抹适量按摩用的膏霜,眼部最好使用专用于眼部的产品。如无按摩用的膏霜,可在涂抹适合自己的护肤品后开始按摩。

1. 操作步骤

(1)静神:双眼自然闭合,面部肌肉和皮肤放松,双手揉搓至微温,以双手手掌将整个脸颊包裹住,并维持10秒钟。

(2)额部:以指腹由眉间开始,把肌肤向上轻推按摩;再顺着额间,以螺旋状手法向太阳穴方向按摩,最后在太阳穴位置按压3秒。

(3)眼周:从内眼角向眼尾方向,上下轮换轻柔按摩,最后在内眼角、眉骨下方及眼尾三个位置各按压3秒。

(4)鼻周:用两手中指轻轻自下而上地摩擦鼻子四周的皮肤,然后再用双手的中指按住鼻梁处朝上推拉。

(5)唇角:因为唇部会有细小的纹路,按摩时不妨保持微笑的表情,帮助拉平唇部肌肤,然后从人中开始沿着唇部四周按摩。

(6)双颊:由下巴往耳下方,顺着脸部轮廓以螺旋方式轻按,并轻拉耳垂3秒,然后同样以螺旋方式往太阳穴部位慢慢按摩。用手指沿着脸部轮廓轻轻拍打,收紧下颌轮廓,使下颌肌肤保持弹性。

擦去按摩膏,用温热的毛巾轻敷于面部,让肌肤感到放松舒适,之后,擦掉脸上残余的保养品(先从两颊、额头等面积较大的部位开始擦拭)。

2. 注意事项

(1)按摩宜自上而下进行。

(2)按摩宜由中朝外操作,以帮助皮肤绷紧,防止起皱。

(3)由于眼睛和嘴周围的皮肤活动最频繁,最容易引起疲劳起皱,因此嘴和眼睛的四周为重点进行按摩。

(4)可用一定介质辅助按摩。在按摩时,皮肤最易吸收营养,因此,按摩前在局部薄薄地涂上一层具有营养素的化妆品,效果非常好。或者选用蜂蜜,因为其中不但有营养,而且还含有蜂蜡,能起到滋润和光洁皮肤的作用。但按摩完毕后务必清洗,敏感性肤质需先在耳后试用,无过敏方可使用。

(5)每次操作时间为 2~3 分钟,贵在天天坚持。最好在晚上睡前进行,做好后就寝,有助于皮肤的休息。

五、常用美容推拿法

术前在面部涂抹适量的按摩膏或按摩油(如 PP 油),然后进行面部操作。

1. 面部除皱法

(1)消除额部皱纹:将两手食指、中指、无名指三指并拢,指腹紧贴前额中部(或用小鱼际操作),如画圈般地从额头中央操作揉推至鬓角,然后用掌根部从下向上推至发际处,如此反复操作 20~40 次。前额皱纹变浅、变少后,即可减少操作次数,着重于保养。

(2)消除两眉皱纹:先将中指和食指并拢,以指腹在攒竹穴上按揉片刻,然后,分别沿上眼眶分推至太阳穴,以指腹按揉两侧太阳穴片刻,反复 3~5 次;再以两手大鱼际紧贴两侧外眼角处,由下而上推到额角和耳郭上缘处。如此反复操作 10~15 次。

(3)消除鼻唇沟皱纹:先用两手中指、食指指腹按揉迎香、地仓、大迎穴等;然后用中指、食指指腹从内眼角沿鼻颊两侧推至口角处,反复 3~5 次。再用掌根部盖住嘴角两边皱纹,用力压紧脸面皮肤,缓慢地推向耳根部,使两颊绷紧,稍停片刻后放手,如此操作 5~10 遍。

2. 消除眼袋法　受术者微闭双目,术者用食指和中指按住眼下部肌肉,稍用力由两侧推向鼻梁,保持 10 秒钟后复位,然后全眼部肌肉放松,开始抬起眉毛使眼睛尽量增大,持续几秒钟,然后尽量紧闭双眼,并使鼻部的肌肉缩向一处。最后放松眼部,闭眼让眉毛上抬。

3. 消除双下巴法　术者先用中指按揉承浆、人迎、扶突等穴,然后嘱受术者抬头,使下颌尽可能地朝前挺伸,保持这一姿势,并把下嘴唇向上拉,尽可能拉紧,口一张一闭 3~5 次,闭嘴时使下嘴唇盖在上嘴唇上,使下颌下面的肌肉承受着一定的紧张度。注意用力要轻柔,不宜用暴力,下颌绷紧 10~15 秒钟即可,然后放松,如此反复 3~5 次。

4. 增强面颊肌肉弹性法　先用两手中指按揉耳门、大迎、颊车、下关穴,然后用双手中指指腹分别从鼻翼、口角、下颌正中,从下向上如画圈般地向上推至鬓角,注意方向是从下往上,如此反复 3~5 次。

5. 面部美容推拿法

(1)先用拇指指腹按揉印堂穴半分钟~1 分钟,再螺旋式向上按揉或直推至神庭穴 10 遍。然后双手由印堂穴沿两眼眶上缘稍用力分推至太阳穴,并在太阳穴轻轻按压,反复操作 5~10 次。

(2)用双手拇指和中指同时按揉双侧攒竹穴和鱼腰穴 30 秒~1 分钟,然后用中指按揉丝竹空穴 30 秒~1 分钟。

(3)用双手中指指腹按揉睛明、承泣、球后、瞳子髎、太阳、眉冲、曲差等穴,每穴 30 秒~1 分钟。

(4)用双手大拇指同时由内向外切掐上眼眶 5 次,下眼眶 5 次,以局部有酸胀感为度。

(5)先用双手中指从同侧睛明穴起,沿鼻旁螺旋式按揉至迎香穴,反复 3~5 遍,然后双手中指、食指并拢,以指腹部推擦鼻梁两侧 10~20 次。

(6)先用食、中指指腹或掌面揉摩面颊,再由中向外分推 5~10 次。

(7)先两掌相互擦热,然后紧贴两侧颜面,以整个面部微微发热为度。

6. 头部美容推拿法

(1)按揉穴位:用拇指或中指指腹按揉百会、上星、神庭、头维、率谷、翳风、风池等穴,每穴各约 1 分钟。

(2)干洗头:将双手五指略分开,指腹紧贴头皮,置于前发际中线两旁,稍用力由前发际推向后发际处,反复 10~20 次。

(3)推鬓角:双手中指、食指、无名指略分开,指腹紧贴头皮,放在两侧鬓发处,沿耳郭呈圆圈状推至后发际处,反复 10~20 次。

(4)叩头:双手五指微屈,手指自然分开,用手腕部带动手指叩击头部的两侧及头顶,由前向后各叩击 5~8 遍。叩击时用力要均匀,强度适中。

(5)捏拿颈项:将拇指与其余四指分放在颈项肌两侧,相对用力,一紧一松,一捏一提,由上而下捏拿到颈根部,反复 10~20 次。

7. 推拿减肥法

(1)摩脘腹部:用单掌或双手叠掌置于脐上,做顺、逆时针方向摩腹约 5 分钟。摩时稍用力,摩动的范围宜由小到大,再由大到小。

(2)提拿腹肌:仰卧位,双下肢微屈,腹部放松,以一手提拿中脘穴处肌肉组织,另一手提拿气海穴处肌肉组织。提拿时面积宜大,力量深沉。拿起时可加捻压动作,放下时,动作应缓慢,反复操作 10~30 次。

(3)拿胁肋:双掌从胁下拿胁肋部肌肉,一拿一放。拿起亦应加力捻压,并由上向下反复操作 10~30 次。

(4)分推腹阴阳:用双手四指分别置于剑突下,沿季肋下缘自内向外下分推 10~30 次。

(5)按揉穴位:以一手拇指按揉上脘、中脘、神阙、气海、关元、天枢等穴,每穴半分钟。

(6)擦腹部:双掌自胁下向腹部用力推擦,并逐渐向下擦至小腹部,以热为度。

(7)擦腰骶部:用手掌部着力于腰骶部,做左右横向用力擦动,以透热为度。

(8)推上肢:用大鱼际或全掌沿上肢内侧从上向下推至腕部,然后转掌沿上肢外侧从下向上推至肩部,并擦肩关节,反复 10~20 次,同法做另一侧上肢。

(9)拿下肢:用双手先沿下肢外侧自上向下拿捏至踝部,然后换手从下向上沿下肢内侧捏拿至腹股沟部,反复 10~20 次,同法操作另一侧下肢。

(郭 翔)

复习思考题

1. 根据所学知识及受术者具体情况,自行设计一套实用的全身保健推拿操作方法。

2. 通过学习,自行设计一套实用的足部推拿操作步骤及方法。

3. 面部除皱的常用操作方法有哪些?

4. 如何运用推拿方法减肥? 试设计一套推拿操作手法。

5. 足部推拿后的常见反应有哪些? 操作过程中应注意的事项是什么?

推 拿 练 功

学习要点

推拿练功的常见步型;易筋经的动作姿势。

推拿练功是《推拿学》的一个重要组成部分。坚持锻炼,不仅可增强推拿医师全身各部力量,而且能调整内脏功能,增强体质,提高手法的技巧。所以,长期以来推拿练功成为推拿医师传统的锻炼方法。其中某些方法也适合于患者自己进行锻炼,以调整阴阳,疏通经络,扶正祛邪,有利于疾病的康复。

推拿医师主要是运用推拿手法在患者体表特定的穴位、经络或部位进行治疗保健,因此,推拿手法的功力技巧,是推拿疗效差异的关键。良好的推拿手法应具备"持久、有力、均匀、柔和"的基本技术要求,从而达到"深透"的作用效果,这就要求推拿医师不但要具有强劲的指力、臂力、腰力、腿力及整体力,同时要具备规范的推拿手形、身形和敏锐的指感,这些并不能完全通过体育运动训练获得,必须通过特定的推拿功法锻炼。古谓"工欲善其事,必先利其器",推拿医师只有具备了良好的身体素质和心理素质,方能更好地为临床服务。

练功要选择空气清新、环境安静的地方,一般宜在室内进行,避免汗出当风。练功前要做好准备工作,衣着宽松,须穿软底鞋。练功时应全神贯注,呼吸调匀,不要屏气,要做到"松""静""自然"。练功要树立"信心""恒心""决心",避免"三天打鱼,两天晒网",循序渐进,功到自然成。

推拿练功分为身体基本素质训练、推拿专业练功和传统功法训练三个部分。本篇主要介绍目前在推拿专业练功中常采用的基本姿势和传统功法易筋经。

知识链接

推拿专业练功之核桃练功法:双足分开,与肩同宽,平行站立。身体正直,沉肩垂肘,以拇指与食指、中指、无名指对称捏住核桃,进行捻捏。一捻一放为一次,反复练习。两手可交替或同时进行,以手指发胀、发麻为度。初学者不可用力过大,一般每次练习5~15分钟。

第一节 基本步型

基本步型是推拿练功中身法锻炼的基本动作,有并步、虚步、弓步、马步等,主要有提高和增强下肢肌力、霸力与持久力的功用。

一、并步

【基本动作】 两脚贴靠并拢,全脚掌着地;两腿髋、膝关节放松,伸直并立;头如顶物,两目平视前方,下颏微向里收,口微开,舌尖轻抵上腭;两肩关节放松,手臂自然下垂于身体两侧,五指并拢,中指贴近裤缝,挺胸收腹,直腰拔背,蓄臀收二阴;排除杂念,自然呼吸(图附三-1)。

【动作要领】 定心息气,神情安详;三直四平,三直即臀、腰、腿要直,四平即头、肩、掌、脚要平;两脚运用霸力。松肩,下垂上肢,挺胸收腹;舌抵上腭,呼吸自然,两目平视。

【锻炼作用】 本动作是推拿练功各势锻炼前的预备动作,要求足部五趾抓地,两腿以内侧肌群,如耻骨肌、股薄肌、长收肌、短收肌以及大收肌等为主收缩夹紧,运用霸力,劲由上贯下注足。上肢下垂,凝劲于四肢,使气贯四肢。四肢末端乃十二经脉之本,练习本动作可通调十二经脉气血,外荣四肢百骸,内灌五脏六腑,从而调和阴阳,疏通气血,调整脏腑功能,起到扶正祛邪的作用。本动作是推拿练功的预备动作,适当延长并步的练习时间,可以较快地进入练功状态,为推拿练功的其他动作打下基础。

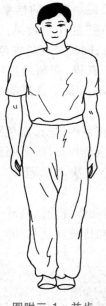

图附三-1 并步

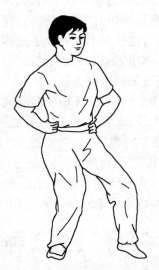

图附三-2 虚步

二、虚步

【基本动作】 两脚前后开立,后腿屈髋屈膝下蹲,身体重心落于后腿上,后腿的全脚掌着地,足尖略向外撇;前腿的膝关节微屈,向前伸出,以脚尖虚点地面;两手护于腰部;头如顶物,两目平视,身体正直,呼吸自然(图附三-2)。在练习中,练习者可根据自身的体质状况,调整身体重心的高度,当后腿膝关节屈曲成近90°时,前腿脚背绷紧,仅以脚尖虚点地面时为低虚步;当后腿膝关节、髋关节微屈,前腿以脚的前脚掌着地以支撑身体部分重量时为高虚步。

【动作要领】 挺胸拔背,直腰收腹,虚实分明。

【锻炼作用】 本动作是推拿练功中的主要步型之一,以锻炼下肢力量为主,通过下肢屈、伸肌群的相互作用,保持身体重心的稳定,为临床推拿治疗时,适应手法操作者体位的高低打下基础。本动作前松后实,以意运气,以气随意,使全身气血得以畅达,这样使身体各部分保持充分潜力。

三、弓步

【基本动作】 两腿前后开立(距离可根据自己身体高矮取其自然),在前之腿屈膝半蹲,大腿与小腿约成垂直线,足尖微向内扣,全脚掌着地;在后之腿膝部挺直,全脚着地,足尖略向外展约45°~60°,前足跟和后足尖在一直线上;两手握拳,护于两腰;上身正对前方,重心下沉,头如顶物,挺胸拔背,臀须微收(图附三-3)。

【动作要领】 挺胸收腹,重心下沉,前弓后箭,蓄势待发,呼吸自然。

【锻炼作用】 本动作是推拿练功中的主要步型之一,也是锻炼裆势的重要"运动"之一。要求成前弓后箭之势,即以髂腰肌、股直肌、阔筋膜张肌、缝匠肌以及半腱肌、半膜肌、股二头肌和腓肠肌为主,使前腿屈髋屈膝;以股四头肌为主使后腿挺直。锻炼时要用劲后沉,有蓄势待发之态,练至一个阶段就可结合上肢动作。

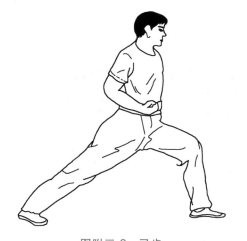
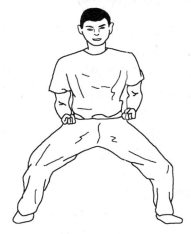

图附三-3 弓步 图附三-4 马步

四、马步

【基本动作】 两脚左右平行开立(距离约为肩宽的2倍),两脚掌着地成平行或微内扣,十趾用力抓地;两手握拳,护于两腰间;屈膝屈髋下蹲,两膝微向内扣,身体重心落于两足跟之间;头如顶物,两目平视,身体正直,呼吸自然(图附三-4)。

【动作要领】 沉腰屈膝,挺胸收腹,重心平稳,两目平视,呼吸自然。

【锻炼作用】 本动作是推拿练功中的主要步型之一,即所谓练"架力"的功夫,它要求以半腱肌、半膜肌、股二头肌、缝匠肌、股薄肌以及腓肠肌为主,使两膝屈膝下蹲并使膝部和脚尖微向内扣,以其拮抗肌即股四头肌收缩,保持马步姿势。并通过骶棘肌和腹直肌、腹斜肌和腹横肌等的作用,以挺胸收腹,将重心放在两腿之间,从而收到健腰补肾之功。

第二节 易 筋 经

　　易筋经是我国古代流传的一种健身方法,相传为达摩所创,在明清时期广泛流传。易筋经的"易"有改变的意思,"筋"是筋骨,"经"是方法,即通过锻炼能改变筋骨,使之强健的练功方法。易筋经不仅为广大推拿和骨伤医师的常用练功方法之一,也是人们防治疾病,延年益寿的常练功法。

　　易筋经的特点是身心并练,内外兼修,外练筋骨皮,内练精气神。多数动作与呼吸配合,并采用静止性用力。练功前要换宽松衣服,穿练功鞋或软底布鞋,充分活动肢体,集中注意力。练功中动作尽量舒展缓慢,用力适度,刚柔相济,动静结合,神态安宁祥和,精神内守。初习者以自然呼吸为宜,到一定程度后,可逐渐动作与呼吸配合。练功后注意保暖,不可当风,并做肢体放松运动。易筋经共有十二势,锻炼中可视个人情况,选练其中几势或全套动作,但必须循序渐进,持之以恒。练功宜在饭后一个小时后进行,饥饿时和饱食后不宜练功。练习的时间和次数以及锻炼的强度等,都要因人、因地而异,一般以练到微微出汗为宜。

一、韦驮献杵一势

【原文】 立身期正直,环拱手当胸,气定神皆敛,心澄貌亦恭。
【动作姿势】
　　1. 预备姿势(下同) 并步,头如顶物,两目平视前方,口微开,舌轻抵上腭,下颌微里收,含胸拔背,蓄腹吸臀,松髋屈膝;两手臂自然下垂置于身体两侧,五指并拢微屈,中指贴近裤缝;两脚相靠,足尖并拢,保持身体正直(图附三-5)。
　　2. 下肢动作 左腿向左平跨一步,两膝微松,足掌踏实。
　　3. 上肢动作 两手臂内旋,两上肢徐徐提起至肩高时,腕关节背屈,十指自然分开,两掌心内凹,于胸前成抱球势(图附三-6)。
【动作要领】
　　1. 两脚之间距离与肩等宽,两脚平行。
　　2. 两手上提腕与肩等高。
　　3. 沉肩,屈肘略下垂,松腕,两手臂合抱成圆形。
　　4. 两掌心相对,两手指端约距 13~16cm。
　　5. 凝神调息。初学者 1~3 分钟,渐增至 5~10 分钟。
【锻炼作用】
　　1. 重点锻炼上肢三角肌、肱二头肌,增强臂力与旋劲。
　　2. 平心静气,安神定志,对神经衰弱、心烦失眠有一定效果。

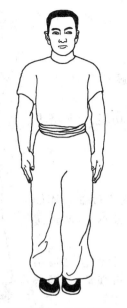
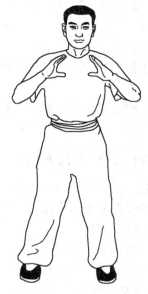

图附三-5　预备姿势　　　　图附三-6　韦驮献杵一势

二、韦驮献杵二势(横担降魔杵)

【原文】　足趾柱地,两手平开。心平气静,目瞪口呆。

【动作姿势】　接上势,两掌徐徐前推,然后各向左右平分至肩,肘、腕、掌背相平,上肢成一字平开,掌心向下,四指并拢,指尖关节伸直(图附三-7)。

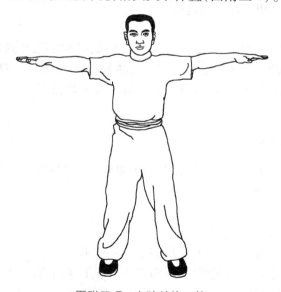

图附三-7　韦驮献杵二势

【动作要领】

1. 两上肢平行与外展皆成一直线。
2. 松肩,气沉丹田,调匀呼吸,勿屏气。

3. 初学者 1～2 分钟,后根据个人情况酌情增加至 3～5 分钟。

【锻炼作用】

1. 重点锻炼上肢三角肌,下肢股四头肌,小腿三头肌,增强臂力、腿力。

2. 宽胸理气,疏通血脉,平衡阴阳,改善心肺功能,对共济失调有一定疗效。

三、韦驮献杵三势(掌托天门)

【原文】 掌托天门目上观,足尖著地立身端;力周腿胁浑如植,咬紧牙关不放宽;舌可生津将腭抵,鼻能调息觉心安;两拳缓缓收回处,用力还将挟重看。

【动作姿势】 旋臂翻掌伸腕,掌心朝天,手指伸直,大拇指与四指分开;两掌上托,高过头顶;肘微屈,仰头,目观掌背;随势足跟提起,以足尖着地支撑身体(图附三-8)。

收势时,两掌变拳,旋动前臂,然后上肢用劲,缓缓将两拳自上往下收至腰部,拳心向上;在收拳同时,足跟随势缓缓下落,两拳至腰时,两足跟恰落至地。

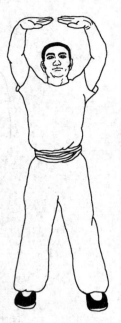

图附三-8　韦驮献杵
三势

【动作要领】

1. 上身微前倾,不可挺腹。

2. 手起与足跟缓缓提起同时进行,足跟离地以不能再升为度。

3. 握拳回收与足跟下落同时进行。

【锻炼作用】

1. 可锻炼上肢肌群、背阔肌、臀大肌、小腿三头肌、股四头肌,增强臂力、腰力、腿力。

2. 调理三焦,激发脏腑之气,引血上行,增加头部血流量。对脑供血不足、低血压、心肺疾病、脾胃虚弱、妇科病等有一定疗效。高血压患者忌练此势。

四、摘星换斗势

【原文】 只手擎天掌覆头,更从掌中注双眸;鼻端吸气频调息,用力收回左右眸。

【动作姿势】

1. 预备姿势,并步同韦驮献杵势。

2. 右足稍向右前方移步,与左足成斜丁八字步形。

3. 接上势屈左髋膝,提右足跟,上身向下成右虚步;两上肢同时运劲,左手握空拳置于身后,右手五指微屈,下垂于裆前。

4. 接上势,提右手,使肘略高于肩,勾手置于头之右前方。

5. 接上势,外旋前臂,勾尖向右,头微偏,目注右掌心,凝神调息,使气下沉,意守丹田(图附三-9)。左右同之。

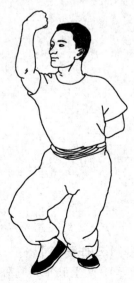

图附三-9　摘星换斗势

【动作要领】

1. 上身正直不可前倾后仰,勿挺腹凸臀。

2. 沉肩,肘稍高于肩部,尽量内收,前臂垂直于地面。

3. 前足尖着地,足跟提起 5~6cm,重心在后足跟,前虚后实。前腿虚中带实,负体重的 30%~40%,后腿实中求虚,负体重的 60%~70%。

4. 屈髋屈膝要求在 30° 以下,膝勿过足尖。

5. 舌抵上腭,口微开,呼吸调匀,使气下沉丹田。

【锻炼作用】

1. 重点锻炼屈腕肌群、肱三头肌、下肢前后肌群、背腰肌,增强腕力、臂力、腰力、腿力。

2. 作用于中焦,使肝、胆、脾、胃等脏腑受到柔和的自我按摩,增强消化功能。

五、倒拽九牛尾势

【原文】　两腿后伸前屈,小腹运气空松;用意存于两膀,观拳须注双瞳。

【动作姿势】　预备姿势如前。

1. 左腿向左平跨一大步,两足尖内扣,屈膝屈髋下蹲成马步势;两手握拳由身后画弧线向裆前,拳背相对,拳面近地,随势上身略前俯,松肩,直肘,昂头,目前视(图附三-10)。

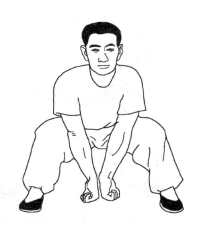　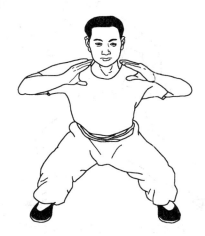

图附三-10　倒拽九牛尾势(一)　　　　图附三-11　倒拽九牛尾势(二)

2. 接上势,两拳上提至胸前,由拳化掌成抱球势(图附三-11)。

3. 接上势,伸指旋动两掌,腕背屈,拇指分开成八字形,随势运劲徐徐向左右平(分)推至肘直,成一字形(图附三-12)。

4. 接上势,身体向左转侧成左弓右箭势(面向左方);两上肢同时运动,左上肢外旋屈肘约成半圆状于胸前,拳心对面,双目观拳,拳高与肩平,肘不过膝,膝不过足尖;右拳背离臀,后伸达 30°。左右同之(图附三-13)。

【动作要领】

1. 马步屈膝屈髋须在 45° 以下,膝不过足尖,挺胸直腰,头端平,目前视。

2. 松肩,气沉丹田,两手臂变换动作自然,柔和,舒展。

3. 弓箭步前跪达 45°以下,后腿膝关节伸直,两脚踏实,脚底勿离地。

4. 上身正直,塌腰收臀。前手臂尽量外旋,后手臂尽量内旋。

【锻炼作用】 舒筋活络,可防治肩背、腰、腿肌肉损伤,也可增加臂力,尤其是两臂旋前、旋后肌群和五指的力量。

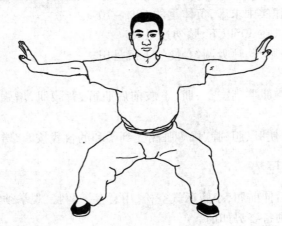

图附三-12　倒拽九牛尾势(三)

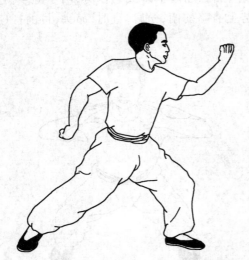

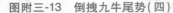

图附三-13　倒拽九牛尾势(四)

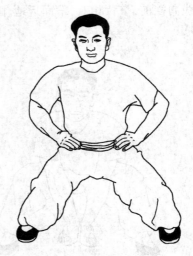

图附三-14　三盘落地势(一)

六、三盘落地势

【原文】 上腭坚撑舌,张睁意注牙;足开蹲似踞,手按猛如拿;两掌翻齐起,千金重有加;瞪睛兼闭口,起立足无斜。

【动作姿势】 预备姿势同前。

1. 左足向左平跨一步,两足之距较肩为宽,足尖内扣,屈膝下蹲成马裆势,两手叉腰,挺胸直腰,头端平,目前视(图附三-14)。

2. 接上势,两手由后向前抄抱,十指相互交叉而握,掌背向前,虎口朝上,肘微屈,肩松,两上肢似一圆盘放于上胸。

3. 继上势,旋腕转掌,两掌心朝前,运动上肢,使两掌向左右画弧线而下,至下腹部成仰掌沿腹胸之前徐徐运劲上托(图附三-15)。

4. 接上势,内旋前臂,翻掌,掌心朝下,虎口朝内,沿胸腹之前运劲下按,成俯掌置于膝盖上部,两肩扯开,肘微屈,两臂略向内旋,前胸微挺,头如顶物,双目前视(图附三-16)。

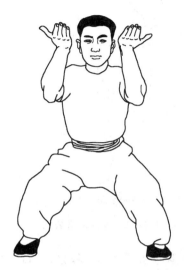
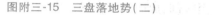
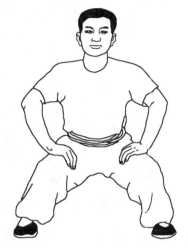

图附三-15　三盘落地势(二)　　　　图附三-16　三盘落地势(三)

【动作要领】

1. 两脚距离约三个足长度。

2. 沉肩、松肘,上肢运动要缓慢、柔和,变换动作要自然。

3. 两腿屈膝屈髋达 45° 以下,挺胸直腰,重心尽量向后坐,膝不得超过足尖。

4. 上托两掌,高不过眉,两掌距离不大于两肩之宽,掌心摊平,拇指与四指分开。

5. 两掌下按,两肘微屈成圆弧形。

6. 凝神调息,气沉丹田勿屏气。

【锻炼作用】

1. 重点锻炼背腰肌及下肢股四头肌、股二头肌,增强腿力、腰力。

2. 促进大腿和腹腔静脉血液的回流,消除盆腔瘀血,对腰腿痛、盆腔炎等有一定效果。

七、青龙探爪势

【原文】　青龙探爪,左从右出,修士效之,掌平气定。力周肩背,围收过膝,两目注平,息调心谧。

【动作姿势】　预备姿势同前。

1. 左腿向左平跨一步,两手仰掌护腰,立身正直,头端平,目前视(图附三-17)。

2. 继上势,左上肢仰掌向右前上方伸探,掌高过顶,随势身略向右转侧,面向右前方,右掌仍作仰掌护腰势,目视手掌心,两足踏实勿移动(图附三-18)。

3. 接上势,左手大拇指向掌心屈曲,双目视大拇指。

207

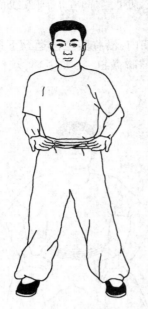

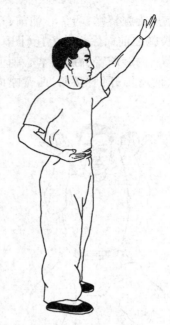

图附三-17　青龙探爪势(一)　　　　　图附三-18　青龙探爪势(二)

4. 继上势,左掌内旋,掌心向下,俯身探腰,随势推掌至地,膝直,昂首,目前视(图附三-19)。收势,左掌离地,围左膝上收至腰部,成两仰掌护腰。左右轮换之。

【动作要领】

1. 两足平行之间距与肩等宽。

2. 含胸拔背,虚领顶劲。

3. 仰掌时掌心摊平,掌心朝天,目视掌心。

4. 身转约45°,两足跟勿离地。

5. 弯腰下按,掌跟着地,勿屈膝,抬头,目前视。

【锻炼作用】

1. 重点锻炼肋间肌、腹外斜肌、背阔肌、臀大肌、大腿小腿后侧肌群。增强腰力、腿力。

2. 疏肝利胆,宣肺束带,调节五脏气机。对呼吸系统疾病、肝胆病患、妇科经带疾患有较好作用。

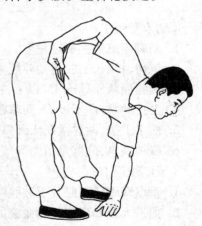

图附三-19　青龙探爪势(三)

八、出爪亮翅势

【原文】　挺身兼怒目,推窗望月来;排山望海汐,随息七徘徊。

【动作姿势】　预备姿势同前。

1. 两手仰掌放于腰部两侧,掌心朝天,四指伸直并拢。

2. 继上势,两手沿胸前徐徐上举过头,内旋前臂翻掌,掌心朝天,十指用力分开,中指食指(左与右)相接,仰头目观天门,随势足跟提起离地,以两足尖支持体重,肘微屈,直腰,膝不得屈。

3. 接上势,两掌缓缓分向左右而下,达肩平,上肢成一字平举(掌心向下),随势足跟落地(图附三-20)。

4. 接上势,十指用力分开,前臂外旋,掌心朝天(图附三-21)。

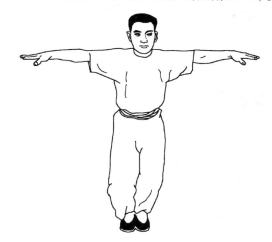

图附三-20　出爪亮翅势(一)

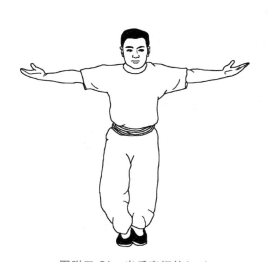

图附三-21　出爪亮翅势(二)

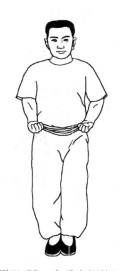

图附三-22　出爪亮翅势(三)

5. 继上势,两手仰掌化拳徐徐屈肘收回,置于腰间(图附三-22)。

6. 继上势,两拳化为仰掌护腰,前臂内旋,化仰掌为俯掌,掌心向下,置于腰部两侧(图附三-23)。

7. 继上势,两手十指用力撑开,由胸前徐徐向前推至肘直,随势足跟提起离地,继而两掌背屈,使掌心朝前(图附三-24)。

8. 继上势,十指仍用力分开,屈肘回收至腰部,掌心向下俯掌护腰,足跟随势而落下。

【动作要领】

1. 松肩,直腰,勿屈膝挺腹,两手与肩同高等宽。

2. 足跟起落须与上肢动作同步进行,足跟提起 7～10cm。

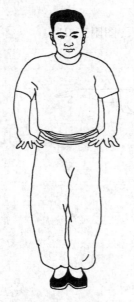
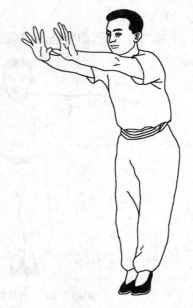

图附三-23 出爪亮翅势(四)　　图附三-24 出爪亮翅势(五)

3. 手臂前推,进度缓慢,十指尽量用力分开,不可松劲。

【锻炼作用】

1. 重点锻炼上肢前臂屈肌群、伸肌群,增加臂力及指力。

2. 疏泄肝气,调畅气机;培养肾气,增强肺气。对老年性肺气肿、肺心病有一定效果。

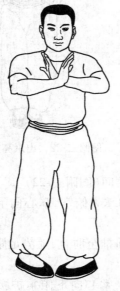
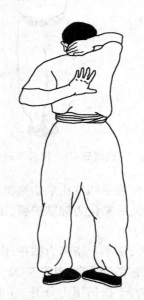

图附三-25 九鬼拔马刀势(一)　　图附三-26 九鬼拔马刀势(二)

九、九鬼拔马刀势

【原文】 侧身弯肱,抱顶及颈;自头收回,弗嫌力猛;左右相轮,身直气静。

【动作姿势】 预备姿势同前。

1. 足尖相衔足跟分离成八字形,腰实腿坚,膝直足霸,同时两臂向前成交叉掌至于胸前(左在右上),腕部相靠,掌背相对(图附三-25)。

2. 接上势,运动两臂,左臂经上向左画弧往背后成勾手,置于身后,右臂经上向右画弧往胸前。肘略屈,掌心微向内凹,虎口朝上,掌根着实,蓄劲于指。

3. 接上势,右臂上举过头,由头部右侧屈肘俯掌下覆,使手抱于颈项;同时身稍前倾,头略俯,左上肢松肩,屈肘,勾手化掌,使左掌心贴于背(指端向上,五指自然分开),在生理许可范围尽可能向上(图附三-26)。

4. 继上势,头用力上抬,欲使头后仰,上肢着力,掌用劲下按,欲使头前俯,手项争力;挺胸直腰,腿坚脚实,使劲由上贯下至踵。鼻息调匀,目微左视。左右轮换。

【动作要领】

1. 身直气静,两膝勿屈,两脚成内八字形。

2. 置于胸前的手腕与肩同高,指端伸直上竖;后勾手时,松肩,直肘,屈腕,勾尖向上,臂后伸达30°。

3. 手项相争,同时用力,动作协调,屈颈后仰,勿弯胸腰部。

【锻炼作用】

1. 重点锻炼肱三头肌、斜方肌、背阔肌,增强臂力与腰力。

2. 增强脊柱及肋骨各关节的活动范围,有利于疏通督脉,宽胸理气,改善头部血液循环,对防治颈椎病、肺气肿、脑供血不足有一定效果。

十、饿虎扑食势

【原文】 两足分蹲身似倾,屈伸左右腿相更。昂头胸作探前势,偃背腰还似砥平。鼻息调元均出入,指尖着地赖支撑。降龙伏虎神仙事,学得真形也卫生。

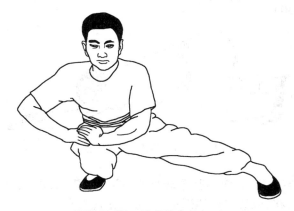

图附三-27 饿虎扑食势(一)

【动作姿势】 预备姿势同前。

1. 右腿向右跨出一大步。

2. 接上势,屈右膝关节下蹲成左仆步势;两俯掌相扶右膝上,挺胸直腰,两目微视左前方(图附三-27)。

3. 接上势,身体向左侧转,右腿挺直,屈左膝成左弓右箭步;扶于膝上两掌从身体两侧屈肘上举于耳后颈之两旁,十指微屈,用力分开,徐徐运动向前推出至肘直,目视前方(图附三-28)。

4. 接上势,俯腰,两掌下按,掌或指着地,按于左足前方两侧,掌实,肘直,两足底勿离地,昂首,目前视(图附三-29)。

5. 接上势,在前之腿离地后伸,使足背放于后足跟上,同时提后足跟,用后足尖着地,以使两掌或指及后足之足尖支撑身体。

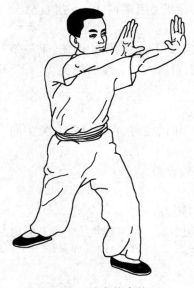

图附三-28　饿虎扑食势(二)

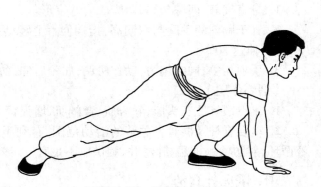

图附三-29　饿虎扑食势(三)

6. 接上势,屈膝屈髋弯腰,使身体缓缓向后收,重心后移,胸腹部内收,臀部突起,蓄劲待发(图附三-30)。

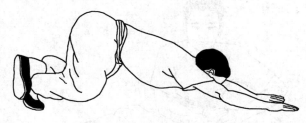

图附三-30　饿虎扑食势(四)

7. 接上势,足尖发劲,屈曲之膝缓缓伸直,两掌或指使劲,使身体徐徐向前,身体应尽量前探,重心后移,成波浪形往返运动,势如饿虎扑食。

8. 接上势,用两手臂撑起,昂头抬胸,伸直肘部(图附三-31)。

【动作要领】

1. 仆步势,前足尖内扣,足底勿离地,前膝不可屈,挺胸直腰。

2. 十指须用力撑开,缓缓由耳旁推出。

3. 放于足两侧之掌或指的距离约与肩宽。

4. 屈膝屈髋弯腰时,臀部须紧靠足跟。

5. 上身前俯时,腰臀部随头胸部塌下,膝髋伸直勿靠地。

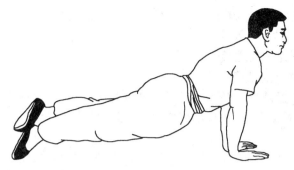

图附三-31　饿虎扑食势（五）

6. 掌与指撑起时,肘须伸直,昂首挺胸。

7. 全身向后收回时吸气,前探时呼气,往返动作,切勿屏气,应量力而行,力求平衡。

8. 初练时可手掌及五指着地,后逐渐减至三指(拇、食、中指)、二指(拇指与食指)、一指(拇指)着地。次数量力而行。

【锻炼作用】　强腰壮肾,舒筋健骨。久练可增加指力、臂力和下肢力量,并能锻炼腰腹肌群。

十一、打躬势

【原文】　两掌持后脑,躬腰至膝前,头垂探胯下,口紧咬牙关。舌尖微抵腭,两肘对平宽,掩耳鸣天鼓,八音奏管弦。

【动作姿势】　预备动作如前。

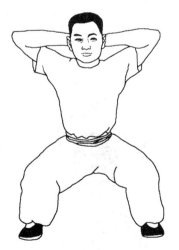

图附三-32　打躬势(一)

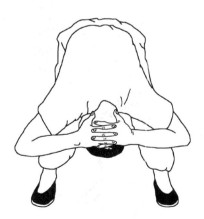

图附三-33　打躬势(二)

1. 立身正直,左腿向左平跨一步,两足之距比肩宽,足尖内扣,两手仰掌徐徐分向左右而上,成平举势,头如顶物,目前视。松肩,伸肘,腕勿屈,肩、肘、腕相平。

2. 由上势,屈肘,十指交叉相握,两掌心抱耳,手指置于后脑,鸣天鼓24次。

3. 继上势,屈膝屈髋下蹲成马步(图附三-32)。

4. 接上势,直膝弯腰前俯,两手用力使头尽量接近胯下(图附三-33)。

【动作要领】

1. 两足之距离为三足之长。

2. 上身正直,勿挺腹凸臀。

3. 手指交叉相握,抱持脑后,两肩尽量外展与胸成水平,目前视,勿低头。

4. 前俯弯腰,两膝不得屈曲,足跟勿离地,弯腰低头达胯下。

【锻炼作用】

1. 重点锻炼胸大肌、下肢后侧肌群,增强臂力、腰力、腿力。

2. 醒脑明目,益聪固肾,可增强头部的血液循环,消除耳鸣,增强听力,并缓解脊背腰部紧张疲劳。高血压患者禁练本势。

十二、工尾势

【原文】 膝直膀伸,推手至地,瞪目昂头,凝神一志,起而顿足,二十一次,左右伸肱,以七为志。更作坐功,盘膝垂眦,口注于心,调息于鼻,定静乃起,厥功维备。

【动作姿势】 预备姿势同前。

1. 两手仰掌由胸前徐徐上举过头顶,双目视掌,随掌上举而渐移,身立正直,勿挺胸凸腹。

2. 由上势,十指交叉而握,旋腕翻掌上托,掌心朝天,两肘欲直,目向前平视。

3. 由上势,仰头,腰向后伸,上肢随之而往,目上视(图附三-34)。

4. 接上势,俯身向前,推掌至地,昂首瞪目,肘直,足跟勿离地(图附三-35)。或双掌推至地,将头部微微摇转,两掌上举后,左右各挥动七次,两足各踩地七次。

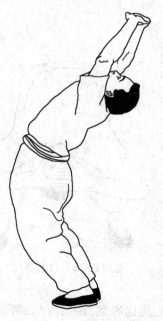

图附三-34 工尾势(一)

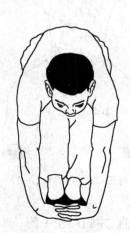

图附三-35 工尾势(二)

214

【动作要领】

1. 直立时,上身保持正直,勿挺胸凸腹。

2. 腰后伸不得小于30°,膝伸直勿弯曲。

3. 弯腰时,上肢勿弯,至地,膝不得屈,足跟踏实。意念集中在掌心。

4. 呼吸采用自然呼吸法。意念集中,呼吸放松。呼吸放松后,才能由动入静。

【锻炼作用】

1. 疏通经络,强筋健骨,增强腰、下肢、手臂的力量和柔韧性。

2. 本势为结束动作,尚能通调十二经脉、奇经八脉,畅通气血。

(郭 翔)

 复习思考题

1. 试述推拿练功的注意事项。

2. 简述推拿练功与推拿手法的关系。

扫一扫
测一测

附四

十四经穴和经外奇穴

 学习要点

1. 常用十四经穴定位和主治;
2. 经外奇穴特定穴定位和主治;
3. 十四经穴和经外奇穴推拿操作。

　　腧穴可分为三大类:凡是有一定名称和一定部位,排列于十四经的腧穴称为经穴;没有列入十四经,而从临床实践中逐渐发现的具有特殊疗效的经验穴,称为经外奇穴;无一定名称和位置,是以压通点而定的称为阿是穴,又称天应穴。

　　每个腧穴都有较广泛的主治范围,其主治作用不仅限于局部或浅表,常可治疗邻近、远端或体内的疾病,这都是以经络学说为依据的,即"经脉所通,主治所及"。

知识链接

腧穴的概念

　　腧穴是脏腑、经络气血输注于体表的部位。腧通输,具有转输和输注的意思。穴又称穴位,具有空隙和聚集的意思。故腧穴有"穴位""孔穴""穴道"等名称。在《黄帝内经》中又称为"节""会""气穴""气府"等。

　　取穴时可以运用骨度分寸,体表标志,手指同身寸等不同的方法。取穴正确与否可直接影响疗效。临床时除用以上方法取穴外,往往还可以根据特殊体表和肢体活动时所出现的肌肉皱纹、肌腱关节凹陷等标志取穴。关于经络腧穴,在《针灸学》中有详细介绍,可参阅。十四经穴和经外奇穴对推拿治疗各种疾病有重要影响。常用腧穴见表附四-1。

表附四-1　常用腧穴表

经络	穴名	位置	主治	手法
手太阴肺经	中府	前正中线旁开6寸,平第1肋间隙处	咳嗽,胸闷,肩背痛	一指禅推、按、摩、揉
	云门	前正中线旁开6寸,锁骨外端下方,中府上1寸	咳嗽,气喘,胸痛,肩背痛,胸中烦热	一指禅推、按、揉、拿
	尺泽	肘横纹中、当肱二头肌腱桡侧凹陷中	肘臂挛痛,咳嗽,胸胁胀满,小儿惊风	按、拿、揉
	列缺	桡骨茎突上方,腕横纹上1.5寸	咳嗽,咽喉痛,半身不遂,头项强痛,口眼㖞斜,牙痛	拿、按、揉、一指禅推
	鱼际	第一掌骨中点,赤白肉际	胸背痛,头痛眩晕,喉痛,发热恶寒	按、揉、掐
	少商	拇指桡侧指甲旁约0.1寸	中风昏仆,手指挛痛,小儿惊风	掐、揉
手阳明大肠经	合谷	手背第1、2掌骨之间,约平第2掌骨中点	头痛,牙痛,发热,喉痛,指挛,臂痛,口眼㖞斜	拿、按、揉
	阳溪	腕背横纹拇长伸肌腱与指长伸肌腱之间凹陷中	头痛,耳鸣,齿痛,手臂酸痛,喉痛,水肿	按、揉、拿
	手三里	曲池穴下2寸	肘挛,屈伸不利,手臂麻木,酸痛	拿、按、揉、一指禅推
	肩髃	肩峰前下方,举臂时成凹陷处	肩背痛,肩关节活动障碍,半身不遂	按、揉、一指禅推
	迎香	鼻翼旁0.5寸,鼻唇沟中	鼻炎,鼻塞,口眼㖞斜	按、揉、一指禅推
足阳明胃经	四白	目正视,瞳孔直下,当眶下孔凹陷中	口眼㖞斜,目赤痛痒	按、揉、一指禅推
	地仓	口角旁0.4寸	流涎,口眼㖞斜	按、揉、一指禅推、掐
	大迎	下颌角前1.3寸骨陷中	口噤,牙痛	掐、按
	颊车	下颌角上方一横指处凹陷中,咀嚼时咬肌隆起处	口眼㖞斜,牙痛颊肿	按、揉、一指禅推
	下关	颧弓与下颌切迹之间的凹陷中,咀嚼时咬肌隆起处	面瘫,牙痛	按、揉、一指禅推
	头维	额角发际直上0.5寸	头痛,眩晕	抹、按、揉、扫散法
	人迎	喉结旁开1.5寸	咽喉肿痛,喘息,气闭	拿、揉
	水突	人迎穴下1寸,胸锁乳突肌的前缘	胸满咳嗽,项强,咽喉肿痛	拿、揉

续表

经络	穴名	位置	主治	手法
足阳明胃经	缺盆	锁骨上窝中央,前正中线旁开4寸	胸满咳嗽,项强,咽喉肿痛	按、揉、弹拨
	天枢	脐旁2寸	腹泻,便秘,腹痛,月经不调	按、摩、揉、一指禅推
	髀关	髂前上棘与髌骨外缘连线上,平臀沟处	腰腿痛,下肢麻木痿软,筋肉挛急屈伸不利	按、拿、揉、擦、弹拨
	伏兔	髌骨外上缘上6寸	膝痛冷麻,下肢瘫痪	擦、按、揉
	梁丘	髌骨外上缘上2寸	膝痛冷麻	点、按、擦、拿
	犊鼻	髌骨下缘,髌韧带外侧凹陷中	膝关节酸痛,活动不便	点、按、揉
	足三里	犊鼻穴下3寸,胫骨前嵴外约1横指处	腹痛,腹泻,便秘,下肢冷麻,高血压	按、揉、点、一指禅推
	上巨虚	足三里穴直下3寸处	夹脐痛,腹泻,下肢瘫痪	按、拿、揉、擦
	解溪	足背踝关节横纹中央,踇长伸肌腱与趾长伸肌腱之间	踝关节扭伤,足麻木	按、拿、揉、点、掐
足太阴脾经	三阴交	内踝上3寸,胫骨内侧后缘	失眠、腹胀纳呆,遗尿、月经不调	按、揉、点、拿
	阴陵泉	胫骨内侧髁后下缘凹陷中	膝关节酸痛,小便不利	按、揉、点、拿、一指禅推
	血海	髌骨内上方2寸处	月经不调,膝痛	按、揉、拿、擦
	大横	脐中旁开4寸	虚寒泻痢,大便秘结,小腹痛	一指禅推、按、揉、点、摩
手少阴心经	极泉	腋窝正中	胸闷胁痛,臂肘冷麻	拿、按、揉、弹拨
	少海	屈肘,当肘横纹尺侧端凹陷中	肘关节痛,手颤肘挛	拿、揉、弹拨
	神门	腕横纹尺侧端,尺侧腕屈肌腱桡侧凹陷中	惊悸,怔忡,失眠,健忘	拿、按、揉
手太阳小肠经	少泽	小指尺侧指甲角旁约0.1寸	发热,中风昏迷,乳少,咽喉肿痛	掐
	小海	屈肘,当尺骨鹰嘴与肱骨内上髁之间的凹陷中	牙痛,颈项痛,上肢酸痛	拿、揉
	秉风	肩胛骨冈上窝中,天宗穴上	肩部疼痛,不能举臂,上肢酸麻	按、揉、一指禅推
	肩外俞	第1胸椎棘突下,旁开3寸	肩背疼痛,颈项强直,上肢冷痛	按、揉、擦、一指禅推

续表

经络	穴名	位置	主治	手法
手太阳小肠经	肩中俞	大椎穴旁开2寸	咳嗽气喘,肩背疼痛,视物不清	擦、按、揉、一指禅推
	肩贞	腋后皱襞上1寸	肩关节酸痛,活动不便,上肢瘫痪	按、揉、擦、拿
	天宗	肩胛骨冈下窝中央	肩背酸痛,肩关节活动不便,项强	按、揉、擦、点、一指禅推
	颧髎	目外眦直下颧骨下缘凹陷中	口眼㖞斜	按、揉、一指禅推
足太阳膀胱经	睛明	目内眦旁开0.1寸	眼病	按、揉、一指禅推
	攒竹	眉头凹陷中	头痛,失眠,眉棱骨痛,目赤痛	按、揉、点、一指禅推
	天柱	哑门穴旁开1.3寸,当斜方肌外缘凹陷中	头痛,项强,鼻塞,肩背痛	拿、按、揉、一指禅推
	大杼	第1胸椎棘突下旁开1.5寸	发热,咳嗽,项强,肩胛酸痛	按、揉、擦、一指禅推
	风门	第2胸椎棘突下旁开1.5寸	伤风,咳嗽,项强,肩背痛	按、揉、擦、一指禅推
	肺俞	第3胸椎棘突下旁开1.5寸	咳嗽胸闷,气喘,背肌劳损	按、揉、擦、一指禅推
	心俞	第5胸椎棘突下旁开1.5寸	失眠,心悸,心绞痛	按、揉、擦、一指禅推
	肝俞	第9胸椎棘突下旁开1.5寸	胁肋痛,肝炎,目糊,胃痛	按、揉、擦、一指禅推、点、弹拨
	脾俞	第11胸椎棘突下旁开1.5寸	胃脘胀痛,消化不良,小儿慢脾惊	按、揉、擦、点、一指禅推、弹拨、擦
	胃俞	第12胸椎棘突下旁开1.5寸	胃病,小儿吐乳,消化不良	按、揉、擦、点、一指禅推、弹拨、擦
	三焦俞	第1腰椎棘突下旁开1.5寸	肠鸣,腹胀,呕吐,腰背强痛	按、揉、擦、一指禅推
	肾俞	第2腰椎棘突下旁开1.5寸	肾虚,腰痛,遗精,月经不调	按、揉、擦、点、擦、一指禅推、拍打、弹拨
	气海俞	第3腰椎棘突下旁开1.5寸	肠鸣腹胀,痛经,腰痛	按、揉、擦、一指禅推
	大肠俞	第4腰椎棘突下旁开1.5寸	腰腿痛,腰肌劳损,肠炎	按、揉、擦、一指禅推、擦

续表

经络	穴名	位置	主治	手法
足太阳膀胱经	关元俞	第5腰椎棘突下旁开1.5寸	腰腿痛,泄泻	按、揉、擦、一指禅推、擦
	八髎	在第1、2、3、4骶后孔中(分别称为上髎、次髎、中髎、下髎)	腰腿痛,泌尿生殖系疾患	点、按、揉、擦、擦、拍打、振、击
	秩边	第4骶椎棘突下旁开3寸	腰腿痛,下肢痿痹,小便不利,便秘	按、揉、擦、拿、点、弹拨
	殷门	臀沟正中下6寸	坐骨神经痛,下肢瘫痪,腰背痛	按、揉、点、压、拍、拿、擦
	委中	腘窝横纹中央	腰痛,背痛,膝关节屈伸不利,半身不遂	拿、擦、揉、按、点
	承山	腓肠肌两肌腹之间凹陷顶端	腰腿痛,腓肠肌痉挛	拿、揉、擦、推、擦
	昆仑	外踝与跟腱之间的凹陷中	头痛,项强,腰痛,踝关节扭伤	拿、按、揉、一指禅推
足少阴肾经	涌泉	于足底(去趾)前1/3处,足趾跖屈时呈凹陷处	偏头痛,高血压,小儿发热	擦、按、揉、拿
	太溪	内踝与跟腱之间的凹陷中	喉痛,不寐,齿痛,阳痿,月经不调	拿、按、揉、一指禅推
	水泉	太溪直下1寸	月经不调,痛经,小便不利,目昏花	按、揉、点、拿
	照海	内踝下缘凹陷中	月经不调,赤白带下,阴挺,小便频数,癃闭,便秘	按、揉、拿
手厥阴心包经	曲泽	肘横纹中,肱二头肌腱尺侧缘	上肢酸痛,颤抖	拿、按、揉
	内关	掌横纹上2寸掌长肌腱与桡侧腕屈肌腱之间	胃痛,呕吐,心悸,精神失常	拿、揉、按
	大陵	腕横纹中央,掌长肌腱与桡侧腕屈肌腱之间	心痛,心悸,胃痛,呕吐,胸胁痛	拿、按、揉、弹拨
	劳宫	手掌心横纹中,第2、3掌骨之间	心悸,颤抖	掐、拿、按、揉
手少阳三焦经	中渚	握拳,第4、5掌骨小头后缘之间	偏头痛,掌指痛,肘臂痛	点、按、揉、掐、拿
	外关	腕背横纹上2寸,桡骨与尺骨之间	头痛,肘痛,手指痛,屈伸不利	按、揉、一指禅推
	阳池	腕背横纹中,指总伸肌腱尺侧缘凹陷中	肩臂痛,腕痛,消渴,耳聋	按、揉、一指禅推、拿
	肩髎	肩峰外下方,肩髃穴后寸许凹陷中	肩臂酸痛,肩关节活动不利	按、揉、擦

续表

经络	穴名	位置	主治	手法
足少阳胆经	瞳子髎	在目外眦外侧,眶骨外侧缘凹陷中	头痛,目赤,头痛,迎风流泪	按、揉、点、一指禅推
	阳白	在前额,于眉毛中点上1寸	头痛,目眩,目痛	按、揉
	风池	颈后枕骨下,胸锁乳突肌与斜方肌上端之间凹陷中,平风府穴	偏头痛,头痛,眩晕,颈项强痛,中风,外感	拿、按、揉、点、一指禅推、掐
	肩井	大椎穴与肩峰连线的中点	项强,项背痛,手臂上举不利,诸虚百损	拿、按、揉、一指禅推
	居髎	髂前上棘与股骨大转子连线的中点	腰腿痛,髋关节酸痛,骶髂关节炎	按、点、揉、滚、弹拨
	环跳	股骨大转子与骶管裂孔连线的外1/3与内2/3交界处	腰腿痛,坐骨神经痛,偏瘫,下肢痿痹	按、揉、滚、点
	风市	大腿外侧中间,腘横纹水平线上7寸	偏瘫,下肢痿痹麻木,膝关节酸痛	按、揉、滚、点
	阳陵泉	腓骨小头前下方凹陷处	膝关节酸痛,胁肋痛	拿、点、按
	光明	外踝上5寸,腓骨前缘	膝痛,下肢痿痹,目痛,夜盲,乳胀	按、揉、滚
	悬钟	外踝上3寸,腓骨后缘	头痛,项强,下肢酸痛	拿、按、揉
	丘墟	外踝前下方,趾长伸肌腱外侧凹陷中	踝关节痛,胸胁痛	按、点、拿、揉
足厥阴肝经	太冲	足背第1、2趾骨底之间的凹陷中	头痛,眩晕,高血压,小儿惊风	拿、按、揉
	中都	内踝上7寸,胫骨内侧面的中央	腹痛,泄泻,疝气,崩漏,恶露不尽	按、揉、拿、滚
	章门	第11肋端	胸胁痛,胸闷,腹胀,腹痛	摩、拿、按、揉
	期门	乳头直下,第6肋间隙	胸胁痛,呕吐,腹胀泄泻	摩、拿、按、揉
任脉	关元	脐下3寸	腹痛,痛经,闭经,遗尿,脱肛,消渴,眩晕	一指禅推、摩、按、揉
	石门	脐下2寸	腹痛,月经不调,脘腹胀满,痛经,闭经	一指禅推、摩、按、揉
	气海	脐下1.5寸	腹痛,泄泻,腹胀,闭经	一指禅推、摩、按、揉
	神阙	脐的中间	腹痛,泄泻	摩、按、揉、振
	中脘	脐上4寸	胃病,腹胀,呕吐纳呆,头痛,失眠	点、按、揉、一指禅推、摩、振
	鸠尾	脐上7寸,剑突下	心胸痛,反胃,胃痛,胸中满痛	点、按、摩

续表

经络	穴名	位置	主治	手法
任脉	膻中	前正中线上,平第 4 肋间隙处	喘咳,胸闷,胸痛,心悸,胸痹心痛	点、按、揉、一指禅推、振、分推
	天突	胸骨上窝正中	咳嗽,咯痰不爽,咽喉肿痛	点、按、揉、一指禅推
督脉	长强	尾骨尖下 0.5 寸	腹泻,便秘,脱肛	按、点、揉
	腰阳关	第 4 腰椎棘突下	腰背疼痛,下肢痿痹,月经不调	按、揉、滚、擦、拍打
	命门	第 2 腰椎棘突下	腰背疼痛,虚损腰痛,遗尿,耳鸣,耳聋,泄泻	点、按、揉、擦
	脊中	第 11 胸椎棘突下	腰脊强痛,腹泻,脱肛	按、揉、滚、擦、拍、扳、一指禅推、点、按揉
	陶道	第 1 胸椎棘突下凹陷中	头痛,项强,恶寒发热,咳嗽,胸痛,脊背酸痛	按、揉、滚、一指禅推
	风府	后发际正中直上 1 寸	颈项强痛,眩晕,半身不遂,咽喉肿痛,外感	点、按、揉、拿、一指禅推、按、揉
	百会	后发际正中直上 7 寸	头痛,眩晕,惊悸,健忘,失眠,耳鸣,脱肛,泄泻,高血压	掐、击
	人中	人中沟正中线上 1/3 与中 1/3 交界处	惊风,口眼歪斜,昏迷,眩晕	掐、点、揉
	印堂	两眉头连线的中点	头痛,眩晕,失眠,头痛,鼻疾,小儿惊风	推、拿、按、揉、一指禅推
经外奇穴	十宣	十指尖端的中央	昏厥,咽喉肿痛,小儿惊厥	掐、揉
	太阳	眉梢与目外眦之间向后约 1 寸外凹陷中	头痛,目赤肿痛	推、揉、抹、一指禅推
	鱼腰	眉毛的中点	目赤肿痛,眉棱骨痛	掐、揉
	安眠	在风池与翳明连线的中点	失眠,头痛	按、揉、一指禅推
	夹脊	第 1 胸椎至第 5 腰椎各脊椎棘突下旁开 0.5 寸	脊柱强直,疼痛,四肢疾病与脏腑疾病	推、滚、按、揉
	17 椎	第 5 腰椎棘突下	腰腿痛,痛经,腰骶痛	按、揉、擦、拍、滚、扳
	肩内陵	腋前皱襞顶端与肩髃穴连线的中点	肩关节酸痛,运动障碍	按、揉、拿、滚、一指禅推
	四缝	食、中、环、小指掌面近侧指关节横纹的中点	疳积,百日咳,小儿腹泻	掐、按、揉、推

(于雪萍)

复习思考题

1. 十四经穴与经外奇穴有何不同,试举例说明。
2. 请简述足三里的定位、主治及手法。
3. 请简述天枢的定位、主治及手法。
4. 请简述三阴交的定位、主治及手法。
5. 请简述肾俞的定位、主治及手法。

扫一扫
测一测

附五

推拿常用临床检查

> **学习要点**
>
> 1. 临床常用体格检查法的操作；
> 2. 临床常用辅助检查法。

为了对疾病做出正确的诊断,推拿在临床诊断中,常结合现代医学在临床体检中的一些特殊检查方法以及实验检查、X 线检查和其他一些特殊检查,作为诊断的重要辅助手段。

一、临床常用体格检查

（一）压顶试验（椎间孔挤压试验）

1. **检查方法** 患者坐位。医者立于其后方,双手手指互相重叠相扣,以手掌面向下置于患者头顶,两前臂掌侧夹于患者头两侧加以保护,向各个不同的方向挤压（图附五-1）。

2. **阳性体征** 当挤压时,颈部或上肢出现疼痛或麻木。

3. **临床意义** 检查时让患者能准确地讲出疼痛、麻木部位,以便定位。椎间孔挤压试验的机制是使椎间孔变窄,加重对颈神经根的刺激,故出现疼痛、放射痛麻木等症状。多见于颈椎有病变者。

（二）叩顶试验（头部叩击试验）

1. **检查方法** 患者取坐位。医者位于患者后方,以一手掌面置于其头顶,用另一手握拳叩击之。

2. **阳性体征** 叩击时患者颈部或上肢部出现疼痛或麻木。

3. **临床意义** 头部叩击试验的机制是通过改变椎间孔对颈神经根的刺激,而出现疼痛、放射痛、麻木等症状。多见于颈椎有病变者。

（三）臂丛神经牵拉试验

1. **检查方法** 患者坐位,头微屈。医者立于患

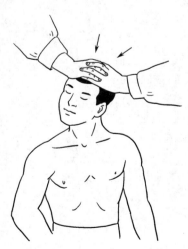

图附五-1 压顶试验

者被检查侧,一手推其侧头部向对侧,同时另一手握该侧腕部做相对牵引,使臂丛神经受到牵拉(图附五-2)。

2. 阳性体征　患肢出现放射痛、麻木。

3. 临床意义　臂丛神经牵拉试验阳性提示臂丛神经受刺激,颈椎病患者本试验多出现阳性。

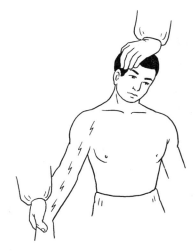

图附五-2　臂丛神经牵拉试验

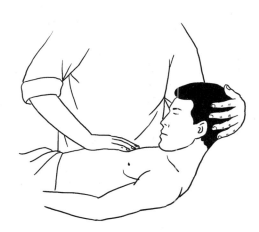

图附五-3　屈颈试验

（四）屈颈试验

1. 检查方法　患者取坐位或仰卧位,两下肢伸直,做主动或被动的屈颈 1~2 分钟(图附五-3)。

2. 阳性体征　腰部疼痛,下肢放射性痛。

3. 临床意义　屈颈试验阳性提示腰部神经根受压。

（五）搭肩试验

1. 检查方法　患者取坐位或站立位。先嘱患者屈肘,将手搭于对侧肩上,正常时手能搭到对侧肩部,且肘部能贴近胸壁(图附五-4)。

2. 阳性体征　手能搭到对侧肩部,肘部不能靠近胸壁;或肘部能靠近胸壁,手不能搭到对侧肩部。

3. 临床意义　本试验又称杜加斯征,出现阳性多提示有肩关节脱位。

（六）肱二头肌抗阻力试验

1. 检查方法　患者取坐位。医者位于患者前方,嘱其屈肘 90°,一手托住其肘部,一手握住其腕部,给予阻力并嘱患者用力屈肘。

2. 阳性体征　出现肱二头肌肌腱滑出,或肱骨结节间沟处产生疼痛。

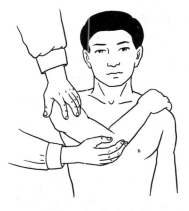

图附五-4　搭肩试验

3. 临床意义　本试验又称叶加森试验,出现肱二头肌肌腱滑出,多提示有肱二头肌长头腱滑脱;出现疼痛,多提示为肱二头肌长头肌腱炎。

（七）肩关节外展试验

1. 检查方法　患者取坐位或站立位,医者位于其一侧,观察其肩关节的外展活动,对肩部疾病作大致鉴别(图附五-5)。

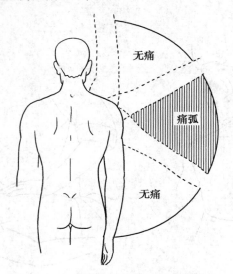

图附五-5　肩关节外展试验

2. 体征和临床意义

(1)肩关节功能丧失,并伴有剧痛,多提示有肩关节的脱位或骨折。

(2)肩关节从外展到上举过程中皆有疼痛,多提示有肩关节炎。

(3)外展开始时不痛,越接近水平位时肩越痛,多提示有肩关节粘连。

(4)当肩外展 30°~60°时,可以看到患侧三角肌明显收缩,但不能外展上举上肢,越用力越耸肩,若被动外展患肢越过 60°,则患者又能主动上举上肢,多提示有冈上肌肌腱的断裂或撕裂。

(5)外展过程中疼痛,上举时反而不痛,多提示有三角肌下滑囊炎。

(6)外展开始不痛,在 60°~120°范围出现疼痛,越过此范围后,反而不痛,多提示有冈上肌肌腱炎。

(7)外展动作小心翼翼,并有突然锁骨部位疼痛出现或加重者,多提示有锁骨骨折。

（八）腕伸肌紧张试验

1. 检查方法　患者取坐位。医者位于其前方,一手握住其肘部,使其屈肘 90°,前臂旋前位,掌心向下半握拳,另一手握住其手背部使其被动屈腕,然后于患者手背部施加阻力,嘱患者伸腕。

2. 阳性体征　肱骨外上髁处发生疼痛。

3. 临床意义　抗阻力伸展时,腕伸肌紧张,而腕伸肌在前臂的附着点为肱骨外上髁处,因此本试验阳性,多说明有肱骨外上髁炎。

（九）网球肘试验

1. 检查方法　患者取坐位或站立位。医者站于其前方,嘱其前臂稍弯曲,手半握拳,腕关节尽量屈曲,然后将前臂完全旋前,再将肘伸直(图附五-6)。

2. 阳性体征 在肘伸直时,肱桡关节的外侧发生疼痛。

3. 临床意义 本试验又称密耳试验,其阳性多提示有肱骨外上髁炎,即网球肘。

（十）肘后三角试验

1. 检查方法 患者取坐位,医者在患者的伸肘位和屈肘位分别检查肱骨内上髁、肱骨外上髁与尺骨鹰嘴的关系(图附五-7)。

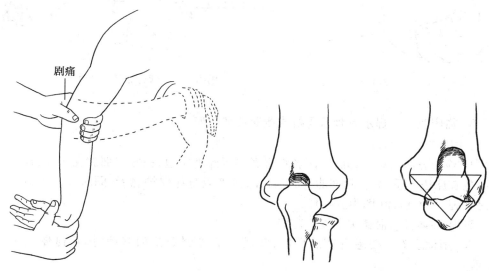

图附五-6 网球肘试验　　　　　图附五-7 肘后三角试验

2. 体征和临床意义 正常时,伸直位,肱骨内、外上髁与尺骨鹰嘴成一直线;在屈肘90°时,三者构成一等腰三角形,称为肘后三角。肘关节后脱位时,肘三角即失去正常关系。

（十一）握拳尺偏试验

1. 检查方法 患者取坐位,于屈肘90°前臂中立位握拳,并将拇指握在掌心中。医者位于其前方,一手握住其前臂远端,另一手握住其手部使腕关节向尺侧屈腕(图附五-8)。

2. 阳性体征 桡骨茎突部出现剧烈疼痛。

3. 临床意义 提示有桡骨茎突狭窄性腱鞘炎。

（十二）仰卧屈膝屈髋试验

1. 检查方法 患者仰卧位,两腿靠拢。医者位于一侧,嘱其尽量屈髋、屈膝,医者双手按压其双膝,使大腿尽量靠近腹壁(图附五-9)。

2. 阳性体征 腰骶部出现疼痛。

3. 临床意义 做本试验时,腰骶部呈被动屈曲状态,出现疼痛,表明腰骶韧带有损伤或腰骶关节有病变。

（十三）骨盆分离与挤压试验

1. 检查方法 患者仰卧位。医者站于其一侧,两手分别置于其两侧髂前上棘前面(或髂骨翼两侧),两手同时向外下方推压(或向中线挤压)。

2. 阳性体征 骨盆发生疼痛。

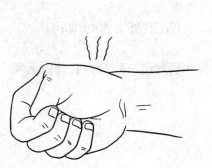

图附五-8　握拳尺偏试验

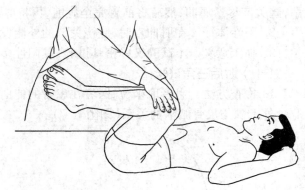

图附五-9　仰卧屈膝屈髋试验

3. 临床意义　提示有骨盆骨折或骶髂关节病变。

（十四）床边试验

1. 检查方法　患者仰卧。医者将患者移至检查床边,一侧臀部放在床外,让该侧的腿放在床边下垂,另一腿屈曲,固定骨盆,医者以身体保护患者,同时以一手按压下垂之大腿,使髋后伸(图附五-10)。

2. 阳性体征　骶髂关节发生疼痛。

3. 临床意义　在患者髋后伸时,骶髂关节受到牵拉和移动,提示骶髂关节有病变。

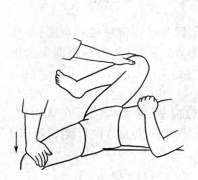

图附五-10　床边试验

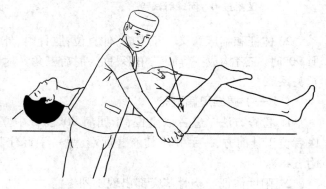

图附五-11　"4"字试验

（十五）"4"字试验

1. 检查方法　患者仰卧,被检查一侧下肢膝关节屈曲,髋关节屈曲、外展、外旋,将足架在另一侧的膝关节上,双下肢呈"4"字形。医者一手放在屈曲的膝关节内侧,另一手放在对侧髂前上棘前面,然后两手向下压(图附五-11)。

2. 阳性体征　骶髂关节或髋关节处出现疼痛。

3. 临床意义　提示骶髂关节或髋关节有病变。

（十六）跟臀试验

1. 检查方法　患者取俯卧位,两下肢伸直。医者站于其一侧,一手握其踝部,使其屈膝,跟部触及臀部(图附五-12)。

2. 阳性体征　腰骶部出现疼痛,甚至骨盆、腰部随着抬起。

3. 临床意义　本试验阳性提示腰骶关节有病变。

（十七）直腿抬高试验

1. 检查方法　患者仰卧位,两侧下肢伸直靠拢。医者位于其一侧,嘱其先将一侧下肢伸直抬高到最大限度,然后放回检查床面,再将另一侧下肢伸直抬高到最大限度,两侧做对比。正常时腿和检查床之间的角度在80°以上,两侧对等(图附五-13)。

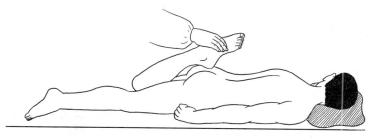

图附五-12　跟臀试验

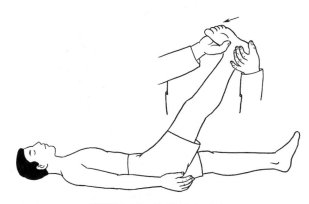

图附五-13　直腿抬高试验

2. 阳性体征　两侧抬高不等,角度小于80°,一侧腿抬高过程中出现下肢放射性疼痛。

3. 临床意义　本试验是通过直腿抬高,使坐骨神经受到牵拉,若有腰椎间盘突出症、梨状肌综合征、椎管内肿瘤等病变,坐骨神经有压迫或粘连,通过牵拉坐骨神经,可引起腰背部疼痛和下肢放射性疼痛。髂胫束挛缩、腘绳肌紧张等症直腿抬高时两腿高度不等,并且角度小于80°。

（十八）直腿抬高加强试验

1. 检查方法　患者取仰卧位。医者位于其一侧,一手握其踝部,先做直腿抬高试验。在直腿抬高试验中如患者出现腰部或下肢的疼痛,此时将患腿放低5°～10°,直至疼痛减轻或消失,突然将其足背伸。

2. 阳性体征　患者腰部疼痛及下肢放射痛再度出现。

3. 临床意义　直腿抬高加强试验可以用来区别神经根性或是肌肉因素所引起的直腿抬高受限。一般由于髂胫束、腘绳肌或膝关节后侧关节囊紧张所造成的直腿抬高试验受限,在做加强试验时可呈阴性。

（十九）挺腹试验

1. 检查方法　患者取仰卧位。医者站于其一侧,嘱其以足及肩着力,挺起腹部,使腰部、骨盆部离开床面,同时咳嗽一声(图附五-14)。

2. 阳性体征　腰部疼痛,下肢放射痛。

3. 临床意义　提示腰部神经根受压。

（二十）髋关节过伸试验

1. 检查方法　患者俯卧位,屈膝90°。医者位于其一侧,一手握其踝部,将该下肢提起,使同侧髋关节过伸(图附五-15)。

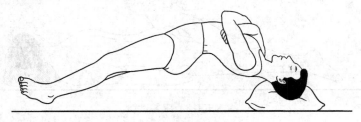

图附五-14　挺腹试验

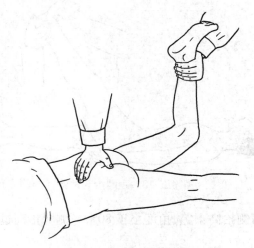

图附五-15　髋关节过伸试验

2. 阳性体征　骨盆亦随之抬起。

3. 临床意义　本试验又称腰大肌挛缩试验。在髋关节不能过伸时出现阳性,多见于腰大肌脓肿、髋关节早期结核、髋关节强直。

（二十一）足跟叩击试验

1. 检查方法　患者取仰卧位,两下肢伸直。医者位于其一侧,一手将患肢稍抬起,另一手以拳击其足跟(图附五-16)。

2. 阳性体征　击足跟时髋关节处疼痛。

3. 临床意义　提示髋关节有病变。

（二十二）胸廓挤压试验

1. 检查方法　患者端坐或站立位。医者位于其一侧,一手按住其胸骨,另一手按住其脊柱正中,然后轻轻对压(图附五-17)。

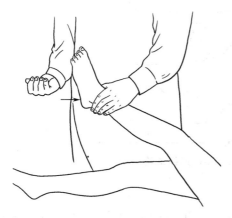
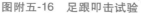
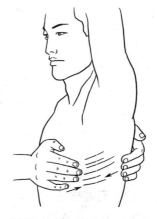

图附五-16　足跟叩击试验　　　　　图附五-17　胸廓挤压试验

2. 阳性体征　胸部肋骨处出现疼痛。

3. 临床意义　提示肋骨骨折。

（二十三）屈髋屈膝分腿试验

1. 检查方法　患者取仰卧位,医者嘱其两下肢屈曲外旋,两足底相对,两下肢外展外旋(图附五-18)。

2. 阳性体征　两下肢不易完全分开,被动分开时即产生疼痛。

3. 临床意义　提示股内收肌综合征。

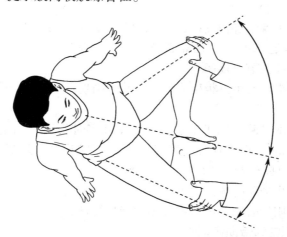

图附五-18　屈髋屈膝分腿试验

（二十四）髂坐连线试验

1. 检查方法　患者侧卧位。医者作其髂前上棘到坐骨结节的连线。正常时股骨大转子的顶点恰在该连线上(图附五-19)。

2. 阳性体征　大转子超过此线以上。

3. 临床意义　髂前上棘与坐骨结节的连线又称内拉东线,阳性时提示股骨大转子上移,多见于髋关节脱位、有移位的股骨颈骨折、髋内疾病等。

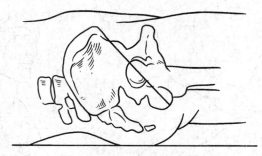

图附五-19　髂坐连线试验

（二十五）回旋挤压试验

1. 检查方法　患者仰卧。医者位于其一侧，一手握其足，一手固定同侧膝关节，使其膝关节极度屈曲，尽力使胫骨长轴内旋，医者固定膝关节的手放在膝外侧推挤膝关节使其内旋外翻，小腿外展，慢慢伸直膝关节。按上述原理做相反方向的运动，使膝关节外旋内翻，小腿内收，然后伸直膝关节。

2. 阳性体征　膝关节有弹响和疼痛。

3. 临床意义　本试验是利用膝关节面的旋转和研磨的动作来检查半月板有无损伤的。外侧有弹响和疼痛，提示外侧半月板损伤；反之内侧有弹响和疼痛，提示内侧半月板损伤。

（二十六）研磨提拉试验

1. 挤压或研磨试验

（1）检查方法：患者俯卧位，膝关节屈曲 90°。医者一手固定其腘窝部，另一手握住同侧足部，向下压足，使膝关节面靠紧，然后做小腿旋转动作。

（2）阳性体征：膝关节有疼痛。

（3）临床意义：提示有半月板破裂或关节软骨损伤。

2. 提拉试验

（1）检查方法：本试验有助于鉴别损伤发生在半月板还是侧副韧带。患者俯卧，膝关节屈曲 90°。医者一手按住其大腿下端，另一手按住同侧足踝部，提起小腿，使膝离开检查床面；做外展、外旋或内收、内旋活动。

（2）阳性体征：出现膝外侧或内侧疼痛。

（3）临床意义：阳性表明有内侧或外侧副韧带损伤。

（二十七）膝侧副韧带损伤试验

1. 检查方法　患者仰卧位，膝关节伸直。医者一手扶其膝侧面，另一手握住同侧踝部，然后使小腿做被动的内收或外展动作。如检查内侧副韧带，则一手置患者膝外侧推膝部向内，另一手拉小腿外展。若检查外侧副韧带，则一手置膝内侧推膝部向外，另一手拉小腿内收（图附五-20）。

2. 阳性体征　膝关节产生松动感，内侧（或外侧）有疼痛。

3. 临床意义　提示膝关节内侧（或外侧）副韧带有损伤。

（二十八）抽屉试验

1. 检查方法　患者仰卧位，双膝屈曲 90°。医者坐于床边，用大腿压住患者的足背，双手握住小腿近端用力前后推拉（图附五-21）。

2. 阳性体征　如有小腿近端向前过度移动,表明前交叉韧带断裂;反之,有向后过度移位,表明后交叉韧带断裂。

3. 临床意义　本试验用于检查膝关节交叉韧带有无断裂。

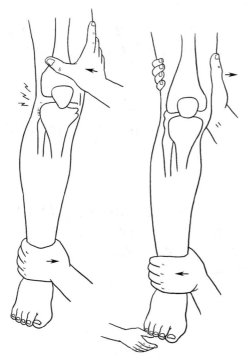

图附五-20　膝侧副韧带损伤试验

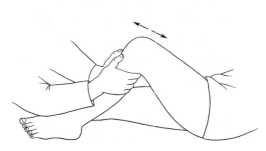

图附五-21　抽屉试验

（二十九）浮髌试验

1. 检查方法　患者腿伸直。医者一手压在其髌上囊部,向下挤压使积液局限于关节腔。然后用另一手拇、中指固定其髌骨内、外缘,食指按压髌骨(图附五-22)。

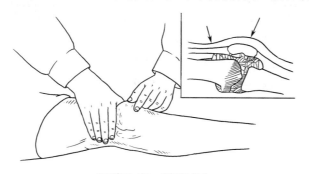

图附五-22　浮髌试验

2. 阳性体征　可感觉髌骨有漂浮感,重压时下沉,松指时浮起。

3. 临床意义　本试验用于检查膝关节腔内积液。

（三十）膝反射试验

1. 检查方法　患者仰卧位,医者以手抬起其两腿下部,使小腿自然下垂,足跟离床;或患者坐位,两小腿自然下垂,足跟离地,医者以叩诊锤或掌尺侧缘叩击其髌韧带,则股四头肌收缩,小腿前踢(反射中心在腰2~4)。两侧同时进行对比。

2. 阳性体征　前踢高度减小、消失或增加。

3. 临床意义　膝反射减弱或消失,见于昏迷或极度衰弱患者、脑出血或大脑血栓形成的初期、小儿麻痹症、腰部脊髓损伤、腰椎间盘突出症、多发性神经炎等;膝反射亢进,见于痉挛性瘫痪(脑出血或大脑血栓形成等),腰膨大以上的脊髓受损或受压迫引起的锥体束疾患,癔症等。

二、实验室检查

实验室检查主要是指血液与二便常规、红细胞沉降率、抗"O"和类风湿试验等项检查,必要时也可做生化检查和血液与二便的培养等。

三、X线检查

拍摄X线平片可以清楚地观察所需检查部位的情况,是临床诊断最常用的方法。主要用于骨折、脱位和骨病的鉴别诊断,一般对软组织损伤诊断意义不大,有时对肌腱、韧带和软骨损伤有一定参考价值。一般在摄片时必须拍正、侧两个方位的片子,必要时还可根据需要加拍不同角度和局部的片子,为诊断提供依据。

四、其他检查

有时为了对一些疾病做进一步的诊断,还必须借助眼底检查以及肌电图、心电图、脑电图、脑血流图、超声波、关节镜、CT和MRI(磁共振)等项的检查,这些检查在临床上对一些疾病的诊断有很重要的价值。

(刘凌锋)

扫一扫
测一测

复习思考题

1. 简述叩顶试验的方法和阳性临床意义。
2. 简述肩关节外展试验的内容及对肩部疾患的大致鉴别。
3. 写出4个可以提示骶髂关节病变的特殊检查,并简述其检查方法。
4. 试述研磨试验的检查方法及临床意义。
5. 试述直腿抬高试验及加强试验的操作检查方法及阳性时的临床意义。

主要参考书目

1. 刘明军,孙武权.推拿学(国家卫生和计划生育委员会"十三五"规划教材)[M].北京:人民卫生出版社,2016

2. 王之虹.推拿手法学(国家卫生和计划生育委员会"十三五"规划教材)[M].北京:人民卫生出版社,2016

3. 宋柏林,于天源.推拿治疗学(国家卫生和计划生育委员会"十三五"规划教材)[M].北京:人民卫生出版社,2016

4. 廖品东.小儿推拿学(国家卫生和计划生育委员会"十三五"规划教材)[M].北京:人民卫生出版社,2016

5. 吕明,顾一煌.推拿功法学(国家卫生和计划生育委员会"十三五"规划教材)[M].北京:人民卫生出版社,2016

6. 房敏,宋柏林.推拿学(全国中医药行业高等教育"十三五"教材)[M].北京:中国中医药出版社,2016

7. 赵毅,季远.推拿手法学(全国中医药行业高等教育"十三五"规划教材)[M].北京:中国中医药出版社,2016

8. 范炳华.推拿治疗学(全国中医药行业高等教育"十三五"规划教材)[M].北京:中国中医药出版社,2016

9. 刘明军,王金贵.小儿推拿学(全国中医药行业高等教育"十三五"教材)[M].北京:中国中医药出版社,2016

10. 吕立江.推拿功法学(全国中医药行业高等教育"十三五"规划教材)[M].北京:中国中医药出版社,2016

11. 俞大方.推拿学(高等医药院校教材)[M].上海:上海科学技术出版社,1985

12. 翟伟.推拿学(普通高等教育"十三五"规划教材)[M].北京:科学出版社,2017

13. 曹仁发.中医推拿学(高等中医药院校教学参考丛书)[M].北京:人民卫生出版社,2010

复习思考题答案要点和模拟试卷

《推拿学》教学大纲